Gawehn

Erste Hilfe für Lunge
und Bronchien

Liebe Leserin, lieber Leser,

wenn es um die eigene Gesundheit geht, darf man nichts dem Zufall überlassen. »Für eine bessere Medizin und mehr Gesundheit im Leben«: So lautet das Qualitätsversprechen der Marke Thieme. Ärztlich Tätige, Pflegekräfte, Physiotherapeuten oder Hebammen – sie alle verlassen sich darauf, dass sie von Thieme, dem führenden Anbieter von medizinischen Fachinformationen und Services, die entscheidenden Informationen zur richtigen Zeit am richtigen Ort bekommen. So können sie die Menschen, die sich ihnen anvertrauen, bestmöglich unterstützen. Auch Sie können sich auf die TRIAS Ratgeber mit dem Thieme Qualitätssiegel verlassen! Diese Informationsangebote helfen Ihnen dabei, die richtigen Entscheidungen zu treffen, wenn es um Ihre Gesundheit geht, selbst daran mitzuwirken, gesund zu werden, sich gesund zu erhalten oder das Fortschreiten einer Erkrankung zu vermeiden. Mit einem TRIAS Titel aus dem Hause Thieme überlassen Sie Ihre Gesundheit nicht dem Zufall!

Ihr TRIAS Team

Dr. med. Sandra Gawehn hat einen beeindruckenden Lebenslauf. Sie hat bereits lange vor und während Ihres Medizinstudiums im Ausland gelebt und gearbeitet und hat hier ihren Ansatz entwickelt, Patienten all das Wissen und die Techniken an die Hand zu geben, damit diese auch ohne Arzt oder Krankenhaus bestmögliche Heilung erfahren können. Mittlerweile hat Frau Gawehn 2 Fachärzte absolviert und ist angehende Lungenfachärztin, bleibt aber ihrer Devise treu und teilt ihr Wissen, nicht zuletzt auf der Website »Atemtherapie rettet Leben«.

Dr. med. Sandra Gawehn

Erste Hilfe für Lunge und Bronchien

Einfache Atemtechniken bei Post-Covid, COPD, Lungenentzündung, Asthma, Bronchitis

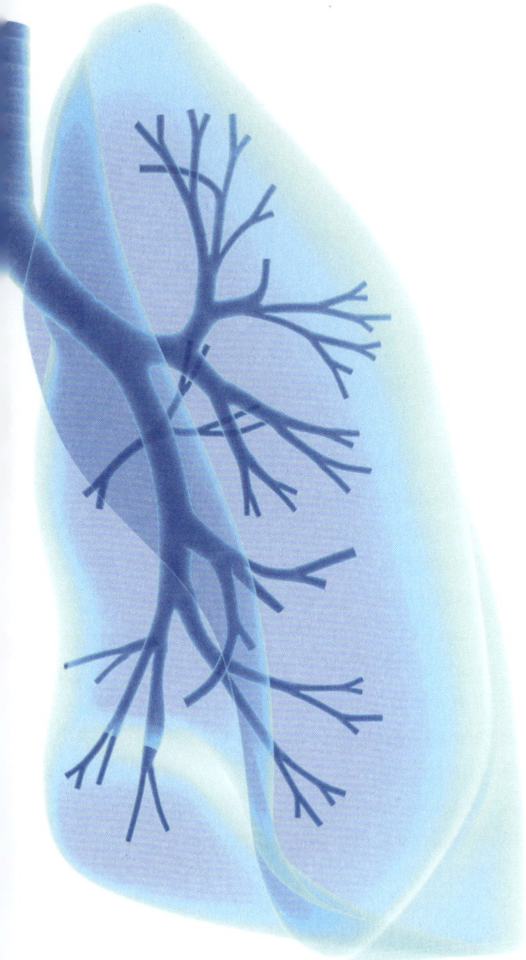

TRIAS

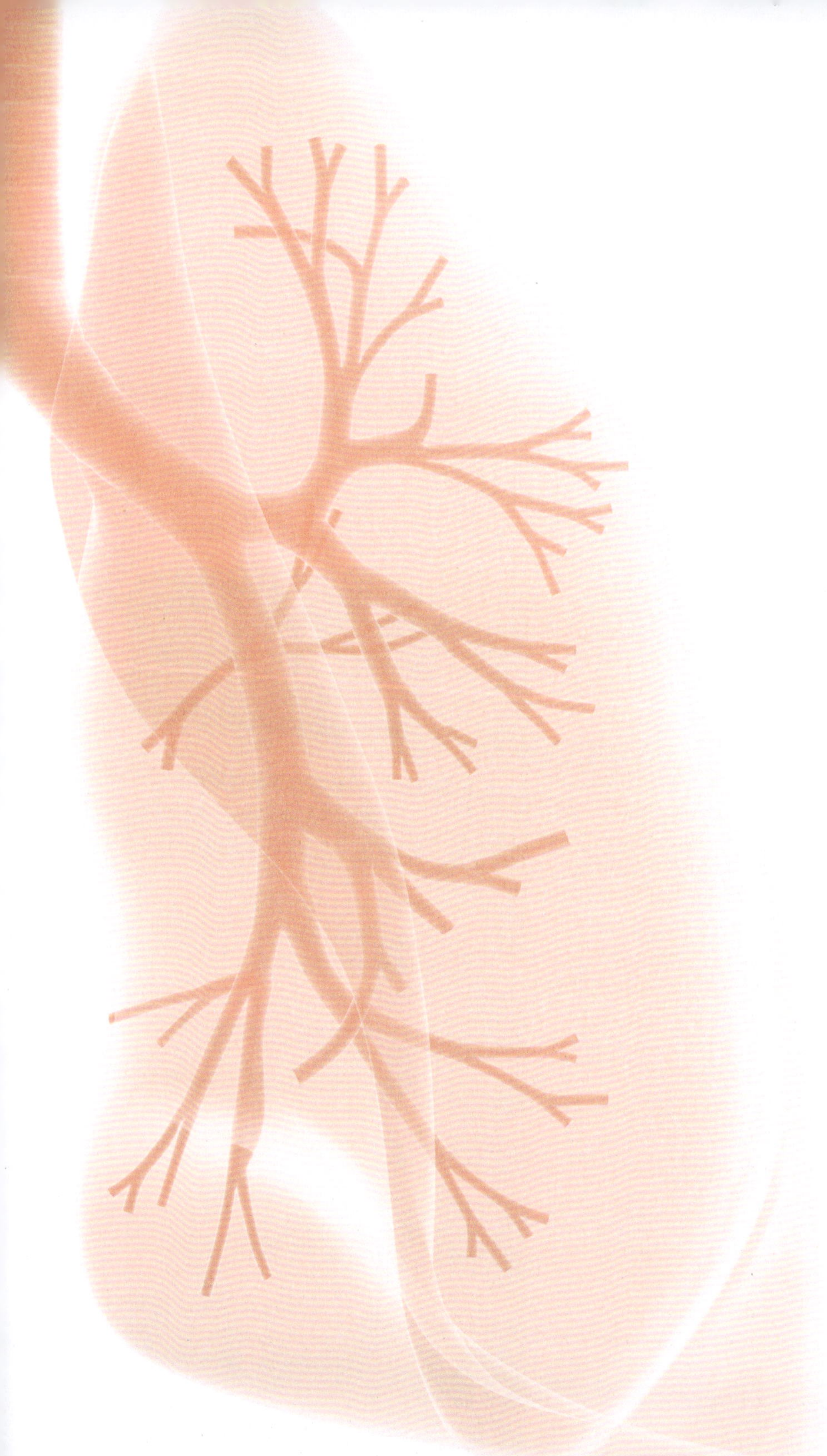

Zu diesem Buch

Für wen ist dieses Buch? Es ist für alle Menschen geschrieben, die plötzlich (Corona, Grippe …) oder chronisch an der Lunge erkrankt sind (Asthma, COPD, Vernarbung, Tumor …) und für deren Angehörige.

Vielleicht wurden Sie mit der Diagnose »Covid-positiv« konfrontiert. Allein im Februar 2022 betraf dies täglich über 200.000 Menschen. Möglicherweise haben Sie sich gefragt, wie es jetzt weitergeht. Auf was muss man nun achten und wie bekommt man Hilfe? Wie funktioniert Atmung eigentlich und welcher Teil des Atemsystems ist jetzt erkrankt?

Es gibt durch den Dschungel der Genesung nur wenige Wegweiser für Betroffene: »Warten Sie auf die Kontaktierung durch das Gesundheitsamt«, »Melden Sie sich beim Hausarzt telefonisch für die AU-Meldung«, »Wenden Sie sich an den Lungenfacharzt« und »Rufen Sie den KV-Arzt oder den Rettungsdienst, wenn ein Notfall vorliegt«.

Aber woran erkennt man, dass ein Notfall vorliegt? Worauf gilt es jetzt zu achten? Und kann oder sollte man selbst irgendetwas tun, prophylaktisch etwa? Für Tumorpatienten steht die Zeit, bis der Beschluss des Tumorbords bei ihnen eintrifft, nahezu still. Die Tage zwischen Diagnose und Beschluss können endlos sein. Asthma- und COPD-Patienten haben gerade durch die Pandemie noch weniger Gelegenheit, mit ihrem Lungenfacharzt in Kontakt zu treten, da sie mit zusätzlichen Patienten (z. B. Covid-Erkrankte) um die Kapazität des Facharztes wettstreiten.

Das Buch will Wissen und Kompetenz vermitteln, will Sie stark machen und Ihnen helfen, mit Ihrer akuten oder chronischen Atemwegserkrankung umzugehen. Es ist als Hilfestellung und Wegbegleiter gedacht. Insbesondere für die Zeit, in der Sie auf sich allein gestellt sind, Ihnen der Atem stockt und Sie entscheiden sollen, ob alles im grünen Bereich liegt oder ob ein Notfall vorliegt.

Solange es bei Atemnot um einen selbst geht, ist diese Aufgabe nochmals anders zu bewerten, als wenn es um einen lieben Angehörigen, um ein Kind oder um kranke Eltern geht. Jede Situation hat ihre Vor- und Nachteile. Der allein Erkrankte kann besser auf sich selbst vertrauen und in seinen Körper hineinhören, er weiß aber, dass er auch bei einer akuten Verschlechterung allein ist – was für Angst und Panik sorgen kann. Menschen, die zusammen zu Hause sind, weil entweder alle erkrankt sind oder aber nur einer, sind besorgt, sich gegenseitig zu infizieren oder den anderen in seiner Gesundheit nicht richtig einzuschätzen. Ab wann sind Eltern in Gefahr, ab wann sollte man sich selbst ins Krankenhaus begeben, was passiert eigentlich im Körper, wie behält man den Überblick und gibt es etwas, das man zur Verbesserung beitragen kann?

Zum Gebrauch dieses Buches

Das Buch besteht aus vier Teilen plus einem Service-Anhang:

- Im ersten Teil lernen Sie die Atmungsorgane und insbesondere die Lunge sowie alle ihre Interaktionspartner im Körper ausführlich kennen.
- Im zweiten Teil lade ich Sie ein, eine Bestandsaufnahme zu machen, um zu schauen, wie fit Sie und Ihre Lunge eigentlich sind. Es geht auch darum, alle anderen Bereiche kennenzulernen, die Atmung und Lungengesundheit beeinflussen, wie ausreichender Schlaf, Nasenatmung und auch die Ernährung.
- Im Buchteil »Atemnot« geht es um Notfälle sowie die vielen möglichen Gründe für Atemnot: von der Herzerkrankung bis zur inhalativen Arbeitsplatzbelastung.
- Im Praxisteil lesen Sie, wie Sie Ihre Atemmuskeln trainieren können, und finden eine Fülle praktischer Übungsanleitungen für Atemübungen, die Ihnen und Ihrer Atmung richtig guttun. Anschließend geht es noch um empfehlenswerte Sportarten sowie spezifische medizinische Therapien.
- Der Serviceteil bietet hilfreiche Normwerte, Formeln, Tabellen und Tests.

Das Buch ist so konzipiert, dass Sie es bequem in Etappen kreuz und quer lesen können. Folgen Sie hierzu den vielen Querverweisen im Buch. Haben Sie es einfach dabei, wenn Sie mit Bus und Bahn unterwegs sind oder um Wartezeiten sinnvoll zu füllen.

Für allgemein interessierte Leser: Wenn Sie keine Zeitnot haben, so lesen Sie dieses Buch einmal komplett durch. Es wird Sie mit Wissen und Zahlen zu Ihrem Körper und Ihrer Fitness versorgen. Sie können das Gelesene in Ihrem Unterbewusstsein als passives Wissen abspeichern und bei Bedarf darauf zurückgreifen.

Für Leser mit konkretem Anlass und/oder konkreten Probleme: Sollten Sie oder einer Ihrer Lieben akut unter Gesundheitsproblemen leiden, so starten Sie am besten mit dem Buchteil »Atemnot«. Auch das Sachwortregister, das Inhaltsverzeichnis oder die Querverweise werden Sie zügig zur Antwort auf Ihre Frage führen.

Aufgemerkt!

Das Buch macht Sie schlau zum Thema Lunge, ersetzt aber natürlich keinen notwendigen Arztbesuch. Verwenden Sie nur die Übungen und Selbsthilfemaßnahmen, mit denen Sie sich sicher fühlen. Überschätzen Sie sich nicht. Wenn Sie das Gefühl haben, dass Sie einer Situation nicht gewachsen sind, so holen Sie Hilfe oder rufen Sie nach einem Arzt.

Dieses Buch ist eine Hilfestellung für Menschen mit Lungenerkrankungen und deren Angehörige. Es soll Ihnen die Betreuung von lieben Angehörigen erleichtern und es soll Ihnen helfen, Alarmzeichen frühzeitig zu erkennen. Reagieren Sie bereits auf frühe Anzeichen, sodass richtige Probleme gar nicht erst entstehen. Sie helfen sich und anderen Menschen, wenn Sie gesund und munter bleiben.

Das Buch erscheint im zeitlichen Rahmen der Corona-Pandemie, dennoch ist es kein selektiver Corona-Ratgeber. Die Pros und Contras verschiedener Impfstoffe, die politischen und wirtschaftlichen Aspekte und die täglich neuen Erkenntnisse zu SARS-CoV-2 spielen bestenfalls am Rande eine Rolle. Die Basis dieses Buches sind Erkenntnisse aus der Inneren Medizin, der Sport- und Rehabilitationsmedizin, der Notfallmedizin sowie der Psychosomatik. Alle Erkenntnisse waren schon vor der Pandemie bekannt, durch Studien geprüft und für sinnvoll und wirksam in der Heilung erachtet.

Bei einer akuten Erkrankung wünsche ich Ihnen, dass Sie schnell genesen; sollten Sie unter einer chronischen Lungenerkrankung leiden, so hoffe ich, Ihnen mit diesem Buch, die Atmung und damit das Leben etwas zu erleichtern.

Dr. med. Sandra Gawehn

Geleitwort des BV-Atem®

In Zeiten besonderer Nöte von Menschen, und hierzu gehören wohl Pandemien, braucht es mehr als den Einzelnen, um zu Lösungen zu kommen. In diesem Zusammenhang erscheint Dr. Sandra Gawehn wie eine Brückenbauerin.

Bereits im Februar 2020, d.h. zu Beginn der Corona-Pandemie, erkannte sie, dass es Lücken in unserem Gesundheitssystem gibt, die gefüllt werden wollen. In Anbetracht einer Pandemie, die insbesondere die Atemwege angreift, gab es plötzlich einen gesteigerten Bedarf an Unterstützungsmaßnahmen für die Atmung. Die Autorin initiierte eine Kampagne namens »Atemtherapie rettet Leben«, in der sie – vor allem mithilfe einer mehrsprachigen Website – mit Infomaterial und atemtherapeutischen Trainings schnell und pragmatisch Hilfe zur Selbsthilfe für alle diejenigen bereitstellte, die sich mit dem Corona-Virus bereits infiziert hatten oder die präventiv etwas für ihre Lunge tun wollten. Die Plattform erfuhr international großen Zuspruch und so wurden auch Mitglieder unseres Verbands auf Frau Dr. Gawehn aufmerksam. Es entwickelte sich ein Gespräch über die Atemtherapie, die auch unser Arbeitsfeld ist.

Warum tun die Menschen hierzulande nicht mehr für ihre Atmung? Das haben wir uns gefragt; und wir waren uns darin einig, dass es mehr alltagstaugliches Wissen und mehr übende Selbsterfahrung braucht, um das Individuum mit dem Mittel einer ganzheitlich wirkenden Funktion in vielerlei Hinsicht zu stärken.

Das vorliegende Buch leistet hierzu einen großen Beitrag: Es enthält umfangreiches medizinisches Wissen zum Thema Lunge und Atmung in leicht verständlicher Sprache. Komplexe Zusammenhänge werden mit einfachen Worten erklärt, und das oft auf sehr unterhaltsame Weise! Man erfährt z.B., dass jeder Atemzug sieben Brücken überqueren muss, warum weniger oft mehr ist beim Atmen oder warum die Nasenatmung ebenso wie eine ungehinderte Arbeit des Zwerchfells so essenziell wichtig ist. Zahlreiche Übungen und praktische Tipps – wie beispielsweise der 6-Minuten-Gehtest – flankieren diesen Patientenratgeber. Dabei nimmt die Autorin die Leserschaft immer wieder an die Hand, sich – wenn möglich – auch selbst zu helfen.

Auch wir Atempädagog*innen bzw. Atemtherapeut*innen des BV-ATEM® sehen uns mit wichtigen Unterstützungsmöglichkeiten ausgerüstet, um die Atmung und damit den ganzen Menschen ganzheitlich und derart zu stärken, dass letztlich eine bessere Selbsthilfe möglich ist. Viele Menschen und auch Ärzte wissen jedoch gar nicht, dass es uns gibt, da unser Therapie-Angebot bisher bestenfalls komplementär eingesetzt, jedoch in aller Regel nicht von den gesetzlichen Krankenkassen in Deutschland (anders als in der Schweiz) bezahlt wird. Dabei haben Absolvent*innen unserer Atemschulen eine umfängliche atempädagogische bzw. -therapeutische Ausbildung hinter sich gebracht, und bei ihnen gibt es meist keine langen Wartelisten.

Wichtig zu wissen: Physiotherapeutische Atemtherapie und Atemtherapie nach den von uns ausgeübten Lehrweisen schließen sich nicht aus, sie haben jedoch verschiedene Ansätze. Unser Fokus ist dabei weniger krankheitsbezogen, sondern hat die Stärkung der natürlichen Atmung im Blick, d. h. die Stärkung der vorhandenen Ressource. Der Atem wird ganzheitlich mittels vielfältiger Herangehensweisen, z. B. durch (sanfte) Bewegungen, sensorische Stimulationen und Bewusstseinsarbeit sowie ganz besonders auch durch die Schulung von Selbst- bzw. Körperwahrnehmung gestärkt. Diese spielt aus unserer Sicht in diesem Zusammenhang ebenso eine Rolle wie Kommunikations-, Kontakt- und Lebenswandel-Aspekte. Wer die regulatorische Wirkweise des Atmens einmal näher kennen und schätzen gelernt hat, wird Atemübungen nicht mehr missen wollen.

ATEM – Der Berufsverband e. V. dankt dem TRIAS Verlag für die Möglichkeit, hier auf sich aufmerksam zu machen. Als größter Berufsverband für Atempädagogik und Atemtherapie sowie Atempsychotherapie im deutschsprachigen Raum sind wir hierzulande an vielen Orten vertreten. Unsere Internetseite bietet eine Therapeut*innen-Suche nach Postleitzahlen. Alle bei uns registrierten Mitglieder haben eine mehrjährige Ausbildung genossen und Fortbildung gehört bei uns zum Ausbildungskonzept.

Mit ganz herzlichem Dank an eine sehr engagierte Ärztin,
Annechien Ihnen

Mitglied im Vorstand
ATEM – Der Berufsverband e. V.

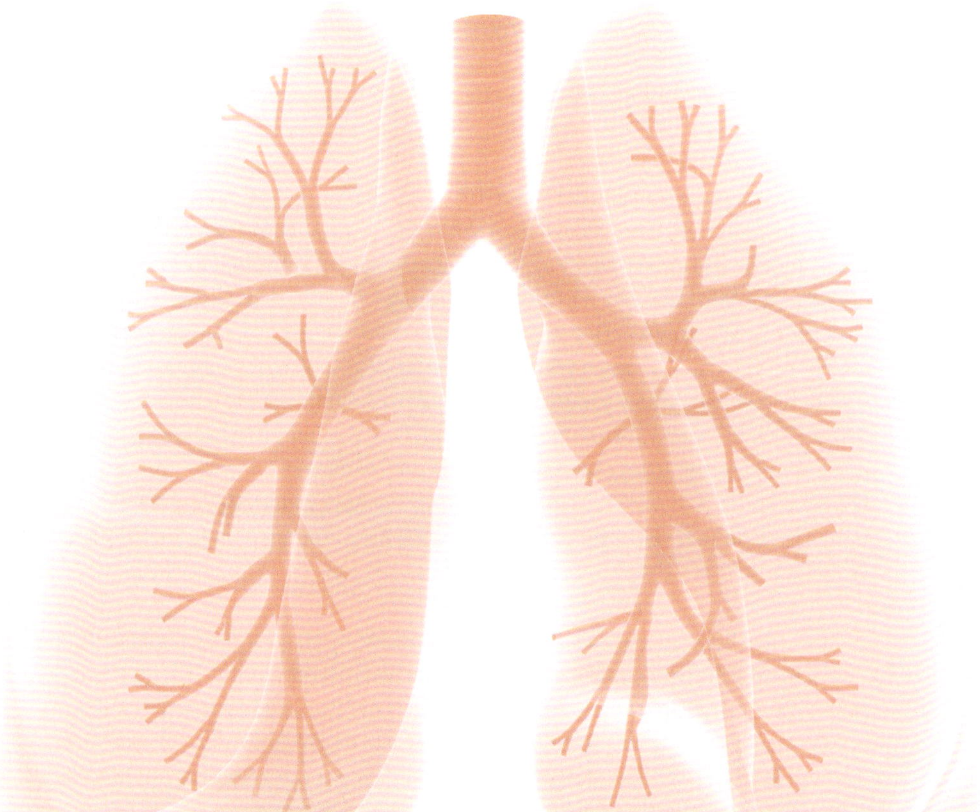

Basiswissen zu Lunge und Atmung

Kommen Sie mit auf eine Entdeckungstour in die heiligen Hallen der Lunge. Ich verspreche Ihnen, dass es spannend wird und Sie viele Aha-Momente erleben werden.

Die Lunge ist der Coach des Körpers

Einfach ausgedrückt nimmt die Lunge Sauerstoff auf und gibt Kohlendioxid ab. Tatsächlich sind die Aufgaben der Lunge aber viel komplexer.

Unsere Lunge ist nicht nur ein Atmungsorgan, sondern sie interagiert mit dem gesamten Organismus. Um diese spannenden Zusammenhänge geht es im ersten Kapitel. Die Lunge steht wie ein Trainer im Zentrum eines Teams. Beim aktiven Spiel nimmt man ihn (respektive sie) bestenfalls als Figur am Spielfeldrand war - aber seine (respektive ihre) Rolle ist zentral!

Was gehört zu unserem Atmungsorgan?

Über sieben Brücken muss jeder Atemzug gehen, hinein wie hinaus. Die einzelnen Stationen werden in diesem Kapitel kurz im Hinblick auf Lage und Funktion beschrieben, sodass die Umwandlung bei der Einatmung von Luft zu Leben und Energie nachvollziehbar ist. Bei der Ausatmung hingegen wird die Umwandlung von Materie (z. B. Nahrungsverdauung) zu Luft beendet – ein fast schon philosophischer Ansatz. Zunächst aber zu den sieben Brücken:

1. Die Nase

Beginnen wir gleich da, wo es ganz spannend wird: bei der Nase. Im Gegensatz zu Reptilien, Fischen oder Vögeln haben Säugetiere eine vorstehende und bewegliche Nase, die mit besonderen Nerven versorgt ist.
Die Beweglichkeit der Nase lässt uns besser schnuppern, Gefahren wittern und sie lässt uns besser kommunizieren. Wir können die Nase rümpfen, die Nasenlöcher aufstellen, wir können über Mimik unsere Stimmung mitteilen und wir können über sie die Stimmung unseres Gegenübers besser deuten. Es gibt Situationen, in denen wir »die Nase voll haben« – eine flexible Nase macht aus uns einen großen Anteil des Menschen, den wir im Spiegel sehen.

Funktionell ist die Nase ein Großfilter. Starre Nasenhaare und kleinste Flimmerhärchen sorgen dafür, dass unsere Luft und unsere Nase gereinigt werden. Über die Nasenmuscheln wird die Luft angewärmt. Die Nase ist durch den Geruchsinn ein Wächter vor Gefahren, sie lenkt uns von Gefahren weg und zieht uns zu Attraktionen hin. »Immer der Nase nach!« ist eine typische Formulierung, die der Tatsache, dass uns die Nase lenkt, Ausdruck verleiht.

Unsere Nasenschleimhaut ist in der Lage, einen Stoff zu produzieren, der unseren gesamten Organismus binnen Sekunden beeinflusst: Stickstoffmonoxid (Seite 60).

2. Rachen

Als Nächstes kämen wir zum Rachen. »Im Rachen geht's zu wie am Stachus!« – wäre das passende Münchner Sprichwort. Der Rachen ist ein Umschlagplatz und eine Wegkreuzung ohne Vergleich. Von oben (Nase) kommend trifft die Atemluft ein, von unten kommend (Mund) die Nahrung. Im Rachen, der an sich nur ca. 12–15 cm lang ist, kreuzen sich diese beiden Hauptverkehrsrouten und zusätzlich ändert sich deren Richtung um 90 Grad. Was gerade noch parallel zur Schädelbasis eingesogen wurde, kehrt sich nun vertikal von selbiger ab und verschwindet in der Speise- oder Luftröhre. Anders ausgedrückt: Was oben war, ist jetzt vorne, was unten war, ist jetzt hinten. In etwa auf Höhe der Hauptkreuzung trifft ferner noch die Querverbindung zum Gehör ein, hier findet über Tuben auf beiden Seiten der Druckausgleich unserer Trommelfelle statt. Die ganze Rachen-Turbulenz geht vorbei an der Rachen- und Zungenmandel und an den Seitensträngen unseres Immunsystems (das sind die Lymphbahnen der seitlichen Rachenwand). Im Mundraum gibt es außerdem noch die beiden Gaumenmandeln, die man bei weitgeöffnetem Mund sehen kann. Alle Teilnehmer sind wie ein Ring im Rachen angeordnet und dienen der Ein- und Ausfuhrkontrolle. Die Immunabwehr ist hier bereits in Topform (Seite 59).

Und: Der Mensch braucht den Rachen und die Nasenhöhle als Resonanzraum. Dieser Raum macht die Stimme eines Menschen aus. Bei verstopfter Nase oder Halsschmerzen verändern sich dieser Resonanzraum und damit auch die individuelle Stimme.

3. Der Bereich der Kehle

Der Bereich Kehlkopf, Kehldeckel und Stimmbänder ist der erste Abschnitt, der mittels Knorpelspangen ein stabiles und festes Röhrensystem darstellt. Der Kehldeckel steht mit der Zunge in anatomischer Verbindung. Wann immer ein Schluck getätigt wird, verschließt der Kehldeckel den oberen Eingang des Röhrensystems – Nahrung gelangt durch diesen Mechanismus bis auf wenige Ausnahmen (Verschlucken) in den »richtigen Hals«, nämlich in die Speiseröhre. Verschiedene Reflexe schützen uns gegen das Einatmen von Erbrochenem. Wenn sich Salzsäure vom Magen kommend der Kehlkopf-Loge nähert, so kommt es reflektorisch zu einem Hustenanfall (Seite 92).

Im Kehlkopf sind zudem die Stimmbänder beheimatet. Sie befinden sich in der Luftröhre gleich unterhalb des schützenden Kehldeckels. Sie haben einen gemeinsamen Fixpunkt an einer Seite der Luftröhre (vorne) und zwei etwas weiter auseinander befindliche Fixpunkte auf der anderen Seite der Luftröhre (hinten). Die beiden Bänder erinnern an einen leicht geöffneten Vorhang – durch Kehlkopfmuskelarbeit kann der Vorhang geöffnet oder geschlossen werden, die Stimmbänder können gestrafft oder gelockert werden (ähnlich wie Gitarrensaiten). Wenn beim Atmen die Luft an den Stimmlippen vorbeiströmt, versetzt sie diese in Schwingung, sodass wir Laute produzieren, zum Beispiel beim Singen,

Sprechen oder Genießen. Bei der Ruheatmung entstehen keine Laute; beim Pressen wird durch den Schluss der Stimmbänder der Druck im Körper erhöht, dieser Vorgang macht das zeitgleiche Sprechen unmöglich.

Ohne Stimme ist der Mensch eingeschränkt: Das Telefonieren ist zu einer elementaren Kommunikationsart geworden. Über die Stimme können Menschen in Kontakt mit Mitmenschen treten, sie können sich einander unmittelbar mitteilen und werden so vom Gegenüber besser verstanden.

Die Loge »Kehlkopf« sollte Menschen heilig sein – der denkende Mensch kann über diese Loge seine Gedanken vor anderen entfalten wie eine Picknickdecke.

4. Luftröhre

Die Luftröhre (Trachea) wird an vielen Stellen mit einem Baumstamm verglichen. Wenn man sich die Lunge (auch Bronchialbaum genannt) wie einen auf dem Kopf stehenden Baum vorstellt, dessen Krone in zwei Hauptteile untergliedert ist, dann würde man die Luftröhre als Baumstamm bezeichnen. Der Lungen-Baum, der mit seinem Stamm kopfüber am Kehlkopf beginnt, teilt sich in zwei Lungenflügel. Der rechte besteht aus drei, der linke aus zwei Lungenlappen – aber das ist fortgeschrittenes Wissen, das Sie bei Bedarf auch an anderer Stelle nachlesen können. Wichtig ist nur: Von der Luftröhre kommend werden die Verzweigungen und Verästelungen immer kleiner, ganz wie in einer Baumkrone. Statt der Rinde sind es die Knorpelspangen, die das Röhrensystem offenhalten. Statt der Leitungsbahnen eines Baumes sind es die Blutgefäße der Lunge, die das Röhrensystem begleiten.

5. Bronchien

Ausgehend von der Luftröhre gelangt die Atemluft als Nächstes in die Bronchien (kleinere Luftröhren, die von der Trachea abgehen). Genauer in die beiden Hauptbronchen rechts und links, die sich jeweils innerhalb der drei (rechts) bzw. zwei (links) Lungenlappen zu Segmentbronchen weiter verzweigen. Ihnen gemein ist, dass sie mit zunehmender Verzweigung immer kleiner werden und dass sie funktionell zum Totraum der Atmung (Seite 27) gehören. Ihre alleinige Aufgabe ist es, die Luft an die Endstelle der jeweiligen Röhre zu transportieren. Weiterhin wird ihre Röhrenöffnung durch einen kleinen Knorpel stabil und offen gehalten. Und sie haben ein System, um das Röhrensystem sauber zu halten.

6. Bronchiolen

Sobald die Verzweigung einen geringeren Durchmesser als 1 mm hat, spricht man von Bronchiolen (noch kleinere Luftröhren). Sie entsprechen etwa der Größe von Dillspitzen. Ihre Wand ist dünn und labil, sie haben – im Gegensatz zum bisherigen Luftröhrensystem – keinen Ringknorpel mehr, weshalb ihr Lumen in sich zusammenfallen kann. Ihre Länge misst 1–3,5 mm und die Breite beträgt ca. 0,4 mm. Zum Teil gehen Lungenbläschen von der Wand ab. Etwa mit einer Ministecknadel wäre das Röhrensystem jetzt zu vergleichen. An deren Ende sitzen als Auftreibung statt einem Stecknadelkopf Miniatur-Weintrauben-Reben (Alveolen). Zu denen mehr im 7. Schritt, vorher aber noch eine Besonderheit des Röhrensystems bis hierher:

» Die Lunge ist ein Organ ohne Inhalt, aber mit lebenswichtiger Aufgabe.

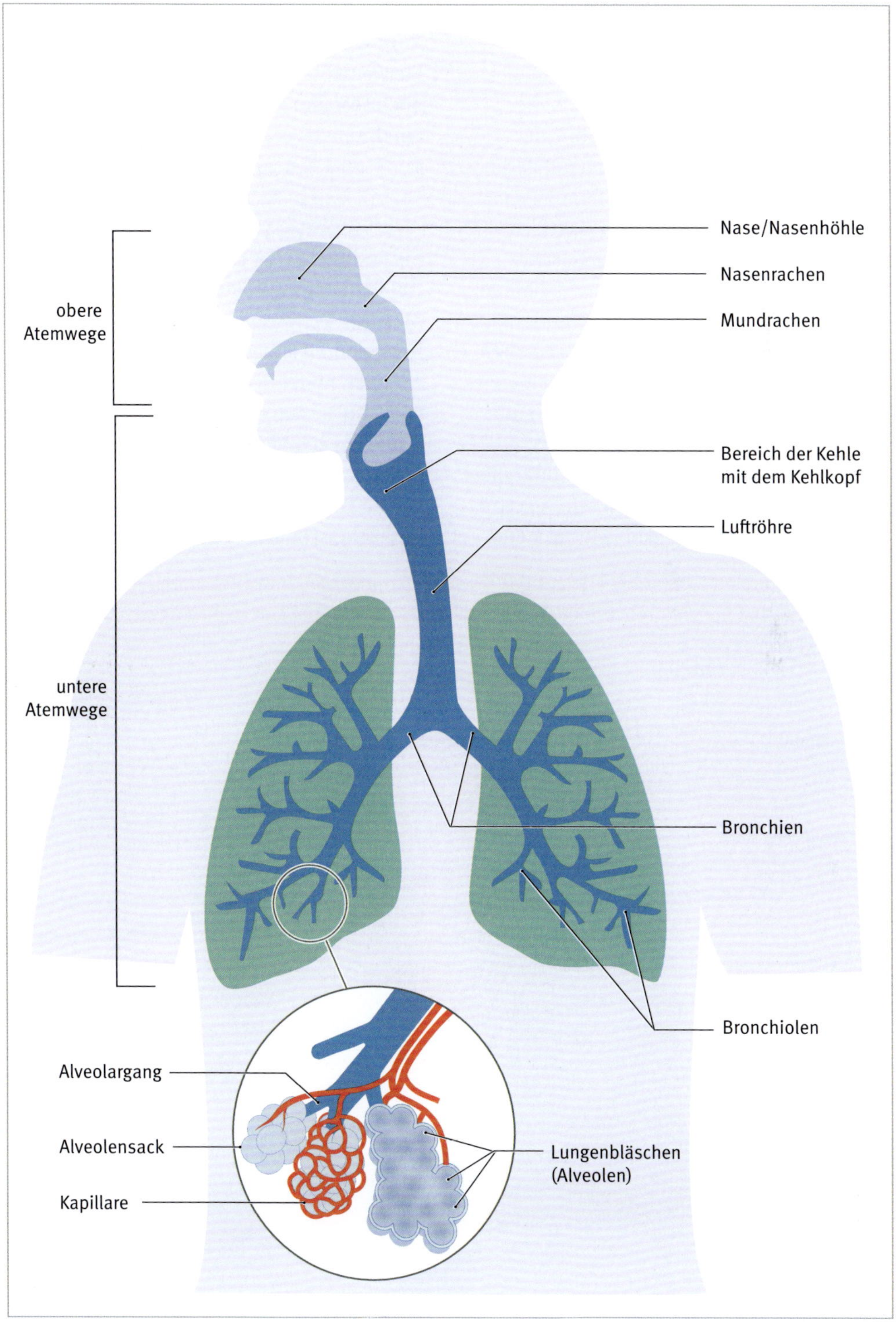
obere Atemwege
untere Atemwege
Nase/Nasenhöhle
Nasenrachen
Mundrachen
Bereich der Kehle mit dem Kehlkopf
Luftröhre
Bronchien
Bronchiolen
Alveolargang
Alveolensack
Kapillare
Lungenbläschen (Alveolen)

Alle Stationen bis hier sind mit einer Schleimhaut überzogen, die einen Miniatur-Rasen trägt. Von der Nase über den Rachen und den Kehldeckel hinab in die Luftröhre und bis zur Kleinst-Röhre, der Bronchiole, gibt es eine Schleimhaut, deren Oberfläche aussieht wie ein dichter Rasen, der von einem Orkan gerade in eine Richtung gebürstet wird. Die Richtung ist beschildert mit »Strada del Sole« – will heißen: in Richtung Sonne! Die kleinen Flimmerhärchen sind die schwingenden Schutzhärchen des Miniatur-Rasens, sie schlagen bei einem gesunden Nichtraucher 15-mal pro Sekunde, und zwar in Richtung Mundöffnung. Sollte ein Staubkorn bis an diesen Punkt des Bronchialbaums vorgedrungen sein, so wird es mit einer Geschwindigkeit von ca. 1 cm/Minute wieder Richtung Sonne, Richtung Ausgang transportiert. Dass das System bis hierher trotz Reinigungsleistung immer noch Totraum (Seite 27) heißt, da es nicht am Gasaustausch teilnimmt, ist unfair.

7. Lungenbläschen

Als Endstation hat jede Miniatur-Stecknadel (Bronchiole) statt einem Stecknadelkopf zig Miniatur-Weintrauben-Reben, das sind die sogenannten Lungenbläschen (Alveolen), an ihnen findet der Gasaustausch statt. Die Lungenbläschen werden von extrem dünnen Häutchen gebildet, an deren Außenseite die Kapillarblutgefäße der Lunge anliegen. Diesen Lungenabschnitt nennt man die Gasaustauschfläche, sie wird nicht mehr als

Bei der normalen Einatmung erzeugt das Zwerchfell durch eine Abwärtsbewegung in Richtung Bauchhöhle eine Sogwirkung. Durch Mund und Nase strömt dabei Luft in die Lunge.

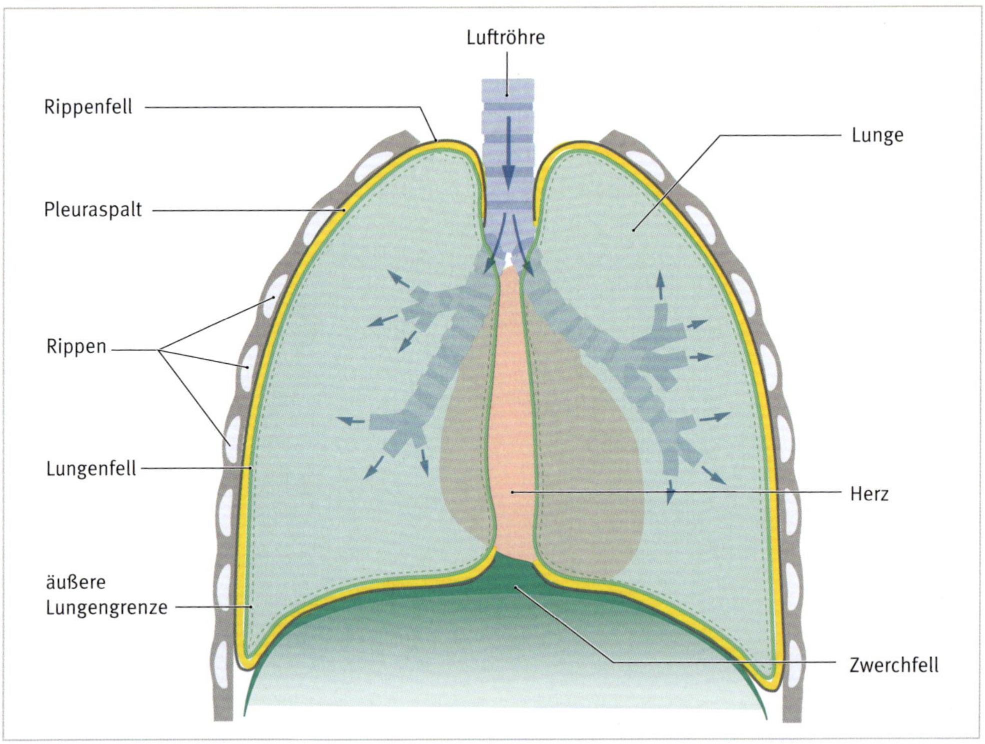

Totraum bezeichnet … und im Gegenzug für die Gasaustauschfläche müssen die Lungenbläschen auf den Miniatur-Rasen verzichten. Raucher sollten sich diesen Zusammenhang bildlich im Internet ansehen – genau an der Stelle, an der wir letztlich atmen (Gas austauschen), hat die Schleimhaut kein schützendes Flimmerepithel. Rauch kann hier ungehindert seine schädliche Wirkung hinterlassen. Was einmal in der Alveole angekommen ist, bleibt dort für – im Zweifel – immer, denn es gibt dort eben keine Reinigungsschleimhaut (Flimmerhärchen). Der gleiche Mechanismus erklärt, warum einmal eingeatmete Asbestfasern den Körper nicht mehr verlassen. Sie verbleiben in den Lungenbläschen und können dort nach Jahren Lungenkrebs auslösen.

Wie kommt die Luft in die Lunge und wieder hinaus?

Die mechanische Tätigkeit der Lunge (Luftverschiebung) unterliegt den physikalischen Gesetzen. Man kann sich den Brustkorb und die Lunge wie zwei übereinanderliegende Domkuppeln aus Glas vorstellen. Durch einen Wasserfilm, der zwischen den beiden Kuppeln liegt (der Spalt zwischen Brust- und Rippenfell wird auch Pleura genannt), folgt die innere Kuppel (Lunge) stets den Bewegungen der äußeren Kuppel (Brustkorb). Dank des Wasserfilms sind beide Kuppeln in der Lage sich gegeneinander zu drehen und zu verschieben. Den Boden der beiden Glaskuppeln bildet das Zwerchfell, es sitzt wie ein aufgespannter Regenschirm unter den beiden Kuppeln und trennt Brust- und Bauchraum voneinander ab. Das Zwerchfell ist durch muskuläre Anspannung zum Bauchraum hin beweglich, es kann durch seine Abwärtsbewegung einen Sog entstehen lassen, der die Lungen mit Luft befüllt. Wichtig ist, dass das Zwerchfell, wenn wir beim Regenschirmbild bleiben, im aufgespannten Zustand, entspannt ist. Für das Nach-unten-Ziehen des Zwerchfells wird dagegen muskuläre Anspannung benötigt. Der hierdurch entstehende Sog kann bis zu 80 % der mechanischen Atmung (Ventilation) ausmachen. Der Rest der Atmung wird über die kleinen Zwischenrippenmuskeln bewirkt. Ihre Muskelarbeit ermöglich es, dass sich die äußere Domkuppel (Brustkorb) weitet, was ebenfalls Luft aus der Atmosphäre in die Lungen hineinströmen lässt.

Abgesehen von diesen sogenannten direkten Atemmuskeln (Zwerchfell, Zwischenrippenmuskeln) hat der Körper noch indirekte Atemmuskeln, auf die er im Notfall zugreifen kann. Es handelt sich hier um große Muskeln, die um unseren Brustkorb herum angelegt sind und deren Aufgabe an sich in anderen Bereichen der Motorik liegt. Die Nacken- und Halsmuskulatur zum Beispiel. Ihre Aufgabe ist es, unseren Kopf erhoben und stabil zu halten und ihn zu drehen und zu wenden. Bei Bedarf können wir diese Muskulatur aber auch dazu verwenden, den Brustkorb zu weiten und damit Luft aus der Atmosphäre in die Lunge strömen zu lassen – es handelt sich hierbei allerdings um Notfallmechanismen, die wir nicht allzu lange bedienen können. Nach einem Sprint zum Erreichen der S-Bahn etwa oder nach einem guten Workout im Fitness-Studio können wir vorübergehend vorne übergebeugt mit den Armen auf die Oberschenkel gestützt stehen und mit diversen Brustkorb-nahen Muskeln die Atmung unterstützen, bis wir uns erholt haben. Freilich können wir so nicht den ganzen Tag stehen.

Eine kurze Geschichte der Lungenheilkunde

Hätten Sie gewusst, dass die moderne Lungenheilkunde und das wiedervereinte Deutschland in etwa gleich alt sind? Richtig, das ist unterm Strich noch gar kein Alter, keine 40 Jahre ...

Doch in dieser Zeit ist auf dem Gebiet der Lungenheilkunde einiges passiert! Im Jahr 1988 wurde die Spiral-Computertomografie (CT) erfunden, kurz darauf die Magnetresonanztomografie (MRT); mit diesen neuen diagnostischen Techniken hat die Lungenheilkunde einen großen Schritt nach vorne gemacht. Im Jahr 1998 wurde mit der Genomsequenzierung des Tuberkulose-Erregers endgültig ein Weg gefunden, weltweit auf Resistenzen dieser Erkrankung reagieren zu können und die Tuberkulose (Tbc) hierdurch weitgehend aus der Population zu vertreiben. 2002/2003 begann die SARS-Pandemie, im Jahr 2019 sollte sie mit SARS-CoV-2 eine noch nie dagewesene Dimension erreichen. Vor dieser Zeit war vieles anders:

Lange ging es in der Lungenheilkunde nur um Tbc

Das Gebiet der Lungenheilkunde gab es bis 1960 fast nur im Sinne der Tuberkuloseheilkunde. Die Tuberkulose – oder auch die Schwindsucht oder die weiße Pest – war die alles dominierende Erkrankung bis ins späte 19. Jahrhundert. Robert Koch war es, der 1890 die Ursache für diese Erkrankung (ein Bakterium namens M. tuberculosis) finden konnte, nicht aber deren Therapie. Fast bis zum Ende des 2. Weltkriegs blieb die Schwindsucht eine bedrohliche Erkrankung; unter den 25- bis 40-Jährigen erlag jeder vierte der Lungenerkrankung Tbc. Als Therapie verstand man die Verbringung der Erkrankten in eine Lungenheilanstalt. Der Aufenthalt dort verlief über Monate und diente der Hinauszögerung der Erkrankung und der Absonderung vom Rest der Bevölkerung. Unter dem Wort »Prävention« verstand man damals die Zwangseinweisung der Patienten, das Eheverbot und die Schwangerschaftsunterbrechung. In der Weimarer Republik wurde noch sensibel zwischen Personenrecht und Schutz der Bevölkerung abgewägt. Das NS-Regime hingegen zögerte nicht mit der praktischen Umsetzung dieser Präventionsmaßnahmen einschließlich der Tötung unheilbarer Tbc-Patienten unter dem Motto »Gemeinnutz geht vor Eigennutz« – ein trauriges Kapitel der deutschen Geschichte.

Antibiotika brachten den Durchbruch bei Tbc

Im Jahr 1943 entdeckte der Amerikaner Selman Waksmann ein Antibiotikum (Streptomycin), das bis heute Bestandteil der Tbc-Behandlung ist. Schnell erkannte man, dass das Tbc-Bakterium in der Lage ist, resistent gegen Streptomycin zu werden, weshalb weitere Antibiotika zum Therapieschema ergänzt wurden. Bis heute wird die Tbc mit bis zu vier verschiedenen Antibiotika über Monate hinweg behandelt.

Asthma, COPD und Lungenkrebs treten auf den Plan

In den Nachkriegsjahren treten als Folge des Rückzugs der Tuberkulosefälle »neue« Krankheiten in den Fokus der Lungenärzte: Asthma, chronische Bronchitis und das Lungenkarzinom (dies vor allem als Berufskrankheit). Vermutlich gab es diese Erkrankungen vorher auch schon, sie wurden jedoch von der Schwindsucht übertroffen; man hatte noch keine Gelegenheit, sich diesen Krankheitsbildern zu widmen. Da es sich mit zunehmender Behandlungsmöglichkeit nun um heilbare Krankheiten handelt, nimmt die Entwicklung der Diagnostik (Lungenfunktion, Bildgebung) ab 1960 rapide zu, Innovationen in der Lungen-Chirurgie ergänzen zudem die Therapieoptionen, sodass sich zum Zeitpunkt der Wiedervereinigung dank CT, MRT und dank der Molekularbiologie das Repertoire der modernen Lungenheilkunde definiert hat. Krankheitsbilder sind etwa: akute und chronische Bronchitis, Asthma bronchiale, chronisch obstruktive Lungenerkrankung (COPD), Lungenkrebs, Lungenembolie, Lungenemphysem (Überblähung der Lunge), pulmonale Hypertonie (Bluthochdruck in den Lungenarterien), Rippenfellentzündung, Lungenentzündung, Tuberkulose, Mukoviszidose, Schlafapnoe-Syndrom und die Legionärskrankheit.

Neue Herausforderung: Corona-Pandemie

Seit Winter 2019/2020 dominiert die Viruserkrankung SARS-CoV-2 das Tun und Handeln auf dem Planeten Erde. Es sind bis Mai 2022 über 519 Millionen Menschen nachweislich an SARS-CoV-2 erkrankt, 6,24 Millionen Menschen sind daran gestorben, ca. 15 % der Erkrankten (77,85 Millionen Menschen) trugen anhaltende Schäden davon. Das Ende der Pandemie ist noch nicht in Sicht. Impfstoffe und Medikamente wurden und werden mit Hochdruck entwickelt, getestet bzw. sind schon zugelassen und erhältlich. Täglich werden Menschen nach einem positiven Corona-Bescheid in die Isolation gesendet.

Wer oder was steuert die Lunge?

Gesteuert wird die Atmung von einem automatischen/autonomen Zentrum im Stammhirn. Das ist ein Teil des Gehirns, der lebenswichtige Vorgänge steuert und der auf Höhe des Genicks am Übergang vom Gehirn zum Rückenmark beheimatet ist. Das Stammhirn verrechnet unzählige Informationen, die es über Nervenbahnen erhält, gegeneinander und gibt den autonomen Takt der Atmung vor. Die größten Einflüsse auf die Berechnung der Atemgeschwindigkeit haben der pH-Wert unseres Blutes und die aktuell zirkulierende Kohlendioxidmenge. Sauerstoffmangel als Atem-Trigger ist ein Zustand, der erst sehr spät entsteht, da der Körper viele Kompensationsmechanismen und Reserven hat, um eine vorübergehende Mangelversorgung auszugleichen. Leitfaktoren für das Stammhirn sind der pH-Wert und das Gas Kohlendioxid, also CO_2. Der pH-Wert unseres Blutes ist nur in einem sehr kleinen Bereich mit dem Leben vereinbar. Normal sollte er zwischen 7,35 und 7,45 liegen, Werte unter 7,0 oder über 7,8 können wir Menschen nur für eine sehr kurze Zeit kompensieren. Über die chemische Bildung von CO_2 (aus Bikarbonat) kann der Körper Säuren eliminieren und so den pH-Wert korrigieren. Das Gas-CO_2 wiederum eliminiert unser Körper zu > 95 % über die Lunge (weitere Eliminationsorgane wären: Leber, Niere).

Das heißt: Wenn jemand sauer ist – sowohl vom Blut-pH-Wert aus als auch von der Seele –, dann verhilft ihm eine Veränderung der (Aus-)Atmung schnell zu einer Besserung.

Ein weiterer Trigger für die Atmung ist der Mensch selbst. Es gibt viele Gründe, die einen schneller oder langsamer atmen lassen: Freude, Trauer, Sport (Seite 35), schluchzendes Weinen, Angst (Seite 92), Panik, körperliche und seelische Belastung, Erleichterung, Schlafstörung (Seite 49), sexuelle Erregung (Seite 37), Singen (Seite 105), Lachen (Seite 58), Musizieren (Seite 105) etc. Für diesen Teil des Buches genügt es, wenn Sie mitnehmen:

Die Atmung wird vom Stammhirn aus automatisch/autonom vorgetaktet und sie kann durch viele andere Faktoren bewusst oder unbewusst beeinflusst werden. In diesem Fall wird der Takt vom Stammhirn vorübergehend auf die Reservebank verschoben.

Es gibt auch Atmungs-Trigger außerhalb des Gehirns. Ein sehr dominanter Trigger – der oftmals Menschen nach einer Brustkorboperation den Schlaf raubt – ist Schluckauf (Singultus). Wer an Schluckauf leidet, gerät mit seiner Atmung völlig aus dem Takt. Ein Musikstück auf der Flöte zu spielen ist jetzt unmöglich, ebenso erschwert sind das flüssige Reden, das Singen etc. Der Schluckauf ist eine Irritation des Zwerchfells. Vergleichbar einem Wadenkrampf kommt es hier zu einer krampfartigen Entladung von Nervenimpulsen, die das Zucken des Zwerchfells zur Folge hat. Brustkorboperierte werden deshalb häufig vom Singultus heimgesucht, weil es zu einer Nerven-/Zwerchfellirritation im Rahmen der OP gekommen sein kann. Auch können Verklebungen im Bereich des Zwerchfells und Narben im Bereich der OP zu einer verzögerten Irritation führen, die das vermehrte Auftreten von Schluckauf oder einen Zwerchfellhochstand (Seite 85) zur Folge haben können.

Wie ist der Rhythmus der Atmung?

Regelmäßig. Eine gesunde Atmung sollte regelmäßig sein. Ein Atemzyklus (Ein- und Ausatmen) dauert unter Ruhebedingung ca. 3–6 Sekunden, davon entfallen etwa ein Drittel auf die Einatmung (in Ruhe ca. 1–2,5 Sekunden) und zwei Drittel auf die Ausatmung (in Ruhe ca. 2–3,5 Sekunden). Die Pause zwischen zwei Atemzügen wird formal der Ausatmung hinzugerechnet. Die Einatmung wird aktiv muskulär durchgeführt, die Ausatmung ist ein passiver Vorgang ohne Atemarbeit (bei Gesunden). Konfuzius soll den Spruch »In der Ruhe liegt die Kraft« geprägt haben, was auch ein Leitspruch für die Atmung und insbesondere die Pausen zwischen zwei Atemzyklen sein kann. Denn gerade diese Pause und deren Länge machen den Unterschied, ob sich ein Individuum am Ende aller Reserven befindet oder aber noch Kraftreserven vorliegen, die wohldosiert verwendet werden können. Je länger die Pause, umso mehr Kraft! (Seite 26)

Bei der Atmung wird Luft verschoben

Säugetiere, Amphibien, Reptilien, Vögel und auch einige Arten von Schnecken atmen über eine Lunge. Die Lunge nimmt Luft von der Außenwelt auf und gibt verbrauchte Luft an die Außenwelt ab. Sauerstoff ist zu knapp 21 % anteiliger Bestand der Luft, die wir atmen, und um diesen Anteil geht es. Menschen brauchen Sauerstoff. Im Körper selbst passieren unzählige Stoffwechselprozesse, deren Abfallprodukt ein Gas namens Kohlendioxid (CO_2) ist; dieses wird über die Lunge bei der Ausatmung an die Umwelt abgegeben. Letztlich produziert jede Zelle im Körper bei nahezu jedem Prozess CO_2. Im Laufe eines Tages produzieren Erwachsene ca. 50 Liter CO_2-Gas, das sie über die Ausatmung abgeben. Die Lunge ist, kurz gesagt, eine große Schwingtüre, durch die der Mensch mit der Umwelt in Kontakt steht. Erwachsene atmen ca. 6 bis 12, maximal 16-mal/Minute, Kinder und Babys atmen ca. 30- bis 40-mal/Minute – bei Fieber und bei Störung der Atmung wird die Atemfrequenz schneller als sonst üblich.

Die Lunge selbst hat keine Muskeln, um zu atmen. Sie gleitet auf einem Wasserfilm, über den sie an der Innenseite des Brustkorbs aufgehängt ist, hin und her (Seite 19). Der Brustkorb, die Nerven, die Atemmuskeln, das Atemzentrum im Gehirn und das Zwerchfell werden als Atempumpe bezeichnet. Atempumpe deshalb, weil sie es sind, die die Luft hin- und herpumpen. Die Lunge folgt passiv den Bewegungen der Atempumpe, der Wasserfilm zwischen der Außenseite der Lunge und der Innenseite des Brustkorbs wirkt ähnlich wie ein Wasserfilm, den man zwischen zwei Glasscheiben bringt. Es entsteht ein Sog. Zwar kann man die Glasscheiben leicht gegeneinander verschieben, sie gleiten reibungslos hin und her – aber trennen kann man die beiden Kompartimente nur schwer.

Der wichtigste Atemmuskel ist das Zwerchfell

Es kann allein bis zu 80 % der Atemarbeit übernehmen. Das Zwerchfell sitzt wie ein aufgespannter Regenschirm zwischen Brustkorb und Bauchraum. Das Zwerchfell selbst ist die immer in Bewegung befindliche Trennlinie dieser beiden Körperhöhlen. Wenn sich das Zwerchfell anspannt, so zieht es den Brustraum um gute 5–7 cm nach unten in Richtung Bauchnabel. Hierdurch entsteht ein Unterdruck, ein Sog, die Lunge füllt sich mit Luft. Wenn sich das Zwerchfell entspannt, atmen wir automatisch aus, da die gesunde Lunge mit ihren elastischen Anteilen wie ein Gummiband darauf drängt, wieder zurück in ihre Ausgangsposition zu gelangen.

Einatmen ist (Muskel-)Arbeit, Ausatmen geschieht passiv. Aber das gilt nur für eine gesunde Lunge! Neben der Sauerstoff-Aufnahme beim Einatmen ist für die CO_2-Abgabe die Ausatmung von Bedeutung. Ziel der CO_2-Elimination ist die Stabilisierung des Blut-pH-Wertes. Die aktuell vorhandene Menge an CO_2-Gas im Körper entscheidet maßgeblich, wie ein Mensch atmet.

Bei Lungenerkrankungen wird die Ausatmung zur Arbeit

Das Ausatmen ist elementar wichtig für uns Menschen, und es geschieht nur in einer gesunden Lunge automatisch. Wenn die Lunge durch Wassereinlagerung verändert ist, wenn das Lungengerüst entzündet oder durch Krebsbefall verändert ist, wenn ein Teil der Lunge zusammengefallen ist oder sich nach einer Operation oder nach einer schweren Lungenentzündung Narben gebildet haben, dann ist die Ausatmung, die bisher passiv und ohne Arbeit erfolgte, erschwert. Als Folge drohen ein CO_2-Anstieg im Blut (Hyperkapnie) und eine Instabilität des Blut-pH-Wertes.

Sollte hingegen die Einatmung eines Menschen erschwert sein, z. B. aufgrund

Rechenbeispiel: Warum Hechelatmung nichts bringt

Das folgende Rechenbeispiel verdeutlicht klar, dass weniger bei der Atmung mehr ist. Beobachten Sie, was eine Mehratmung mit dem toten Anteil der Atmung macht: Pro Atemzug verschiebt ein gesunder Erwachsener ca. 500 ml Luft in seine Lunge und wieder hinaus. Man geht hier von einer Atemzugmenge von ca. 6–7 ml/kg Körpergewicht aus. Wer 16-mal pro Minute atmet, hat 8 Liter Luft ein- und ausgeatmet (16 × 500 ml). Hiervon sind 16 × 150 ml Totraumbelüftung abzuziehen, da diese nicht am Gasaustausch beteiligt sind. Das sind ganze 2,4 Liter Luft. Das heißt, von den oben genannten 8 Litern Luft erreichen nur 5,6 Liter die Gasaustauschfläche (das sind 70 % der geatmeten Luft), 2,4 Liter bleiben auf der Strecke liegen, im Totraum.
Was passiert nun, wenn der gleiche Mensch seine Atemfrequenz verdoppelt und dafür nur 250 ml pro Atemzug aufnimmt – kurz gesagt: Wenn er eine oberflächliche Hechelatmung annimmt? Er atmet also 32-mal 250 ml = 8 Liter Luft ein und aus. Das sind erstmal genauso viele Liter wie im vorherigen Beispiel. Davon entfallen jetzt aber ganze 4,8 Liter (32 × 150 ml) auf den Totraum. Es erreichen insgesamt nur 3,2 Liter die Gasaustauschfläche, was nur noch 40 % der geatmeten Luftmenge entspricht!

einer verstopften Nase oder einer Seitenstrang-Angina, so kompensiert er dies über vermehrte Atem-Muskelarbeit oder über eine Erhöhung der Atemfrequenz. Außerdem kann unser Körper bei Sauerstoffbedarf die Blutzirkulation und die Ausbeute an Sauerstoff erhöhen: Vom zirkulierenden Blutsauerstoff verwendet er i. d. R. nur 25 %. Das heißt, weitere 75 % Sauerstoffmenge lässt der Körper als Reserve an rote Blutkörperchen gebunden umherschwimmen. Bei Bedarf kann er hierauf zurückgreifen, er erhöht die Sauerstoffausbeute.

Das Problem der Ventilation (Luftverschiebung) ist bei Lungenkranken in erster Linie nicht die O_2-Aufnahme, sondern die CO_2-Abgabe. Sie ist von der Ein- und Ausatmung abhängig.

Unsere Atmung dient dem Gasaustausch

Der Gasaustausch findet in den kleinsten Aufteilungen der Lunge statt. Über ein dünnes Häutchen geht der Sauerstoff aus dem Luft-Kompartiment der Lunge in die Blutbahn über, im Austausch gegen CO_2, welches die Blutbahn verlässt und über das Luft-Kompartiment der Lunge mit der Ausatmung eliminiert wird. Dieser Austausch findet 1:1 statt.

CO_2 löst sich aufgrund von unterschiedlichen Partialdrücken, die im Blut und in der Lungen-Alveole herrschen, vom Hämoglobin. In der eingeatmeten Luft ist weniger CO_2 als im Blut. Das körpereigene CO_2 folgt diesem Gradienten, sobald es mit der Blutzirkulation an der Lunge vorbeidriftet, »verduftet« es aus der Blutbahn hinüber in die Lungenalveole. Der Ausatmungsvorgang des »hinüber diffundierten« CO_2-Gases (aus dem Blut in das Lungenbläschen, die Alveole) hingegen muss im Prozess der CO_2-Eliminierung noch stattfinden. Sie erinnern sich? Die Ausatmung ist ein passiver Vorgang, der aufgrund der gummiartigen Rückstellkräfte der Lunge automatisch geschieht. Nicht aber, wenn die elastische »Gummigerüst«-Struktur der Lunge durch eine Erkrankung angegriffen ist! Dann müssen wir ggf. aktiv und bewusst nachhelfen, dass die Ausatmung das CO_2 aus dem Organismus wegspült.

Zusammenfassend können Sie sich merken:

- Die Elimination von CO_2 ist ventilationsabhängig. Was aus der Alveole nicht (aktiv) ausgeatmet wird, bleibt drin.
- Hingegen ist die Aufnahme von O_2 von der Beschaffenheit des dünnen Häutchens in den kleinsten Aufteilungen der Lunge abhängig. Man sagt: Die O_2-Aufnahme ins Blut ist diffusionsabhängig. Sollte die Lunge anatomisch stark verändert sein (Entzündung, Wassereinlagerung, Gewebezerstörung [Emphysem], Sepsis), so ist die Diffusion an der Übertrittstelle vom Luft-Kompartiment zur Blutbahn durch eine anatomische Veränderung des Häutchens limitiert.

Atmung im Sinne von Energiegewinnung

Hierunter ist die Verbrennung unserer Nahrung gemeint. Aus Nahrung oder auch aus Körperfett und Körpereiweiß können wir Energie produzieren. Wir verbrennen die Stoffe zu den Endprodukten CO_2 und Wasser unter der Gewinnung eines Energieträgers namens ATP (Seite 32). Kohlenhydrate (Brot, Reis, Nudeln) führen zu einer größeren CO_2-Produktion als Fette.

Warum weniger mehr sein kann

In diesem Abschnitt erfahren Sie, wie sich die Sauerstoff-Abgabe im Gewebe beschleunigen lässt, was man unter einer sogenannten Totraum-Atmung versteht und wie man diese minimiert. Ferner wird auf die (Teil-) Autonomie der Lunge eingegangen. Zusammen mit diesen sehr grundlegenden und theoretischen Informationen sollte es für Sie am Ende des Kapitels nachvollziehbar sein, warum der Lungenpatient ganz anders reagiert und leidet als der Herzpatient (Seite 29). Im Notarztdienst kann man Menschen, die lebensbedrohlich am Herzen (z. B. Herzinfarkt) oder an der Lunge (z. B. Lungenembolie) erkrankt sind, durch ihr Verhalten voneinander unterscheiden. Neben all den technischen Befunde ist das Verhalten der Patienten i. d. R. höchst gegensätzlich:

Der Herzpatient wird passiv; sein Ziel ist es, sich oder die Situation auszublenden. Der Lungenpatient wird aktiv, überaktiv; sein Ziel ist es, aktiv nach Luft zu ringen.

Der Bohr-Effekt beeinflusst die Sauerstoffabgabe im Gewebe

Ein dänischer Forscher namens Christian Bohr, Vater des Physikers Niels Bohr, hat herausgefunden, dass sich der Sauerstoff unterschiedlich schnell aus seiner Bindung (an ein rotes Blutkörperchen) löst – und dies hängt mit den Umgebungsfaktoren zusammen. Wenn der Körper in Stress gerät und übersäuert (niedriger Blut-pH-Wert), wenn er unter Fieber leidet oder wenn sich die Abbauprodukte aus Stoffwechselprozessen (vor allem das CO_2-Gas) zu stark anhäufen (Hyperkapnie), dann sitzt der Sauerstoff besonders locker auf dem Transportmolekül und kann »leicht abspringen« und dort verfügbar sein, wo er gerade am dringendsten gebraucht wird. Man bezeichnet dieses Phänomen als Bohr-Effekt. Dies ist zum Beispiel bei körperlicher Arbeit der Fall, beim Schneeräumen oder beim Klettern etwa – die Muskulatur der Arme lechzt nach Sauerstoff, mehr als alle anderen Bereiche des Körpers. Durch den Bohr-Effekt kann Sauerstoff vor allem dort ins Gewebe gelangen, wo er am stärksten gebraucht wird (beim Sport, bei körperlicher Arbeit, bei Infektion, bei Fieber, nach einer Operation, nach einem Unfall etc.). Wir wissen bereits, dass die Sauerstoffaufnahme abhängig von der Beschaffenheit der Alveolen-Häutchen in der Lunge ist. Die CO_2-Abgabe hingegen ist abhängig von der Ventilation, also von der Frequenz und Ausdehnung der Atmung.

Wer übermäßig viel hin und her atmet, vergrößert eben nicht die Sauerstoff-Aufnahme, da sie nicht ventilationsabhängig ist: Mit und ohne Hechelatmung braucht es nur 0,75 Sekunden, bis das Blut beim Gesunden wieder mit O_2 gesättigt ist.
Hechelatmung verursacht vielmehr eine vermehrte CO_2-Abgabe. Das hat zur Folge, dass die Sauerstoffabgabe im peripheren Gewebe nun erschwert wird, da durch Hyperventilation der pH-Wert des ganzen Körpers angehoben wird. Denn der Blut-pH-Wert wird alkalischer und der CO_2-Pegel im Gewebe fällt – beide Faktoren führen zu einer schlechteren Sauerstoffversorgung peripherer Gewebe. Also: Weniger Hechelatmung bedeutet, mehr O_2 dort erhalten, wo man es gerade braucht!

Während sich der Bohr-Effekt in einem Bereich der Atmung, der durch biochemische Prozesse dominiert wird, abspielt, bezieht sich die Totraum-Atmung auf physikalische Zusammenhänge der Atmung.

Was ist mit Totraum-Atmung gemeint?

Mit jedem Atemzug wird Luft in die Lunge hinein verschoben und wieder hinaus. Ein großer Teil des Lungenbaumes (Seite 16) transportiert die Atemluft zu den Lungenbläschen, die die eigentliche Gasaustauschfläche der Lunge darstellen. Die Strecke bis dorthin nennt man Totraum, da in ihr nur Transport, Anwärmung, Anfeuchtung und Reinigung, aber kein Gasaustausch stattfinden. In Milliliter ausgedrückt geht man von 2 ml/kg Körpergewicht aus. Ein 75 kg schwerer Mensch schickt also mit jedem Atemzug 150 ml Luft durch die Röhrensysteme des Bronchialbaums, ohne dass diese am Gasaustausch teilnehmen.

Jeder Atemzug muss aufgrund der Anatomie am sogenannten Totraum der Lunge vorbei, diesen Volumenanteil kann man nicht umgehen. Lesen Sie das Rechenbeispiel erneut und machen Sie sich bewusst, dass Sie den prozentualen Anteil der Totraumbelüftung durch eine niedrige Atemfrequenz mit ruhigen und tiefen Atemzügen auf ein Minimum reduzieren können. Und beachten Sie, dass eine oberflächliche Hechelatmung vor allem viel Lärm um Nichts macht: Sie vergrößert den Totraum-Anteil und sie reduziert den Anteil, der effektiv am Gasaustausch teilnimmt. Also: Weniger ist mehr!

Die (Teil-)Autonomie der Lunge

Lebenserhaltende Funktionen in unserem Körper sind autonom gesteuert. Das heißt, Organfunktionen wie Herzschlag, Nierenfunktion, Verdauung, Atmung, Blasenentleerung, Schweißproduktion etc. regulieren sich untereinander selbst. Als Kommunikationsmittel dient ihnen das autonome Nervensystem, auch vegetatives Nervensystem genannt. Es arbeitet automatisch, ein Teil kümmert sich um den »Flucht-und-Kampf-Modus«, der andere Teil des autonomen Nervensystems bedient den »Erholungs-und-Regenerations-Modus«. Zu höheren Leistungen ist das vegetative Nervensystem nicht fähig. Es kann nur »an oder aus«, »schwarz oder weiß«, »ganz oder gar nicht«. Überlegungen wie »hätte, könnte, würde, wäre« sind dem autonomen Nervensystem fremd. Sie sind dem Gehirn vorbehalten. Dieses ist zum Abwägen und Rechnen, Drehen und Wenden befähigt, hier spielen Emotionen, Erinnerungen, Prägungen und Erfahrungen eine Rolle. Das vegetative Nervensystem hingegen arbeitet Tag und Nacht ohne unser bewusstes Zutun. Es aktiviert oder bremst die Organfunktionen und es nimmt einem Organismus eine ganze Menge Arbeit ab: Stellen Sie sich vor, Sie müssten vor jedem Herzschlag daran denken, dass es jetzt Zeit für einen Herzschlag wäre – Sie wären faktisch sofort mit dem Leben überlastet.

Die autonomen, lebenserhaltenden Organfunktionen sind also nicht auf menschliches Denken und Handeln angewiesen, sie funktionieren von allein. Und ihnen gemeinsam ist, dass sie nicht durch aktives Zutun verändert werden können – daher nennt man ihre Funktion »autonom«.

Es ist nicht möglich zu sagen: »Ich möchte, dass mein Herzschlag in der nächsten Minute 85-mal pro Minute stattfindet und in der darauffolgenden Minute 135-mal pro Minute!«. Es ist ebenso wenig möglich zu sagen: »Ich möchte, dass keine Schweißproduktion stattfindet«. Oder: »Ich möchte, dass das Weihnachtsmenü binnen einer Stunde gänzlich verdaut ist!«. Wir können diese Prozesse nicht rational steuern, sie passieren so, wie sie passieren – was Fluch und Segen zugleich ist. Jedem Individuum wird durch die autonome Steuerung der Organe eine Menge Arbeit erspart.

Nur eine einzige dieser lebenserhaltenden Organfunktionen ist rational beeinflussbar: die Atmung. Es ist möglich zu sagen: In der nächsten Minute atme ich 8-mal pro Minute, danach 16-mal pro Minute und in der darauffolgenden Minute halte ich die Luft an. Wir können vorübergehend die Atmung anhalten – aber nicht den Herzschlag oder die Verdauung. Deshalb bezeichnet man die Lunge als teil-autonom-gesteuert. Sie ist der Diplomat, der Botschafter zwischen Körperautonomie und bewusstem Tun und Handeln.

Die Lunge spricht als einziges Organ beide Sprachen, sie hört auf Signale beider Seiten und sie kann zwischen der Körperautonomie und dem Bewusstsein vermitteln!

Fernöstliche Philosophien, allen voran Yoga, haben bereits 700 v.Chr. auf diesen Zusammenhang hingewiesen und sich die oben genannte Verbindung wie einen Schlüssel zunutze gemacht. Über die ruhige Atmung mit einer langen Ausatmung lässt sich der Ruhe- und Regenerationsanteil des autonomen Nervensystems (Parasympathikus) ansprechen. Mit einer ruhigen Atmung kommen Körper und Geist zur Ruhe, weshalb diese bei jeder Meditationspraxis eine zentrale Rolle spielt.

Interaktionspartner der Lunge

Als echter Coach kümmert sich die Lunge nicht nur um ihre eigenen Belange, die O_2-Aufnahme und die CO_2-Abgabe, sondern interagiert auch mit weiteren Organen.

Um diesem Kapitel besser folgen zu können, behalten Sie bitte im Hinterkopf, dass die Lunge eine Schwingtür zwischen dem Innen und Außen, zwischen dem Menschen und seiner Umwelt ist. Neben der Lunge (bei Erwachsenen ca. 150 qm Fläche) steht der Mensch auch über seine Haut (bei Erwachsenen ca. 2 qm Fläche) und seinen Magen-Darm-Trakt (bei Erwachsenen ca. 400 qm Fläche) mit der Außenwelt in Kontakt. Doch ist nur die Lunge Zug um Zug im direkten, fast schutzlosen Kontakt zu unserer Umgebung. Die Haut schützt sich mit einer Oberhaut, die zu 90% verhornende Zellen enthält und bis zu 2 mm dick sein kann; sie bildet eine echte Barriere. Der Magen-Darm-Trakt schirmt sich durch Speichelenzyme, durch die Magensäure und durch diverse Schließmechanismen gegen die Umwelt ab. Bei einem »Zuviel« entleert er sich schwallartig nach oben oder unten – er kann für Tage seine Verdauung verlangsamen oder beschleunigen und man kann ihn durch Fasten entgiften und reinigen. Der Kontakt zwischen Lunge und Außenwelt ist hingegen mittelbarer, gnadenloser, zwangsläufiger und – im Hinblick auf Wohldüfte zum Beispiel – unverfälschter, purer. Gleiches gilt für die Interaktionen zwischen Lunge und den unten genannten Partnern, die wir uns jetzt im Einzelnen anschauen wollen:

- Lunge und Herz
- Lunge und Psyche/vegetatives Nervensystem
- Lunge und Stoffwechsel
- Lunge und Niere
- Lunge und Magen-Darm-Trakt
- Lunge und Entzündung/Allergie
- Lunge und Blut
- Lunge und Sport
- Lunge und Liebe

Lunge und Herz – zwei Seelen in unserer Brust

Im Zentrum unseres Körpers finden sich die – durch den knöchernen Brustkorb – am besten gesicherten, inneren Organe: das Herz und die Lunge. Sie liegen in unserem

Brustkorb wie zweieiige Zwillinge, der eine kann nicht ohne den anderen; sie helfen einander wo möglich, aber sie umkämpfen auch den geringen Platz, der ihnen gemeinsam zur Verfügung steht. Ist die Lunge bei einer fortgeschrittenen COPD-Erkrankung überbläht, so bleibt dem Herzen nicht genügend Platz, um seine gesamte Pumpleistung zu erbringen. Beginnt das eine Organ mit rasender Frequenz zu arbeiten, so folgt ihm das andere Organ auf dem Fuß. Drosselt ein Organ seine Frequenz, so kommt unter normalen Umständen auch das andere Organ zur Ruhe. Das Versagen von Herz- oder Lungenleistung führt zu einer lebensbedrohlichen Situation, der Mensch reagiert panisch, rastlos und agitiert; Angst dominiert die Situation. Im Notfall reagieren der Herzpatient und der Lungenpatient zunächst identisch; das ändert sich aber, sobald medizinische Hilfe naht: Der Herzpatient geht dann zügig zu einer »Tun Sie doch etwas!«-Haltung über, wohingegen der Lungenpatient wie ein Schwamm jede Information aufsaugt, die ihm seine Fragen: »Was muss ich tun? Worauf muss ich achten? Wie soll ich atmen, um mich am besten zu verhalten?« beantwortet. An dieser Stelle wird klar, wie unterschiedlich die beiden innersten Organe sind: Das Herz ist autonom, die Lunge teil-autonom gesteuert – und das weiß der Mensch implizit selbst (oder vor allem!) in der Not und so entsteht die o.g. passive (Herzpatient) oder aktive (Lungenpatient) Haltung. Natürlich gibt es auch Mischformen.

Am besten ist es, wenn beide, Lunge und Herz, im Einklang arbeiten. Ein Auseinanderdriften der jeweiligen Frequenzhöhen ist stets als Kompensationsmechanismus/Stress zu interpretieren. Es wurde viel über »die richtige« Frequenz studiert, diverse Untersuchungen zum Thema Herzkohärenz proklamieren, dass bei einer Atemfrequenz von 6 Atemzügen/Minute (0,1 Hz) beide Organe im größtmöglichen Einklang arbeiten würden. Da diese Frequenz aber nicht sehr alltagstauglich ist, soll an dieser Stelle nur darauf verwiesen werden, dass die Interaktion von Herz und Lunge mannigfaltig untersucht und die Ziffer 0,1 Hz oftmals für die ideale Frequenz erachtet wurde.

Lunge und Psyche/ vegetatives Nervensystem

Es gibt drei Nervensysteme, über die wir mit uns und anderen kommunizieren: das zentrale Nervensystem (ZNS), das autonome oder auch vegetative Nervensystem (VNS) und die Reflexbögen.

Am einfachsten sind Reflexe zu erklären, denn bei ihnen entsteht durch eine Nerveninformation (Schmerz, Hitze, Kälte, Lärm, Schreck etc.) ohne Zeitverzug umgehend eine Reaktion, die ebenfalls über Nerven vermittelt wird. Die flache Hand auf der heißen Herdplatte wird mit einem Ruck zurückgezogen, noch bevor das Gehirn den brennenden Schmerz der Fingerkuppen registriert hat. Reflexe haben eine Sprache mit nur einer Vokabel: »Schutz!«.

Hingegen bedient sich unser zentrales Nervensystem (ZNS) ganzer Enzyklopädien und Wissenschaften, um zu einer Entscheidung zu kommen. Im ZNS wird bewusst und auch unbewusst (Schlaf, Traum, Prägung) alles gegen alles abgewogen. Bis es zu einem Ergebnis oder einer Handlung kommt, kann Zeit vergehen (Rechenaufgabe: 3 × 6 + 12 – 60 : 2 =?).

Das dritte Nervensystem ist das vegetative Nervensystem, es verrechnet komplexer als der Reflexbogen, aber einfacher als das ZNS. Im vegetativen Nervensystem gibt es zwei Hauptprogramme: »Kampf und Flucht« oder »Ruhe und Regeneration«. Somit verfügt das vegetative Nervensystem über ganze vier Vokabeln – und die beiden Hauptprogramme werden unterschiedlich stark an- oder abgeschaltet (wie ein Lichtschalter-Dimmer etwa). Namentlich heißen die Programme »Sympathikus = Kampf und Flucht« und »Parasympathikus = Ruhe und Regeneration«. Sie verhalten sich wie Gegenspieler. Wenn der eine aktiv ist, schweigt der andere.

Das vegetative Nervensystem steuert autonom (automatisch) die Funktionen aller inneren Organe, bei Stress, Kampf, Flucht wird die Verdauung gedrosselt, dafür werden Herzschlag und Atmung beschleunigt, die Muskulatur wird besser durchblutet. Im Tiefschlaf reguliert das System die Funktionen in die Gegenrichtung: Innere Organe werden besser durchblutet, die Muskulatur wird entspannt, Herz und Lunge arbeiten in einem langsameren Modus. Autonom werden auch die Schweißproduktion, die Pupillenreaktion, der Speichelfluss und viele andere Körperfunktionen gesteuert. Es gibt nur ein Organ, das teil-autonom gesteuert wird, die Lunge.

Das bedeutet, dass es möglich ist, mit etwas Wissen und Willen bewusst (also über das ZNS) durch Veränderung der Atmung in das vegetative Nervensystem einzugreifen und über selbiges die Funktion von Organen zu beeinflussen. Gleichermaßen bedeutet es leider auch, dass eine ungesunde und unnatürliche Atmung ebenfalls die Funktion von Organen beeinflusst (Seite 26).

Sympathikus und Parasympathikus sind Gegenspieler

Yin und Yang, Leistung und Pause, Anreiz und Lob – der Mensch braucht beides. In der modernen Bevölkerung verlangt man mehr Leistung als Pause – das Verhältnis ist mit der Zeit aus dem Gleichgewicht geraten, es ist keine 50:50-Verteilung mehr. Bis zu einem gewissen Maß ist ein Überwiegen des Sympathikus (Kampf und Flucht) vertretbar und nützlich, vor allem dann, wenn es gelingt, in Ruhephasen wieder ganz zurück zum Regenerationsmodus zu gelangen. Diese Kunst ist westlichen Menschen jedoch anscheinend entglitten – östliche Kulturen haben viele Punkte, die den Parasympathikus (Ruhe und Regeneration) unterstützen, in den Alltag integriert. Es gibt in Asien sogar Raum und Zeit am Arbeitsplatz, um sich (kurz) dem Thema Ruhe und Regeneration zu widmen. Einfache Möglichkeiten, den Parasympathikus zu aktivieren, sind: Singen (Seite 105), tiefe Atmung, Lachen (Seite 58), Yoga (Seite 151), Meditation, Schlaf (Seite 49), Intervallfasten und Massagen. Hierzulande steigt stressbedingt der Blutdruck, von morgens bis abends bleibt er auf sehr hohem Niveau, der Herzschlag rast, beides wird medikamentös in akzeptable Bereiche gedrosselt, das Thema Essen und Schlafen wird stiefmütterlich behandelt, Sport wird vermieden und ein Laster behält der Mensch zum Trost: das Rauchen.

Es ist kein Wunder, dass das Verhältnis Sympathikus und Parasympathikus dauerhaft zu Gunsten von Kampf und Flucht entschieden wird – die Schäden für diesen Lebenswandel zeigen sich im Übergewicht, in diversen Organschäden (Gefäßverkalkung, Insulinresistenz, Leberverfettung, Nierenschwäche, koronare Herzerkrankung etc.), in Depression und Schlafmangel. Und jeder Wegfall einer gesunden Körperfunktion führt zu einem noch größeren Stresszustand des Körpers bei seiner täglichen Aufgabenbewältigung. Es handelt sich um eine Abwärtsspirale (Seite 89). Die gute Nachricht ist: Den Ausstieg aus dieser Spirale können Sie über Wissen und aktives Training (Seite 98) finden!

Lunge und Stoffwechsel

Die eigentliche Atmung des Menschen unterteilt sich in die Lungenatmung und in die Zellatmung. Der Stoffwechsel wird auf kleinster, zellulärer Ebene mit einer sogenannten Atmungskette ermöglicht. Sie findet in den Zellorganellen statt, also innerhalb kleinster Organe (Organellen), die den Stoffwechsel innerhalb einer Zelle garantieren. Das Kraftwerk unter diesen Organellen heißt Mitochondrium und in ihm findet der Verbrennungsvorgang, der aus Nahrung Energie macht, statt. Der Treibstoff des Lebens heißt nicht Diesel, Benzin oder Strom, sondern ATP. Und diese Substanz wird in den Mitochondrien produziert und dann an alle anderen Zellen weitergeleitet. Die Produktion kann mit und ohne Sauerstoff durchgeführt werden, aber die Ergebnisse sind höchst unterschiedlich. Aus einer Einheit Zucker (Mol) können bei der Verbrennung ohne Sauerstoff lediglich 2 ATP-Einheiten gewonnen werden. Bei der Verbrennung mit Sauerstoff hingegen werden ganze 32 ATP-Einheiten aus der gleichen Menge Zucker gewonnen – also das 16-Fache!

Die Mitochondrien beinhalten dank der Atmungskette ein echtes Verbrennungskraftwerk – je mehr Sauerstoff anwesend ist, umso restloser können unsere Nahrung und unser Fettdepot verbrannt werden. Literaturangaben zufolge werden nur 3 % unserer Schlackenstoffe über den Darm ausgeschieden, 20 % verdunsten über die Haut, 7 % werden über den Urin abgegeben und die restlichen 70 % verlassen den Körper über die Lunge. Überlegen Sie mal, wie lange ein Mensch nach einem rauschenden Fest mit Knoblauch- und Alkoholkonsum eine »Fahne« haben kann. Er atmet mitunter 2 Tage lang die Schlackenstoffe ab.

Lunge und Niere

Die Hauptaufgabe der Niere ist die Entwässerung, Entgiftung und – zusammen mit der Lunge – die Regulation des Blut-pH-Wertes. Außerdem ist die Niere in der Lage, einen Stoff, der die Blutbildung anregt, auszuschütten. Der Stoff heißt Erythropoetin, genannt: EPO (Seite 35).

Sollte eine Nierenschwäche vorliegen, ggf. sogar dialysepflichtig, so ist der Wasserhaushalt engmaschig zu beobachten. Flüssigkeiten, die die Nieren ggf. nicht ausscheiden können, sammeln sich nur allzu häufig in der Lungenhöhle als Lungenödem an, in der Folge führen sie zu Atemnot. Durch tägliches Wiegen (stets zur gleichen Zeit, z. B. morgens nach dem Aufstehen) und durch eine Dokumentation der Trink- und Urinmenge kann man Wassereinlagerungen zügig detektieren. Wer binnen 3 Tagen über 3 kg zunimmt und weniger Flüssigkeit ausscheidet, als er trinkt, lagert vermutlich Wasser ein. Eine ernährungsbedingte Gewichtszunahme von > 1 kg/Tag ist unwahrscheinlich.

Eine Nierenschwäche kann man (insbesondere medizinisches Personal) auch riechen. Bei Nierenschwäche riechen Ausatmung und

Hautausdünstung nach Urin, da ausscheidungspflichtige Substanzen nicht ausgeschieden werden konnten (über die Urinproduktion) und nun vermehrt an die Lunge abgegeben werden.

Die Niere ist an einen bestimmten Blutdruck gebunden. Sollte dieser unterlaufen werden (niedriger Blutdruck, Hypotonie), so schüttet die Niere Signalstoffe aus, die dem ganzen Körper befiehlt, den Blutdruck anzuheben. Die Niere ist in diesem Punkt auf Krawall gebürstet und handelt ohne Rücksicht auf Verluste. Die Lunge reagiert auf diese Signale der Niere, indem sie Stoffe ausschüttet, die den Blutdruck steigen lassen (RAS-System).

Die wichtigste Interaktion zwischen Lunge und Niere ist die Stabilhaltung des Blut-pH-Wertes (CO_2-Abatmung, Bikarbonat-Puffer-Rückgewinnung). »Rückgewinnung« ist hier das entscheidende Wort, denn für einen Laien dürfte es unerwartet sein, dass die Niere nicht wie ein Kaffeefilter funktioniert, durch den das Blut einmalig zum Zweck der Reinigung durchläuft. Das Blut läuft vielmehr mehrfach am Tag durch den immer gleichen (Nieren-)Filter, für einen Erwachsenen werden pro Tag ca. 180 Liter Blutwasser abgefiltert. Da wir nur ca. 0,5–2 Liter Urin/Tag bilden, werden von diesen 180 Litern ca. 98 % zurückgewonnen über Absorptionsmechanismen, die ebenfalls in der Niere stattfinden. Der feine Unterschied liegt nun zwischen dem Filtern und dem Zurückgewinnen der im Urin enthaltenen Stoffe. Neben den Säuren und Basen sind dies auch Elektrolyte (Na, K, Ca, Mg) und Harnstoff (Abbauprodukt aus der Eiweißverwertung).

Lunge und Magen-Darm-Trakt

Im Kapitel »Die Lunge ist der Coach des Körpers« wurden die Steuerung der Atmung und der Austausch von O_2 und CO_2 beschrieben. In diesem Abschnitt soll die Wechselwirkung zwischen Lunge und Magen-Darm-Trakt genauer betrachtet werden: Beide haben ein Mikrobiom, beide sind von Bakterien besiedelt, beiden gemeinsam ist die Aufgabe, Nährstoffe für unseren Körper zu extrahieren (Kohlenhydrate, Fette, Eiweiße, Vitamine, Flüssigkeit und O_2) und Abfallstoffe zu eliminieren (Urin, Stuhl und CO_2). In der Embryonalentwicklung entstehen beide Systeme aus dem gleichen Ursprung: Die Lungenknospe entwickelt sich zwischen der 4. und 16. Woche der Embryonalentwicklung aus einer Ausstülpung des Vorderdarms heraus. Das erinnert an Eva, die aus einer Rippe von Adam gebildet worden sein soll. Die Lunge könnte sehr gut das Weibliche widerspiegeln und der Darm das Männliche …

Die Lunge arbeitet in beide Richtungen: Einatmung und Ausatmung. Der Darm arbeitet nur in eine Richtung. In der Lunge nimmt die Bakterienbesiedelung von oben (Mund) nach unten (Lungenbläschen) hin ab, beim Darm ist es genau umgekehrt, die Bakterienbesiedelung nimmt kontinuierlich zu. Der pH-Wert der Lunge ist relativ stabil und im Normbereich liegend, hingegen gibt es im Magen-Darm-Trakt von sauer (Magen) bis alkalisch (Zwölffingerdarm) alles. Die Temperatur des Atmungsorgans schwankt von sibirisch kalt im Winter bis Körpertemperatur auf Höhe der Lungenbläschen. Der Magen-Darm-Trakt arbeitet stets unter der gleichen Betriebstemperatur, 37 Grad vorzugsweise.

Die Bauchatmung massiert den Darm

Bei der gesunden Atmung erhalten die inneren Organe eine Massage frei Haus: Bei der tiefen Zwerchfellatmung (Bauchatmung) bewegt sich das Zwerchfell an einem Ruhetag gut 20.000-mal um 5–7 cm in den Bauchraum hinein, die inneren Organe werden vom Zwerchfell berührt und geführt – sie werden bei gesunder Atmung regelrecht massiert (Leber, Nieren, querverlaufender Dickdarm, Magen und Milz) und drainiert. Gleiches gilt für alle Röhrensysteme, die das Zwerchfell vertikal durchlaufen (Aorta, Vena cava, Speiseröhre, Ductus thoracicus).

Es ist ein hohes Gut und ein klares Plus, sich die reinigende Wirkung des Magen-Darm-Trakts durch eine richtige Atmung zu erhalten.

In der chinesischen Medizin werden Asthmapatienten grundsätzlich auch im Hinblick auf den Darm behandelt – selbst bei der aktuellen Covid-19-Pandemie gibt es Studienergebnisse, die einen signifikant leichteren Verlauf der Erkrankung dokumentieren, wenn der Darm mitbehandelt wird.

Lunge und Entzündung

Im Falle einer schweren Entzündung, einer Blutvergiftung oder Sepsis, werden im Körper Botenstoffe ausgeschüttet (meist von Bakteriengiften veranlasst), die ihrerseits für eine kaskadenartige Reaktion im Körper sorgen. Die Fremdgifte führen zum Undichtwerden der kleinsten Blutgefäße (Kapillarleckage). Aus ihnen treten nun viele Eiweiße aus, das heißt, sie verlassen die Blutbahn und gelangen ins umliegende Gewebe. Eiweiße binden stets große Mengen Wasser an sich, was nun zur Folge hat,

- dass Wassereinlagerungen im Gewebe entstehen (Seite 72) und
- dass der Blutdruck sinkt.

Letzteres ist aber nicht nur eine Folge des Volumenverlustes aus der Blutbahn heraus, sondern ein – vom Körper aktiv eingeleiteter – Gegenmechanismus, um ein zusätzliches Verlieren von Eiweißen und Wasser zu verhindern.

Die Lunge ist aufgrund ihrer enormen Größe (bei Erwachsenen ca. 150 qm Fläche) und durch die > 300 Mio. Kapillargefäße, die die Lungenbläschen umspülen, prädestiniert für eine Mitbeteiligung im Rahmen einer schweren Ganzkörperentzündung, die ggf. durch Rheuma oder durch einen Eiterherd am kleinen Zeh ausgelöst wurde (und a priori nichts mit der Lunge zu tun hat).

Körpereigene Entzündungsstoffe führen ferner zu einer Engstellung der Bronchien und zu einer Weitstellung von Blutgefäßen (s.o.). Den hiermit verbundenen Abfall des Blutdruckes toleriert von allen Organen die Niere (Seite 32) am wenigsten. Die Niere ist nach der Lunge das zweite Organ, das

Frühe Signalsymptome bei Sepsis

Sepsispatienten entwickeln i. d. R. drei frühe Signalsymptome:

- eine erhöhte Atemfrequenz > 22/Minute,
- einen verringerten systolischen Blutdruck < 100 mmHg und
- erste Anzeichen für Verwirrtheit, Desorientierung und Konzentrationsstörung.

bei einer Sepsis in Mitleidenschaft gezogen wird – sie stellt nicht selten (vorübergehend) ihre Tätigkeit ein. Sollte bis hierher kein therapeutischer Durchbruch in Aussicht sein, wird es lebensbedrohlich, da mit der Lunge (Lungenödem) und der Niere (Filtrationsrückgang bis -stillstand aufgrund niedriger Blutdruckwerte) die zentralen Organe zur Aufrechterhaltung des Blut-pH-Wertes und zur Entgiftung des Körpers in ihrer Funktion limitiert sind.

Patienten bedürfen in diesem Stadium intensivmedizinischer und meist technischer Unterstützung. Therapeutisch ist das Wichtigste, die Entzündung zu bekämpfen (bei Bakterien: Antibiose, bei Viren: symptomatisch oder Virustatika), außerdem kann die Gabe von Medikamenten, die die Bronchien erweitern, hilfreich sein, ebenso wie das Fiebersenken und eine ausreichende Flüssigkeitsgabe.

Lunge und Blut

Die Niere ist in der Lage, einen Stoff auszusenden, der die Blutbildung fördert. Dieser Stoff heißt Erythropoetin (EPO), er ist im Rahmen von Dopingfällen im Sport bekannt. Es gibt in der Niere eine enge Überwachung der Blut-Sauerstoff-Sättigung, wobei ein Abfall der Sauerstoffsättigung (z. B. bei einer Bergwanderung in der Höhe oder bei Blutmangel nach akutem Blutverlust) die Hormonproduktion von EPO anregt. Dieses führt dazu, dass das Knochenmark schneller und früher neue rote Blutkörperchen in die Blutbahn abgibt. Das heißt, das Blut wird »dicker«, da in einer bestimmten Menge Flüssigkeit, nun mehr rote Blutkörperchen zirkulieren als vorher, um als Sauerstofftransporteure zu fungieren. Einmal in die Blutbahn ausgeschleuste rote Blutkörperchen bleiben für etwa drei Monate in der Zirkulation. Danach werden sie aufgrund von »Überalterung« vom Immunsystem des Körpers aussortiert. Das erklärt auch, warum Leistungssportler zu Saisonbeginn gern eine Woche »Höhentraining« absolvieren; sie triggern dadurch die vermehrte Ausschleusung von Blutzellen aus dem Knochenmark – dieses natürliche »Doping« steigert ihre Leistung ebenso wie die Gabe von künstlichem EPO. Das heißt, eine Reduktion der Sauerstoffaufnahme in der Lunge führt über eine Gegenreaktion des Körpers zu einer Veränderung und ggf. Verdickung des Blutbildes. Verdicktes Blut kann Lungenembolien verursachen – im Genauen entstehen Mini-Lungenembolien auch bei Gesunden ständig im kleinen Ausmaß. Die Lunge fischt unaufhörlich kleinere Gerinnsel aus dem venösen Blutbett heraus. Gerinnsel werden durch das Kapillarengeflecht der Lunge daran gehindert, in den arteriellen, großen Kreislauf überzutreten und dort womöglich Schlaganfälle oder schwere arterielle Gefäßverschlüsse auszulösen.

Prophylaktisch und therapeutisch hilft:
Vermeidung von langem Sitzen oder Liegen, ausreichende Zufuhr von Flüssigkeit (1,5–2,5 Liter/Tag bei Gesunden), Tragen von Thrombosestrümpfen und ggf. Einnahme von Blutverdünnern.

Lunge und Sport

Vermutlich möchte man glauben, dass es außer der Tatsache, dass Untrainierte beim Sport schnell außer Puste geraten können oder dass man beim Dauerlauf Seitenstechen bekommt, keine Interaktion zwischen Lunge und Sport gibt. Da das nicht richtig ist, hat das Thema Lunge und Sport hier einen eigenen Abschnitt bekommen. Zunächst aber zu den oben genannten Phänomenen: »außer Puste kommen« und »Seitenstechen«.

Ein Nicht-Sportler kann aus dem Stand heraus im Wettlauf mit einem Sportler eine 200-m-Strecke bewältigen und vielleicht sogar den Sieg davontragen. Er wird aber eine wesentlich höhere Atemfrequenz erreichen, da bei ihm die Sauerstoff-Transporteure nicht so ausgebildet sind wie beim trainierten Sportler. Dieser nämlich hat sich eine bessere Schlagkraft des Herzen und eine höhere Mitochondrien-Anzahl in den Muskeln antrainiert, hierüber hat er ein fast doppelt so großes Herzzeitvolumen (da die Herz-Pumpleistung größer ist) und eine fast doppelt so große O_2-Aufnahmekapazität in die Zielzellen hinein (z.B. Muskel). Eine höhere Sportleistung wird i.d.R. über die Erhöhung der Herzpumpenleistung und über eine Verbesserung der zellulären Sauerstoffaufnahme bewirkt, die Lungenkapazität ist bei Gesunden nur von nachrangigem Einfluss. Ohne Training hat man diese optimierten Sauerstofftransportverfahren aus dem Stand heraus nicht – was bedeutet, dass das Blut nicht adäquat vorangepumpt wird, es staut sich. Vor allem in den Blutschwamm-artigen Organen Milz und Leber macht sich dieser Anstau plötzlicher Blutmengen bemerkbar, die beiden Organe schwellen durch die vermehrte Durchblutung geringfügig an, es kommt zum sogenannten Seitenstechen. Beide Organe sitzen unter den Rippenbögen seitlich am Körper, die Milz links, die Leber rechts. Zu einem Stechen kommt es, da beide Organe von einer dünnen Haut umspannt sind, diese kommt durch die Größenzunahme des Organs auf Spannung und das wiederum erzeugt die stechenden Seitenschmerzen.

Helfen würde im ersten Fall ein kontinuierliches Ausdauertraining, im zweiten Fall hilft das Hochheben der Arme, das tiefe Durchatmen (am besten durch die Nase) und das Drosseln der Belastung. Durch das Anheben der Arme gibt man den Organen mehr Platz, man fixiert die Schultern und zwingt so den Körper zur Bauchatmung (Zwerchfellatmung). Hierdurch wird der venöse Blutstau unterhalb des Zwerchfells entlastet und vorwärts gepumpt.

Es gibt noch eine Interaktion zwischen Lunge und Sport: Kommt man aus der Ruhe zum Sport, so steigen autonom die Herzfrequenz und der Blutdruck, als Folge davon steigt autonom die Atemfrequenz: Es ist möglich, die eben genannte Verkettung rückwärts zu durchlaufen und so zu Ruhe (Fokus) zu gelangen:

Wie bereits erklärt wurde, ist die Lunge das einzige Organ, das teil-autonom gesteuert wird (Seite 27). Es ist also mit Wissen und Willen möglich, die Organfunktion der Lunge zumindest zeitweise zu lenken. Und es wurde bereits erklärt, dass Sympathikus (Kampf/Flucht) und Parasympathikus (Ruhe/Erholung) die beiden Gegenspieler sind, die alle anderen autonom-gesteuerten Organe lenken.

> *Der Sympathikus steuert die Einatmung und der Parasympathikus die Ausatmung. Die Einatmung ist muskuläre Arbeit, die Ausatmung ist Entspannung.*

Wie Yin und Yang teilen sich die beiden Gegenspieler des vegetativen Nervensystems das Spielfeld. Wenn man den Anteil von einem Gegenspieler erhöht, so verringert sich automatisch der Anteil, der dem zweiten zur Verfügung steht. Da die Einatmung an sich nur 1–2 Sekunden und der wechselseitige Übertritt von Sauerstoff und Kohlendioxid nur 0,75 Sekunden dauert, lässt sich die Einatmung kaum verkürzen. Wenn Sie den Anteil der Ausatmung vergrößern (also den Parasympathikus betonen), so verringert sich automatisch die Herzfrequenz, was als Ausdruck einer Reduktion von Kampf und Flucht (also den Sympathikus schmälern) zu verstehen ist. Dieses Wissen nutzen Leistungssportler. Sie fokussieren sich über ihre Atmung: Biathlon-Läufer müssen z. B. schnell von Ausdauer (Langlauf) auf Fokussierung (Gewehrschießen) umschalten, dies gelingt über Atemtraining. Gleiches gilt vor dem Elfmeterschießen oder zwischen zwei Sätzen beim Tischtennis spielen. Es gibt bestimmte Atemmuster (Seite 105), die zur Fokussierung beitragen (Boxbreathing, wechselseitige Nasenatmung etc.) und es gibt noch etwas:

Nationalhymnen. Die allermeisten von ihnen sind so geschrieben, dass sie eine niedrige Atemfrequenz bewirken, das heißt, sie betonen die Ausatmung. Genauer verlangsamen sie durch ihren Takt das Atemmuster (Seite 105), sie bringen Ruhe ins Spiel und sie vereinen nicht nur Körper, Geist und Seele, sondern auch ganze Stadien und Nationen.

Lunge und Liebe

Eine vermehrte Ausatmung beruhigt, entspannt und senkt den Blutdruck. Die genannte Blutdruckveränderung gelingt über das autonome Nervensystem, welches die Blutgefäße weit stellt, der Druck, der auf den Blutgefäßen liegt, fällt hierdurch ab. In der Liebe ist eine Entspannung und vermehrte Durchblutung mancher Körperteile durchaus dienlich. Die Erektion des Mannes ist im voll ausgebildeten Zustand für den Verkehr optimal, Gleiches gilt für die orgastische Manschette der Vagina, deren Empfindsamkeit erst bei voller Durchblutung ihr Maximum erreicht.

Stressbedingt und aus anderen Gründen funktionieren Terminkalender, Eisprung, Firmenmeeting, Entspannung, Candlelight-Dinner und Standhaftigkeit aber nicht immer reibungslos miteinander; machen Sie es wie der Leistungssportler, helfen Sie mit Atemtraining nach. Eine Betonung der (Nasen-)Ausatmung (Seite 58) bewirkt eine Weitstellung der Blutgefäße, freuen Sie sich bereits nach 6–10 Atemzüge über das Ergebnis einer verbesserten Erektion und einer erhöhten Empfindsamkeit der Genitalnerven.

Bei aller Entspannung sei das gute Yin und Yang der Wechselpartner im autonomen Nervensystem jedoch nicht vergessen, deren Einklang und die Ausgewogenheit sind die hohen Ziele beider. Und so sind das Vorspiel und die sexuelle Erregung ganz dem Parasympathikus zuzuschreiben, der Orgasmus an sich – die Entladung aller Anstauung – wird hingegen dem Sympathikus zugeordnet. Der berühmte »Point of no return« signalisiert die »Steuerungsübernahme«, und zwar in beide Richtungen: orgastische Entladung (Sympathikus) oder »Heute klappt es nicht« (Parasympathikus).

Man sagt der Nasenatmung eine seitenabhängige Unterstützung der beiden Gegenspieler des vegetativen Nervensystems nach: Das rechte Nasenloch sei mehr mit dem Sympathikus verbunden, das linke Nasenloch hingegen mit dem Parasympathikus (siehe »Warum die Nasenatmung so wichtig ist«, Seite 58).

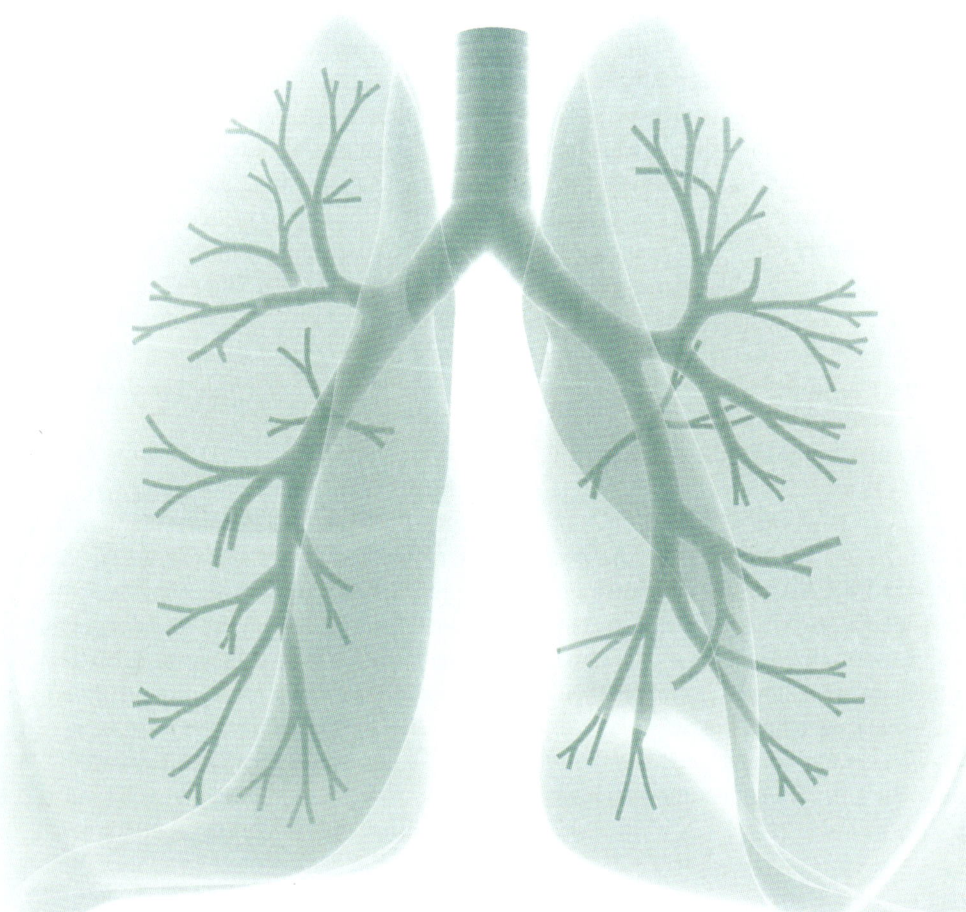

Ihre Bestands-aufnahme

Wie ist Ihr Trainingszustand? Wie ist es um Schlaf, Verdauung und das freie Atmen durch die Nase bei Ihnen bestellt? Auch diese Punkte beeinflussen die Atmung.

Wie fit sind Sie und Ihre Lunge?

In diesem Kapitel geht es um alles das, was jeder Mensch ganz allein messen, beobachten, bewerten und als eigenen »Hauswert« kennenlernen kann.

Je mehr funktionelle Daten ein Mensch von sich selbst kennt, umso genauer kann er feststellen, wenn sich etwas verändert. Und: Wer die kleinen Stellschrauben, die im Körper Großes verändern, kennt, muss nicht an ihnen drehen – aber er kann! Es gibt so viele davon – Sie können eigentlich immer etwas zu einer besseren Gesundheit beitragen.

Machen Sie sich bitte stets bewusst, dass niemand Sie besser kennt als Sie selbst. Kein Mensch hat mehr Zeit mit und in Ihrem Körper verbracht als Sie. Sie kennen Ihre gesamte Geschichte, Sie haben jeden noch so kleinen Unfall direkt miterlebt, Sie kennen die Schwachstellen, Sie wissen, was Ihnen Angst macht, Sie kennen Ihre Stärken, kurz:

Sie sind Ihr bester Partner. Jeder noch so gute Arzt, kann nur dort beginnen, wo Sie ihn hinführen; Ihr ganzes Wissen um Ihren Körper ist unersetzlich! Machen Sie sich das bitte stets bewusst.

Und doch ist es erstaunlich, wie wenige faktische Daten man manchmal über den eigenen Körper parat hat, und das, obwohl man nicht für alle messbaren Daten ein Gerät bräuchte. Gemeint sind hier keine Laborwerte, Sie müssen jetzt nicht zum Arbeitszimmer laufen und den Ordner mit der Aufschrift »Gesundheit« hervorholen. Gemeint sind praktischere, funktionelle Punkte, die Sie im Folgenden ausführlich kennenlernen:

- Ihre Gehstrecke
- Ihre Atemfrequenz
- das »Mini-Max« der Lunge
- die Schlafdauer
- die Ernährung und Verdauung
- Display-Diät und Gähn-Knigge
- Pfeifen, Singen, Musizieren
- die Nasenatmung
- 1–2 Stunden kauen pro Tag
- s'Betthupferl
- Ausatmen – das Fengshui der Atmung

Ihre Gehstrecke in 6 Minuten

Wenn Sie sich fragen: Bin ich fit genug? Wo würden Sie da die Messlatte ansetzen? Wie fit muss man sein, um fit zu sein? Reicht da das Führen eines ebenerdigen Haushalts oder muss man die Einkäufe beim Getränkemarkt noch stemmen können?

Was Ihnen zur Beurteilung Ihrer Fitness zu Hause bleibt, sind diverse einzelne Messwerte (Seite 158): Ihr aktuelles Gewicht, Ihr BMI-Wert, Ihr Blutdruck, Ihre Sauerstoff-Sättigung, Ihr Puls und Ihre Atemfrequenz (die Anzahl der Atemzüge pro Minute) und die Körpertemperatur. Für Fitte kommt der Schrittzähler, mit dem Ziel, das tägliche Soll von 10.000 Schritten zu absolvieren, infrage. Aber wie fit ist jemand, der wirklich 10.000 Schritte täglich geht, oder einer, der vielleicht 10.000 Schritte gar nicht mehr gehen kann? Gibt es einen gratis Fitness-Prüfstand für zu Hause, ganz ohne Arzt und aufwendige Apparate? Ganz ohne Fitness-Studio? Sodass man neben den einzelnen Messwerten einen einfachen Überblick über seine körperliche Gesamtleistung bekommt – genauer: über das Zusammenspiel aller einzelner Körpersysteme?

Ja, den gibt es! Es ist der 6-Minuten-Gehtest (oder auch 6MWD von engl. »6-Minutes-walking-distance«). Der 6-Minuten-Gehtest spiegelt die körperliche Gesamtleistung eines Menschen wider. Zu dieser gehören die Lungen- und Herzleistung, die Koordination, die Muskelarbeit und der Blutkreislauf.

Der Gehtest wurde erstmals im Jahr 1976 beschrieben, er ist also ein sehr alter Test, was für seine Güte und Zuverlässigkeit spricht. Man hatte herausgefunden, dass man das Leistungsniveau eines Menschen prüfen kann, indem man misst, wie weit er innerhalb einer bestimmten Zeit gehen kann. Für wie lange man gehen muss, um sein Leistungsniveau bestimmen zu können, wurde schließlich im Jahr 1982 festgelegt, nachdem man herausgefunden hatte, dass ein Mensch bei maximal möglicher Dauerbelastung nach exakt 6 Minuten an seine Leistungsgrenzwerte herankommt. Und man weiß, dass die allermeisten Aktivitäten des täglichen Lebens auf etwa diesem Anstrengungsniveau stattfinden, nur in der Regel eben nicht 6 Minuten am Stück. In den letzten 45 Jahren musste der Gehtest zig wissenschaftlichen Untersuchungen standhalten, was er tat.

Im Jahr 2001 wurde endgültig bewiesen, dass das Ergebnis des 6-Minuten-Gehtests medizinisch eindeutig mit der Leistung eines Menschen korreliert und so dessen Fitness widerspiegelt. Also: warum kompliziert, wenn es auch einfach geht?

Anleitung für den 6-Minuten-Gehtest

Testbedingung: Man geht maximal zügig auf einer Ebene geradeaus, so weit wie möglich, ohne zu joggen, ohne zu traben. Pausen sind jederzeit erlaubt. Das Ziel ist es, eine möglichst weite Strecke in genau 6 Minuten zu absolvieren.

Hilfsmittel: Man braucht faktisch nichts außer einer Uhr (z. B. Handy-Timer) und einer ebenen Strecke. Wer auf einen Rollator oder eine andere Gehhilfe angewiesen ist, absolviert die Strecke mit diesen Hilfsmitteln. Wer einen mobilen Sauerstoff-Spender beim Gehen benötigt, absolviert die Strecke mit Sauerstoff-Unterstützung. Weglassen sollten Sie hingegen den Mund-Nasen-Schutz für die Dauer des Gehtests, da er Ihnen während der Belastung das Atmen erschwert.

Auswertung: Es gibt eine einfache und eine sehr detaillierte Form, mit der Sie prüfen können, ob Sie den alterstypischen Fitnessdurchschnitt erfüllen.

Einfacher, aber sehr hoher Normwert: Der Normalwert eines gesunden, fitten Menschen soll bei 700–800 Metern in 6 Minuten liegen; sehr gut trainierte Menschen sollen sogar 1000 Meter in 6 Minuten gehend bewältigen können. Die Realität zeigt jedoch, dass diese Normwerte viel zu hoch gegriffen sind, schon allein deshalb, weil sie Größe, Alter und Gewicht nicht berücksichtigen, die sich ja maßgeblich auf die maximal mögliche Fitness auswirken.

Formel zur Berechnung Ihrer Gehstrecke: Mit den folgenden Formeln können Sie Ihre alterstypische Fitness-Durchschnitts-Strecke berechnen, die Sie in 6 Minuten gehend bewältigen sollten, um als fit zu gelten. Und das ist eine wesentlich kürzere Strecke als die genannten 700–800 Meter. Also: Bleistift angespitzt, zwei im Sinn, drei gemerkt – berechnen Sie doch mal Ihre Fitnessdistanz!

6MWD für Männer = (7,57 × Größe cm) – (5,02 × Alter) – (1,76 × Gewicht kg) – 309 m

6MWD für Frauen = (2,11 × Größe cm) – (2,29 × Gewicht kg) – (5,78 × Alter) + 667 m.

Beispielrechnung für den 6-Minuten-Gehtest

Zur besseren Erklärung der etwas kryptischen Formel lesen Sie dieses Rechenbeispiel für eine 65-jährige Frau, die 93 kg wiegt und 1,67 m groß ist:

6MWD = (2,11 × Größe cm) – (2,29 × Gewicht kg) – (5,78 × Alter) + 667 m

6MWD = (2,11 × 167) – (2,29 × 93) – (5,78 × 65) + 667 m

6MWD = 352,37 – 212,97 – 375,7 + 667 m = 430,7 m

Wenn Fitness so einfach zu erhalten wäre, wie in diesem Rechenbeispiel! Statt der oben angegebenen pauschalen 700–800 m (für Erwachsene) muss die hier beschriebene Jungrentnerin nur 430,7 m innerhalb von 6 Minuten gehend schaffen, um als fit zu gelten.

Das klingt erstmal machbar, wenn man sich das aber in Tennisplätzen (siehe Kasten) umrechnet, dann ändert sich die Einschätzung vermutlich nochmals. Insgesamt 6,19-mal müsste die Dame einen Tennisplatz auf dessen Außenlinie umrunden, also gut: 1 Runde Tennisplatz pro Minute – vielleicht ist es mit der Fitness doch nicht so einfach, insbesondere wenn man sich den BMI-Wert zusätzlich errechnet:

Body-Mass-Index (BMI) = Körpergewicht/(Größe in Metern)^2

BMI = 93/(1,67)^2

BMI = 93/2,7889

BMI = 33,34 kg/m^2

Au weh, zwick! Die Jungrentnerin ist übergewichtig (Übergewicht Grad I)! Na und?

Und (!) sie hat einen Hund und drei Enkelkinder, sie hilft ehrenamtlich in der Organisation »Die Tafel« aus und sie wird sich der

Selbsttest-Herausforderung »Tennisplatz« tapfer stellen. Die Enkelkinder werden sie dabei als Jury und Coach mit Trillerpfeife und Stoppuhr unterstützen, der Hund wird neben ihr treu seine Bahnen ziehen, es wird ein wunderbarer Familienausflug und alles wird gut! Vamos!

Der Test ist einfach und aussagekräftig

Ich beschreibe diesen Test hier so ausführlich, weil er ein hervorragendes Mittel ist, um sich selbst und das eigene Leistungsvermögen im Blick zu behalten. Auch wäre die aktuelle Gehstrecke (also die aktuelle Fitness in Metern) eine ebenso wichtige Information für die hausärztliche Mitbetreuung wie etwa das Blutdruck-Heft oder das Blutzucker-Tagebuch, allerdings mit dem gravierenden Unterschied, dass Sie das Ergebnis des 6-Minuten-Gehtests selbst interpretieren können.

Sie werden erstaunt sein, wie engmaschig Sie kleinste Veränderungen Ihrer Leistung beobachten können.

Der 6-Minuten-Gehtest ist in etwa vergleichbar mit der inneren Fitness-Uhr eines Menschen. Würde man einen Vergleich zur Automobilbranche suchen, dann wäre der 6-Minuten-Gehtest das komplette Messergebnis, das auf dem TÜV-Prüfstand gemessen wird und nicht nur die einzelne PS-Zahl des Motors. Entscheidend ist ja, ob es – egal wie hoch die PS-Zahl des Motors ist – Schwachstellen an anderen KFZ-Teilen gibt, dem Vergaser zum Beispiel, die das Gesamtergebnis drosseln.

Dass der 6-Minuten-Gehtest sehr genau ist, konnte auch anhand von 78 gesunden Kindern gezeigt werden. Die Strecke, die sie binnen 6-Minuten zurücklegen konnten, blieb bei Wiederholungsuntersuchungen nach 2 und 4 Wochen nahezu identisch.

Verschlechterungen/Verbesserungen beim 6MWD

Ob Sie Ihre Leistung als hop oder top einstufen können, sagt Ihnen neben der oben beschriebenen Distanzformel noch das »Delta 50 m« bzw. das »Delta 30 m«.

Hiermit ist der Unterschied von einem Testtag zum nächsten gemeint. Sie werden immer feststellen, dass Sie Ihre Gehstrecke um einige Meter in den Plus- oder Minusbereich verschieben. Einige Meter sind nicht dramatisch und fallen unter Messungenauigkeit oder Tagesformschwankung. Eine Verschlechterung von 50 m wird man aber bemerken, ohne dass man die 6-Minuten-Gehstrecke überhaupt gelaufen ist. Man würde sich an dem Tag einfach etwas schlapper oder schwächer fühlen als sonst. Bei chronischen Lungenpatienten hat sich die klinisch relevante (klinisch relevant heißt, der Patient wird den Unterschied spüren – ohne Messgerät) Strecke auf 30 m verkürzt, was umso deutlicher zeigt, wie sensibel chronische Lungenpatienten auf Atemnot und Leistungseinschränkung reagieren.

Im Gegenzug wird jemand, der trainiert hat oder der sich heute »besonders gut« fühlt, feststellen, dass er seine 6MWD nicht nur halten, sondern noch ausbauen kann. An guten Tagen wird er seine Gesamtstrecke nach oben hin verschieben können.

Wie ermittelt man die Distanz?

Der Casus-Knaxus beim 6-Minuten-Gehtest war früher immer das fehlende Maßband. Denn wer konnte früher schon sagen, dass er ein Maßband mit z. B. 430,7 m zur Hand hat? Seit Einführung der Laufbänder, Fitnessuhren, Schritt- und Distanzmessern hat sich hier natürlich viel verbessert. Auch ist es möglich, über GoogleMaps eine gelaufene Strecke im Nachhinein zu vermessen oder aber direkt GoogleMaps zu befragen, welche Route durch die Siedlung man nehmen muss, um zum Beispiel exakt 430,7 m weit zu gehen.

Allen technischen Innovationen zum Trotz ist es unterm Strich viel wichtiger, dass ein Mensch seinen bildlichen Ist-Wert kennt (ohne Meterangabe) und schaut, ob er diesen reproduzieren oder vielleicht sogar steigern kann.

Zu so einem bildlichen Ist-Wert gelangt man wie folgt: Wer keine Sportanlage mit Laufbahn in seiner Nähe hat, der sucht sich einfach eine gerade Strecke (wenig befahrene Siedlung, Park, Wald, am Ufer eines Flusses entlang), setzt seinen Handy-Timer auf 6 Minuten und geht so zügig wie möglich immer geradeaus, bis der Handy-Alarm läutet. Merken Sie sich genau an dieser Stelle die Hausnummer, vor der Sie stehen, eine Parkbank, einen Baum oder irgendeine andere Landmarke. Für die Feinjustierung hat es sich empfohlen, die Strecke insgesamt dreimal mit Ihrem Körper »zu messen«, denn erst dann etwa haben Sie Ihre 6-Minuten-Strecke definiert. Bitte beachten Sie, dass Sie maximal schnell und maximal weit in diesen 6 Minuten gehen müssen. Zur Vermeidung von Erschöpfung sollten Sie die drei Testmessungen an drei unterschiedlichen Tagen absolvieren. Es ist dabei wirklich sekundär, wie weit Sie gekommen sind (in Metern). Sie haben jetzt ein Bild von »Ihrer 6-Minuten-Gehstrecke«. Sie werden sehen, wenn Sie die Strecke in einigen Tagen erneut gehen, kommen Sie auch nahezu identisch weit.

Die ersten 1–4 Minuten des zügigen Gehens sind erstmal gut machbar. Anstrengend wird es häufig ab der 4. und besonders in der 5. Minute. Das kommt daher, weil Sie der Test in den Bereich Ihrer Ausdauer-Leistungsgrenze bringt, das heißt, die letzten 1–2 Minuten kosten Sie wirklich einige Reserven. Wenn Sie nun das Wissen um Delta 30/50 m berücksichtigen, dann haben Sie gratis und ganz individuell Ihre Messlatte generiert, anhand derer Sie sagen können, ob Ihre Fitness steigt oder fällt. Und Sie können, so Sie eine Strecke wählen, die Sie

Distanzbeispiele ohne technische Hilfsmittel

- Fußballfeld Außenlinie = 346 m
- Tennisplatz Außenlinie = 69,48 m
- Innenspur Laufbahn = 400 m
- Basketballplatz Außenlinie = 86 m
- Abstand Leitpfosten auf gerader Straße = 50 m
- Außenmaß einer Tischtennisplatte = 8,53 m
- Fußballtor Breite = 7,32 m

nachmessen können, berechnen, ob Sie »der Norm« entsprechen.

Machen Sie sich bewusst, dass eine Veränderung der Gehstrecke viel sensibler ist als so mancher Laborwert. Die Gehstrecke spiegelt letztendlich das Zusammenspiel aller Körpersysteme wider.

Sie können Ihre Gehstrecke am Samstag und am Sonntag testen, Sie können auch mal fünf gerade sein lassen, wenn Sie nicht so fit waren, und Sie können den Wert (+30 m, + 40 m oder -20 m, -40 m, -80 m) notieren und somit jederzeit einen Trend detektieren und sich ggf. um einen Arzttermin bemühen.

Ihre Atemfrequenz bestimmen

Es ist erstaunlich, dass wir Menschen recht gut über das Herz-Kreislauf-System informiert sind, dies jedoch meistens im Hinblick auf Blutdruck und Puls. Dass kein Kreislauf ohne Atmung intakt ist, merken wir spätestens dann, wenn wir Probleme mit der Atmung bekommen und selbige uns sprichwörtlich in die Knie zwingt. Die Atmung ist ein elementarer Bestandteil und sie zu messen gelingt ganz einfach über ihre Frequenz. Ebenso wie wir Blutdruckwerte oder Herzfrequenzbereiche in etwa in einen guten (z.B. 120/80 mmHg und 55–80 Schläge/Minute), schlechten oder bedenklichen Bereich einordnen, können wir auch mit der Atmung verfahren. Die Atemfrequenz (AF) messen wir, indem wir die Atemzüge zählen, die wir binnen einer Minute nehmen. Es empfiehlt sich, wieder den Handy-Timer bereitzulegen, eine Minute einzustellen und dann in Ruhe das Ein- und Ausatmen zu zählen (1 Atemzug = einmal ein- und ausatmen).

Die Normwerte der Atmung schwanken etwas, solange wir im Wachstum sind, und sie differieren je nachdem, welche Literatur man wählt; aber im Großen und Ganzen bleiben sie ab dem 30. Lebensjahr stabil. Das heißt, wenn man erst einmal seine eigene AF kennt, ist man sich bereits wieder ein Stück nähergekommen. Praktischer Tipp: insgesamt drei Messungen durchführen und den Mittelwert bilden! Und: beim Messen nicht aufs Handy-Display blicken, das irritiert und verfälscht das Ergebnis. Einfach ruhig atmen und zählen, bis nach einer Minute der Alarm kommt.

Ihre Atemfrequenz können Sie also mit jeder Form von Uhr und an jedem Ort messen. Sie brauchen hierzu weder ein Pulsoxymeter noch eine Sportuhr. Sollte Ihr Körper ein Sauerstoff-Versorgungsproblem entwickeln,

Welche Atemfrequenz ist normal?

Je nach Alter gelten folgende Atemfrequenzen als Normwerte:

- Erwachsene: etwa 8–12 Atemzüge/Minute; maximal 16/Minute
- Kinder: etwa 16–25 Atemzüge/Minute
- Kleinkinder/Säuglinge: etwa 25–40 Atemzüge/Minute
- Neugeborene: etwa 40–45 Atemzüge/Minute

so wird er immer zuerst mit einer Erhöhung der Atemfrequenz reagieren. Also:

Der Anstieg der Atemfrequenz ist das erste Zeichen für Stress.

Sie atmen häufiger und werden vielleicht auch bereits etwas unruhig, vermeiden Anstrengung oder auch das Liegen in Horizontalposition – dies sind alles (Stress-)Zeichen Ihres Körpers, auf die Sie reagieren können.

Sauerstoffsättigung (Pulsoxymeter): Die Anzeige auf einem Pulsoxymeter hingegen wird noch sehr lange (bei einer Lungenentzündung mitunter noch 1–2 Tage!) bei 96–99 % bleiben, da Ihr Körper durch ein kompensatorisches Mehratmen die Sauerstoffversorgung im Normbereich hält. Wir alle kennen diesen kleinen Klipp, der an der Fingerkuppe befestigt wird und den Puls sowie die Sauerstoffsättigung des Blutes anzeigt. Will heißen:

Das Pulsoxymeter ist ein gutes Gerät im Krankenhaus und bei fortgeschrittenem Krankheitsverlauf oder für die Rehabilitation, aber nicht für das Erkennen von ersten Signalen (zu Hause). Die Atemfrequenz und der Puls sind für die Früherkennung deutlich besser geeignet.

Das Mini-Max der Atmung (minimaler Aufwand, maximaler Gewinn)

Nachdem der vorige Abschnitt die Atemfrequenz behandelt hat, werden in diesem Kapitel Aspekte erklärt, die die Interaktion zwischen Herzfrequenz und Atemfrequenz genauer erklären.

Der Körper ist darauf programmiert, die Sauerstoffversorgung im normalen Bereich zu halten. Für Krisensituationen bedient er sich diverser Notfallmechanismen, die nun kurz erläutert werden. Wichtig vorab ist der Hinweis, dass unter normalen Bedingungen der Sauerstoffverbrauch des Körpers nicht durch das ihm zur Verfügung stehende Sauerstoffangebot limitiert ist, denn der Körper verbraucht stets nach dem Mini-Max-Prinzip (auf Sparflamme gewissermaßen), lesen Sie selbst!

Herzzeitvolumen – wenn der Puls steigt

Wer bisher glaubte, dass Atemnot bei Belastung allein mit Sauerstoffmangel gleichzusetzen ist, der merkt sich bitte folgende Eselsbrücke: Pusteblume!

Atemnot bei Belastung entsteht, weil im Körper exzessiv viel CO_2 durch die vermehrte Muskelarbeit entsteht, und dieses muss durch vermehrtes Atmen abventiliert werden, um so den Blut-pH-Wert stabil zu halten.

Sollte der Körper »außer Puste« geraten, so erhöht er als Erstes das Herzzeitvolumen. Das ist die Blutmenge, die das Herz pro Minute an allen Organen, so auch an der Lunge, vorbeipumpt. Ziel ist es, durch das erhöhte Herzzeitvolumen mehr vom angefallenen CO_2 an der Lunge vorbeizupumpen, damit selbiges dort »ausgepustet« werden kann.

Das Phänomen der Pulssteigerung ist allen bekannt: Beim Sport wird der Herzschlag schneller oder anders formuliert: Die Herzpumpe pumpt beim Joggen öfters als in Ruhe vor dem Fernseher. Mit diesem Wissen kann man zu Hause bereits durch das tägliche Bestimmen der Ruhe-Herzfrequenz (Seite 68) messen, ob der Körper in einen Notstand gerät oder geraten ist oder ob nicht. Gleiches (und normales) Frequenzspektrum bedeutet: alles im grünen Bereich.

Mit Einschränkung gilt diese Aussage für Patienten, die einen Betablocker oder andere Herzmedikamente einnehmen. Ihre Herzfrequenz kann hierdurch medikamentös verändert sein oder länger als bei Menschen ohne Medikation in einem fixierten Frequenzspektrum verbleiben (ein Betablocker blockt Herzfrequenz-relevante Rezeptoren). Aber auch hier gilt: Die Dosis macht das Gift. Sollten Sie Herzmedikamente einnehmen, dann testen Sie, ob Ihre Herzfrequenz bei Anstrengung fixiert bleibt oder sehr wohl ansteigt. Führen Sie den 6-Minuten-Gehtest (Seite 41) durch und messen Sie vorher und nachher den Puls. Wenn er ansteigt, wissen Sie, dass Sie die Erhöhung der Ruhefrequenz als Zeichen einer Stress-Situation Ihres Körpers werten können, wenn auch ggf. etwas zeitverzögert zu Menschen, die keine Herzmedikamente einnehmen.

Erhöhung der Sauerstoff-Ausbeute

Neben der Erhöhung des Herzzeitvolumens kann der Körper die Sauerstoff-Extraktionsrate erhöhen. Der Sauerstoff wird im Körper an Hämoglobin (Transportmolekül, das in den roten Blutkörperchen liegt) gebunden und transportiert. Mit der Blutbahn und mithilfe der roten Blutkörperchen gelangt der Sauerstoff überall hin.

Unter normalen Bedingungen verwendet der Körper nur 25% des aktuell zirkulierenden Sauerstoffs. Die restlichen 75% hat er für Krisensituationen zur Verfügung. Sollte eine solche vorliegen, kann der Körper die Sauerstoff-Ausbeute erhöhen und so die Sauerstoffversorgung stabil halten.

An zwei Stellen im Körper kann er dies allerdings nicht im oben genannten Ausmaß: in den Herzkranzgefäßen und am Zwerchfell. Beide Stellen stehen für zentrale Pumpenfunktionen des Körpers, sie verbrauchen auch in Ruhe bereits 60–70% des vorbeischwimmenden Sauerstoffs, das heißt, sie können nur in einem kleineren Maß die Ausbeute erhöhen.

Der Haupt-Kompensationsfaktor bleibt die Erhöhung des Herzzeitvolumens. Und das wiederum steht und fällt mit Ihrer Fitness. Halten Sie sich gesund und fit, damit der Haupt-Kompensationsfaktor bei Sauerstoffmangel reibungslos in einen höheren Gang schalten kann.

Erhöhung der roten Blutkörperchen (Hämoglobinwert)

Weiter kann der Körper die Anzahl der Sauerstoff-Transporteure (die Anzahl der roten Blutkörperchen) erhöhen. Dies geschieht z. B. bei Aufenthalt in großer Höhe (Höhentraining), durch das dort vorhandene geringere Sauerstoff-Angebot wird die Produktion von roten Blutkörperchen begünstigt. Ähnliches gilt für chronische Lungenpatienten, die etwa an COPD leiden. Der Hämoglobinwert wird durch die chronische Atemnot kompensatorisch angehoben.

Nach akuten Blutverlusten, z. B. aufgrund eines Unfalls oder einer Operation, ist das Blut vergleichsweise »dünnflüssig«. Blutwasser (Serum) und Blutkörperchen sind verloren gegangen, das Volumen wird vom Körper mit Gewebewasser aufgefüllt, sodass sich in einer wieder hergestellten Menge Blut nun »weniger« Blutkörperchen als vorher befinden, das Blut ist also »dünner«. Ein ähnliches Problem der Blutarmut ergibt sich häufig bei der Langzeit-Einnahme von Blutverdünnern. Über schleichende Blutverluste (Sickerblutung im Magen-Darm-Trakt oder im Bereich von Niere und Blase) kann es mit der Zeit zu einer Eisenmangel-Blutarmut kommen. Eisenmangel deshalb, weil man bei chronischen Blutverlusten vor allem Eisen, als Bestandteil der roten Blutkörperchen, verliert. Um die Blutbildung (die Bildung neuer Blutkörperchen) zu unterstützen, ist die Einnahme von Eisenpräparaten, Folsäure und Vitamin B_{12} sinnvoll. Gönnen Sie sich ab und an einen Rote-Bete-Salat, versorgen Sie sich mit Folsäure und Vitamin B_{12} als Nahrungsergänzung (Reformhaus, Apotheke), sollten Mängel in diesem Bereich festgestellt worden sein und lassen Sie Ihren Eisenwert beim Hausarzt kontrollieren.

Bohr-Effekt: Veränderung des Gasaustausches

Bei Übersäuerung, Fieber oder Anstieg des CO_2-Gases verändert sich der Gasaustausch (durch den Bohr-Effekt). Der Sauerstoff, der an das Hämoglobin gebunden im Blut zirkuliert, lockert seine Bindung und wird schneller im peripheren Gewebe abgegeben. Das ist ein Mechanismus, der hochselektiv dazu beiträgt, den Sauerstoff genau dort abzugeben, wo er benötigt wird (Bohr-Effekt). Eine Übersäuerung können und sollen Sie nicht herbeiführen, Fieber sollten Sie nicht unnötig lange erleiden, da alle Stoffwechselprozesse durch Fieber beschleunigt werden. Aber an der richtigen CO_2-Konzentration im Blut können Sie maßgeblich mitwirken: indem Sie weniger oft atmen! Versuchen Sie Ruhe und Harmonie in Ihr Atemmuster zu bekommen. Bei einer niedrigen Atemfrequenz ist der CO_2-Pegel höher als bei einer panischen Hyperventilation (Hechelatmung).

Merken Sie sich, dass ein höherer Pegel an CO_2 zu einer verbesserten Sauerstoffaufnahme im peripheren Gewebe führt. Wenn Sie möchten, dass im kleinen Finger genug Sauerstoff ankommt, atmen Sie ruhiger und langsamer.

Euler-Liljestrand-Effekt: Wenn sich Lungenbläschen vom Dienst abmelden

Lungenareale, die schlecht belüftet sind, umschifft der Körper, indem er dort die Lungendurchblutung drosselt und an anderer Stelle erhöht (Euler-Liljestrand-Effekt). Dieser Mechanismus funktioniert über ein Signal, das die Alveolen (die Lungenbläschen) aussenden. Wenn sie schlecht bis gar nicht belüftet sind (z. B. wegen einer Lungenentzündung oder wegen Kompression durch Körpergewicht), dann »melden sich diese Alveolen vom Dienst ab«, das heißt, sie sorgen mit ihren Signalen dafür, dass die Durchblutung in ihrem Areal gedrosselt und an anderer Stelle erhöht wird. Für einige Stunden steht die schützende Wirkung dieses Mechanismus im Vordergrund. Sollte die Minderbelüftung aber über mehrere Stunden anhalten, dann kommen die negativen Auswirkungen zum Tragen: Der Lungen-Blutdruck erhöht sich und das Herz bekommt eine höhere Pumpbelastung. Wenn das Herz dieser nicht Stand halten kann, dann bildet sich ein Lungenödem. Beispielhaft kann man diese Abfolge bei der Besteigung eines hohen Berges (über 1500 m über NN) beobachten. Aufgrund der Sauerstoff-Knappheit in der Höhe wird durch die Besteigung eines Berges der Euler-Liljestrand-Mechanismus faktisch in der gesamten Lunge ausgelöst, denn jede Alveole signalisiert nun, dass sie minderbelüftet ist bzw. dass sie zu wenig Sauerstoff erhält. Der Lungenblutdruck steigt. Nach ca. 6 Stunden beobachtet man die Bildung von Lungenödemen, insbesondere dann, wenn die Höhe zu schnell erklommen wurde.

Nehmen Sie aus diesem Vergleich bitte mit: Sie sollten im Liegen spätestens alle 6 Stunden Ihre Körperposition ändern, um für eine gleichmäßige Durchlüftung und Durchblutung Ihrer Lunge zu sorgen. Das Körpergewicht beeinflusst die Perfusion (Durchblutung) und Ventilation (Belüftung) der Lunge (Seite 62) deutlich.

Schlafen Sie ausreichend?

Wir schlafen, um uns zu erholen. Im Schlaf finden die meisten Reparaturmechanismen des Körpers statt. Im Schlaf verarbeitet die Seele die Ereignisse des Tages, wir träumen, teils knirschen wir mit den Zähnen und lassen uns den Tag sprichwörtlich nochmals durch den Kopf gehen. Der Schlaf ist der Gegenpol zu unserem ganzen Tun und Handeln, das Pendant zu unserem Stoffwechsel. Vereinfacht lässt sich sagen: Viel Wachstum und Stoffwechsel benötigen viel Schlaf, weniger Umsatz hingegen verlangt auch weniger Schlaf.

Studien zur Folge gibt es eine Golden Hour of Sleep, genauer: Wer zwischen 22 und 23 Uhr nicht nur ins Bett geht, sondern auch einschläft, schützt seine Organe bestmöglich – ganz unabhängig davon, ob man zu den sogenannten »Lerchen« (Frühaufsteher) oder »Eulen« (Spätaufsteher) zählt. Menschen haben kaum das Problem, »zu viel« Schlaf zu erhalten. In der Regel leiden wir unter Schlafmangel, was unser Immunsystem schwächt und uns anfälliger für Erkrankungen werden lässt. Jede Anstrengung, die wir in die Verbesserung unseres Schlafes unternehmen, wird sich mehrfach auszahlen. Und: In aller Regel muss hier jeder selbst tätig werden. Als Maxime sollte gelten: Lassen Sie nichts unversucht, um Ihr Schlafpensum zu erreichen!

Tipps zur Schlafverbesserung

Ruhe:
Benützen Sie Oropax, schließen Sie das Fenster und öffnen dafür Türen zum Inneren der Wohnung, um Straßenlärm zu minimieren. Schlafen Sie getrennt, falls einer zum Schnarchen neigt. Halbieren Sie die Woche bezüglich der nächtlichen Kinderbetreuung – es ist nichts gewonnen, wenn beide Eltern erwachen, sollte ein Kleinkind nach Aufmerksamkeit rufen, es genügt ein Elternteil.

Dunkelheit: Schützen Sie Ihre Augen vor Lichteinfall. Verwenden Sie Schlafbrillen und dunkeln Sie den Schlafraum völlig ab, verwenden sie dunkle Bettwäsche, verbannen Sie das Handy und andere Leuchtanzeigen aus dem Schlafzimmer. Licht in jeder Form unterdrückt die natürliche Melatoninausschüttung, diese wiederum würde den natürlichen Schlaf einleiten. Ob Melatonin ausgeschüttet wird oder nicht, entscheidet unsere Augenlinse – fängt sie Helligkeit ein, signalisiert sie dem Körper, dass es Tag ist – die Ausschüttung des Schlafhormons Melatonin hingegen unterlässt sie.

Nächtlichen Unterzucker vermeiden: Versuchen Sie, nach 18 Uhr nicht oder zumindest nichts Schweres mehr zu essen, um eine Unterzuckerung nachts zu vermeiden. Statt Kohlenhydraten abends (diese führen nach ihrer Verdauung nachts zu erhöhten Insulinausschüttungen und in dessen Folge zum Unterzucker) versuchen Sie es mit Fisch, Fett, Käse. Diese Nährstoffe werden anders verstoffwechselt und führen in der Regel nicht zu einer nächtlichen reflektorischen Unterzuckerung (siehe nächster Absatz), beobachten Sie, ob Sie dann besser durch die Nacht kommen.

Der Magen reduziert ab 21 Uhr seine Säureproduktion, ab Mitternacht stellt er diese ganz ein – faktisch ist es dann nicht mehr möglich, Speisen zu verdauen. Verzichten Sie auf derartige »Leichen im Keller« – die Verdauung würde in diesen Fällen erst ab 3 Uhr morgens wieder aufgenommen werden, gegen 4 Uhr wäre der Blutzucker utopisch hoch (was im Schlaf keiner braucht), als Gegenreaktion gegen den hohen Blutzucker würde der Körper große Mengen Insulin ausschütten und dies wiederum führt dazu, dass Sie bereits im reflektorischen Unterzucker den Tag beginnen. Das Frühstück wird entsprechend üppig ausfallen. Wer hier Zweifel hat, möge einen Selbstversuch durchführen: Essen Sie einen Ofenkäse (Käse, Fett), eine Linsensuppe (Eiweiß) oder einen Kichererbseneintopf (Eiweiß) an einem Abend, trinken Sie Tee oder Wasser dazu und achten Sie auf Ihren Hunger am Morgen des Folgetags. Als Gegentest können Sie an einem anderen Abend eine Pizza, Lasagne oder Spaghetti (Kohlenhydrate) konsumieren und noch ein Glas Alkohol dazutrinken. Achten Sie auf Ihren Hunger am Morgen des Folgetags. Je mehr Sie abends konsumieren, umso größer ist Ihr Hunger am Folgetag.

Alkohol stört den Schlaf: Sie sollten Alkohol reduzieren, denn er stört empfindlich den Tag-Nacht-Rhythmus, da er das Gehirn irritiert und ebenfalls über eine vermehrte Lebertätigkeit zu einer Unterzuckerung führt. Bekannt sind den meisten die Heißhunger-Attacken nach einem rauschenden Fest – unsere Leber versucht nach solchen

Normale Schlafdauer und Anzeichen für Schlafmangel

Als Orientierung für eine normale Schlaflänge gelten für Neugeborene 16 Stunden, für Vorschulkinder 11–14 Stunden, für Kinder zwischen 6 und 12 Jahren 9 Stunden. Mit 7–9 Stunden kommt man bis zum 55. Lebensjahr als Richtwert durch, zwischen 55–60 Jahren reichen uns 6,5 Stunden, ab dem 80. Geburtstag genügen 6 Stunden Schlaf.
Versuchen Sie über eine Woche hinweg zu notieren, wie viel Sie üblicherweise schlafen.

Zeichen für ausreichend Schlaf sind:
Aufwachen ohne Wecker, regelmäßiges Einschlafen zur gleichen Uhrzeit, kein nächtliches Erwachen, um zur Toilette zu gehen, keine Tagesmüdigkeit, reduziertes bis minimiertes Gähnen, Gewichtskonstanz oder Gewichtsoptimierung.

Zeichen für Schlafmangel sind:
Konzentrationsstörung, Gewichtszunahme, erhöhte Gähnfrequenz, häufiges nächtliches Wasserlassen, Bluthochdruck, Kopfschmerzen, Muskelverspannung.

Gelagen verzweifelt, den Alkohol so schnell wie möglich aus dem Blutstrom zu entfernen. Die Leber arbeitet hier vergleichbar zu einem Hochofen, sie verbrennt alles, was ihr in die Finger kommt, so neben dem Alkohol auch sehr viel Nahrung – als Folge kommen wir in den Unterzucker, der uns womöglich aus dem Schlaf holt. Um 2 Uhr nachts ist die Leber in Hochform – beobachten Sie, ob Sie nach Alkoholgenus etwa um diese Uhrzeit erwachen, es könnte ein Zeichen für Unterzucker sein.

Halten Sie Ihre Atemwege offen: Die natürlichste Atmung ist die Nasenatmung. Sollte die Nase zuschwellen, lassen Sie nichts unversucht, um dies zu beenden: Allergikerbettwäsche bei Hausstauballergie, Nasensalben zum Befeuchten der Schleimhäute, Nasenspülung zum Entfernen etwaiger Allergene, Nasenpflaster etc. Den vermutlich größten Erfolg werden Sie verzeichnen, wenn Sie den Mund technisch verschließen. Hierzu gibt es viele Seiten im Internet, Informationen finden Sie, wenn Sie »Mouth-Taping« eingeben. Für einen ersten Versuch tagsüber und zu Hause reichen Ihnen ein Tape und eine gute Hautcreme (z. B. Penatencreme). Schützen Sie mit der Creme Ihre Lippen und schließen Sie den Mund, kleben Sie dann einen Streifen direkt unterhalb der Nase vertikal über beide Lippen und über das Kinn. Die Schleimhaut Ihrer Nase wird nun beginnen Stickstoffmonoxid zu bilden, Ihre Nase wird anschwellen, sie kann hierdurch fast ihre Größe verdoppeln – die Atemwege werden offen bleiben! Probieren Sie es aus, eine akute Erkältung sollte nicht vorliegen und Sie sollten zeitgleich keinen Alkohol oder Schlafförderer anderer Art konsumieren. Es ist ratsam, zunächst tagsüber durch diese Technik die Nasenatmung (Seite 58) zu forcieren und zu trainieren.

Sollte bei Ihnen ein Schlaf-Apnoe-Syndrom (Seite 88) vorliegen, so lassen Sie dieses professionell abklären und nehmen Sie das verordnete Schlafgerät.

Guten-Abend-Kaffee: Ein letzter Tipp: Wenn Sie nicht einschlafen können, trinken Sie versuchsweise eine Tasse Kaffee abends. Direkt vor dem Zubettgehen, denn in der ersten halben Stunde führt der Kaffee zu einer Erweiterung der Atemwege und zu einem Abfall des Blutdrucks. Beides fördert das Einschlafen. Nach einer Stunde hingegen überwiegt der aufputschende Effekt – Kaffee kann also beides und es kommt auf das Timing an, manch einer reagiert paradox auf Kaffee. Statt wach zu sein, fallen manche Menschen nach einem Guten-Abend-Kaffee in einen tiefen Schlaf.

Wie steht es um Ihre Verdauung?

In diesem Abschnitt erfahren Sie viel über Ernährung und Verdauung. Der Hintergrund ist, dass eine Störung im Magen-Darm-Trakt häufig zu hohen Beeinträchtigungen im Bereich der Atmung führt. Selbst wenn man an einer aktuellen (z. B. Covid-19-Lungenentzündung) oder chronischen Lungenkrankheit nichts ändern kann, so kann man doch seine Atmung verbessern, wenn man sich um Ernährung und Verdauung kümmert. Und wenn man hier etwas ändern möchte, dann braucht es erstens Wissen und zweitens Lust zum Handeln. Mit der täglichen Verwendung eines Asthmasprays allein erreichen Sie auf dem Sektor »Verdauung« keine Verbesserung. Aber stellen Sie sich vor, Sie könnten mit einigen wenigen Stellschrauben dafür sorgen, dass Ihre Lunge für ein Volumen von 2 Litern mehr Platz bekäme. Für jeden Atemzug! Den ganzen Tag lang! Und bedenken Sie bitte, dass Sie in Ruhe ca. 20.000–24.000 Atemzüge/Tag nehmen. Es macht wirklich einen Unterschied, ob Sie Ihre Ernährung regulieren oder nicht.

Ein Blick auf unseren Verdauungstrakt

Die Reise unseres Essens hat folgende Stationen: Mund, Speiseröhre, Magen, Zwölffingerdarm, Dünndarm, Dickdarm, Enddarm, Anus. Das Schlauchsystem unserer Verdauung hat eine Innenfläche von 200 m², das entspricht der Ladefläche von 13,3 LKWs (ein sogenannter 7,5-Tonner hat in etwa eine Ladefläche von 15 m²). Will heißen: Essen berührt uns. Wir stehen mit unserer Nahrung über eine ganz große Fläche im Austausch.

24–48 Stunden gelten als Richtwert für eine komplette Magendarmpassage. Stuhlfrequenzen von 3-mal/Tag bis 3-mal/Woche unterliegen interindividuellen Schwankungen und müssen für sich keinen krankhaften Wert darstellen. Alarmierend ist es hingegen, wenn es zu einer plötzlichen Veränderung der Verdauungssituation kommt.

Mund und Speiseröhre liegen oberhalb vom Zwerchfell, alle weiteren Organe des Verdauungstraktes befinden sich unterhalb des Zwerchfells (Seite 61).

Im Magen verweilt unser Essen bis zu vier Stunden, je nachdem, was wir konsumiert haben (Verweildauer: Flüssigkeit < Kohlenhydrate < Eiweiße < Fette). Der nachfolgende Zwölffinger- und Dünnbarmabschnitt führt aus dem Magen über eine Kurve in Richtung Bauchmitte, insgesamt sind hier ca. 5–7 m Dünndarm zusammengekräuselt untergebracht. Ihr Ende ist das Zökum, ein Darmabschnitt, der in der Regel unten rechts im Bauchraum zum Liegen kommt, er hat als Anhängsel den Blinddarm und er stellt den Übergang in den Dickdarm dar. Dieser wiederum ist im Durchmesser größer als der Dünndarm (daher auch sein Name), seine Position ist wie ein Bilderrahmen einmal im Uhrkreis-Sinn um den gesamten Dünndarm herum. Von unten rechts beginnend gibt es somit den aufsteigenden, den querverlaufenden und den absteigenden Dickdarmanteil. Die Hauptaufgabe des Dickdarms ist es, Wasser und Elektrolyte aus der Verdauung zurückzugewinnen, der Stuhlgang wird eingedickt. Außerdem sorgt der Dickdarm dafür, dass wir nicht nach jedem Bissen zur Toilette müssen: unten rechts (Zökum) und unten links (Enddarm) hat der Körper Parkmöglichkeiten, hier können Fäzes (Darminhalte) erst einmal geparkt werden, die Stuhlfrequenz bleibt somit niedrig, auch wenn die Nahrungsaufnahme häufiger am Tag erfolgt.

Verschiedenste Faktoren beeinflussen die Geschwindigkeit der Verdauung: Anblick von Essen, Geschmack, Geruch oder auch Unterzucker fördern die Geschwindigkeit, psychische Einflüsse, sitzende Tätigkeit, Medikamente, physikalische Hindernisse (Vernarbung, Verklebung, Entzündung, Schwangerschaft, Einklemmung, Durchblutungsstörung etc.) drosseln die Verdauung. Schmerzen, Angst und Stress können die Verdauung in beiderlei Richtung beeinflussen. Auch gibt es tageszeitliche Schwankungen, denen die Verdauung unterliegt. Generell ist die Verdauung tagsüber aktiver und nachts gedrosselt, dies macht sich das Ernährungsprinzip 8/16 zum Nutzen (Nahrungsaufnahme über 8 Stunden am Tag, z. B. zwischen 8–16 Uhr oder 9–17 Uhr, in den übrigen 16 Stunden des Tages lässt man den Körper ohne Nahrungszufuhr, sodass die Nahrungsverwertung in Ruhe ablaufen kann).

Wie Atmung und Verdauung zusammenhängen

Zudem gibt es autonome Taktgeber: Sowohl im Magen als auch im horizontalen Teil des Dickdarms gibt es eine Schrittmacherfunktion (Cajal-Zellen). Sie geben den Rhythmus vor, mit dessen Geschwindigkeit Transportprozesse ablaufen. Beide Schrittmacherzentren befinden sich in unmittelbarer Nähe zum Zwerchfell, die Frequenz der Darmwellen liegt mit 3–15/Minute zudem in der Nähe der optimalen Atemfrequenz (6–12 Atemzüge/Minute). Eine Interaktion der beiden Systeme ist anzunehmen.

Das Zwerchfell hebt und senkt sich mit jedem Atemzug um 5–7 cm, was zu einer Massage und Drainage aller benachbarten Organe führt, da Milz, Nieren, Magen, linke Dickdarmflexur etc. durch die Zwerchfellbewegung mit angehoben und abgesenkt werden. Gleiches gilt für alle Röhrensysteme, die das Zwerchfell vertikal durchkreuzen (Aorta, Vena cava, Speiseröhre und Ductus thoracicus). Mit einem seitlichen Ultraschallbild kann man dieses Auf und Ab der Organe sehr eindrucksvoll atemsynchron verfolgen.

Das Zwerchfell ist ein zentraler Taktgeber unseres Körpers. Im Rahmen der sogenannten Brustkorbatmung entfällt der drainierende Aspekt des Zwerchfells zu großen Teilen.

Unsere Nahrung wird letztendlich durch Verbrennung in Energie umgesetzt. Für den Verbrennungsprozess benötigt unser Körper Sauerstoff. Fette und Kohlenhydrate werden mit Sauerstoff im Organismus restlos zu einem Gas (CO_2) und Wasser zersetzt. Um die entstehenden Abfallmengen zu entsorgen, benötigt unser Körper einen »Schlot«, einen Kamin. Für beide Prozesse (Verbrennung und Entsorgung) braucht er deshalb die Lunge. Es werden unvorstellbar viele Stoffwechselprozesse des täglichen Lebens über die Lunge abgeatmet. Wenn ein Mensch im Rahmen einer Diät z. B. 10 kg Fett verliert, so verlassen hiervon über 8 kg den Körper allein mit der Ausatmung. Stagniert unsere Verdauung, bilden sich übermäßig Gärgase und andere, teils toxische Abbauprodukte. Es ist für eine intakte Gesundheit von Bedeutung, dass unsere Nahrungspassage eine adäquate Zeitspanne beansprucht – ist diese zu kurz (z. B. bei einer Magen-Darm-Grippe mit Durchfallsymptomen) können wir nicht genügend Nährstoffe aus der Nahrung aufnehmen. Ist die Passage hingegen zu lang, so stagniert der Entgiftungsprozess unseres Körpers.

Warum Blähungen uns den Atem nehmen

Stagnation im Magen-Darm-Trakt führt zur vermehrten Darmgasbildung. In sitzender Position haben Gase die Tendenz, nach oben aufzusteigen; ca. 50 Liter Darmgase bilden sich pro Tag. Das ist ein Richtwert, der aufhorchen lässt; 96 % hiervon gehen durch die Darmwand ins Blutsystem über, durchwandern die Leber und werden schlussendlich über die Lunge abgeatmet. Übrig bleiben pro Tag 500 ml bis 2000 ml, die wir als Winde über den Anus abgeben. Als normal gilt auch der Richtwert: 24 Windabgänge pro 24 Stunden. Bei Blähungen hingegen kann sich das Darmgasvolumen schnell verdoppeln und verdreifachen. Sowohl der Magen als auch der querverlaufende Dickdarm fixieren das Zwerchfell bei Blähung zusätzlich mit ihren gasartigen Inhalten. Beim Dickdarm ist dies insbesondere der linke Teil, genauer, der höchste Punkt dort: die linke Dickdarmflexur. Diese liegt näher am Zwerchfell als der rechte Teil des querverlaufenden Dickdarms, dem »die Leber dazwischenkommt«.

Eine Gasbildung im Magen lässt sich durch Aufstoßen oder durch die Einnahme von Bikarbonat zügig entfernen. Hingegen bleiben die Darmgase im Dickdarm so lange eine pneumatische Hürde für das Zwerchfell, solange nicht für eine Optimierung der Verdauung gesorgt wurde. All diese Begleitfaktoren verschlechtern Atemnot.

An einer Lungenentzündung oder an einer chronischen Lungenerkrankung kann ein Patient wenig bis gar nichts ändern, aber durch eine Optimierung seiner Darmpassage sorgt er für eine Entgiftung und Entblähung, hierdurch gibt er indirekt dem Zwerchfell wieder mehr Bewegungsfreiheit.

Klopftest: Ist Ihr Bauch gebläht?

Es ist ganz einfach zu überprüfen, ob eine große Darmgasmenge im Bauchraum vorhanden ist oder nicht. Legen Sie sich flach auf den Rücken und positionieren Sie eine Hand flach auf der Bauchdecke. Die zweite Hand verwenden Sie nun, um auf der ersten Hand zu klopfen (Perkussion

Die flach aufliegende Hand ca. 2–3 cm tief in die Bauchdecke drücken, bevor die andere Hand perkutiert.

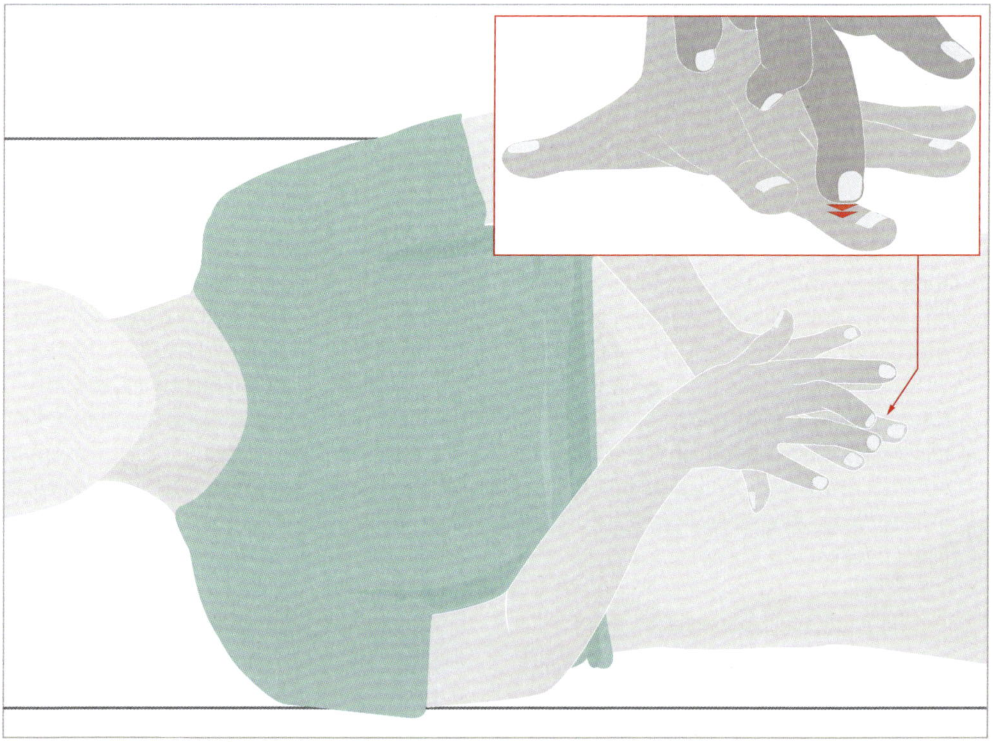

genannt): Krümmen Sie den Mittelfinger der zweiten Hand (als wollten Sie mahnend auf den Tisch klopfen) und perkutieren Sie mit dem gekrümmten Mittelfinger auf dem gestreckten Mittelfinger der ersten Hand, welche flach auf der Bauchdecke liegt und etwas in den Bauch gedrückt wird. Mit dieser Klopftechnik können Sie den ganzen Bauchbereich abklopfen, allen voran den Rahmen des Dickdarms. Zu hören gibt es zweierlei Geräusche: »gefüllt« oder »hohl«. Um zu lernen, wie sich »gefüllt« anhört, klopfen Sie mit der oben genannten Technik auf Ihren Oberschenkel. Das, was Sie hören, ist der sogenannte »Schenkelschall« – wohlwissend, dass unter der Hand, die flach auf dem Oberschenkel liegt, keine Luft ist, sondern nur Knochen, Muskel und Fett, hören Sie einen »gefüllten« Schall (durch Füllung gedämpft). Um zu lernen, wie sich »hohl« anhört, blasen Sie die Backen auf und klopfen mit der oben genannten Technik auf die Wange. Der Klang ist tympan, fast wie auf einem Trommelfell, der Schall wird durch den luftgefüllten Raum fortgetragen. Wenn man nun den Bauch einer Person abklopft (perkutiert), kann man mit etwas Übung schnell feststellen, ob erhebliche Darmgasmengen vorhanden sind oder nicht. Machen Sie sich bitte bildlich bewusst, dass die Bewegungsfreiheiten der Atmung/des Zwerchfells durch übermäßige Gasansammlungen im Bauch behindert werden, und sorgen Sie für Abhilfe durch Gasentfernung und Vermeidung neuer Gasbildungen.

Bauchgase entfernen

Aufstoßen ist ein Zeichen für vermehrte Gasbildung in der Magenblase, also dem oberen Luft gefüllten Raum des Magens. Aufstoßen hilft uns direkt, das Volumen der Magenblase zu verkleinern. Bei Gasansammlung im Magen sollte eine aufrechte Position eingenommen werden, hierdurch wird das Aufstoßen begünstigt, durch Horizontallage hingegen wird das Aufstoßen behindert. Merke: Gase steigen senkrecht auf und bitte: beengende Kleidung ablegen (Hosengürtel).

Blähungen sind ein Zeichen für Stagnation/vermehrte Gasbildung im Dickdarmbereich (Position: Bilderrahmen um den Dünndarm herum). Der Dünndarm ist kaum mit Bakterien besiedelt und stets wassergefüllt. Wenn sich der Dickdarm im Rahmen einer Durchfallerkrankung zügig und schnell entleert, ist es faktisch nicht möglich, unter Blähungen/dem Abgang von Winden zu leiden. Der Dickdarm ist dann ebenfalls mit einem hohen Wasseranteil gefüllt, der nur in Teilen vom Körper rückresorbiert wird, die Passage ist flott.

Fazit: Gegen Blähungen hilft es, den Stuhlgang und den Abgang von Winden zu fördern. Legen Sie sich bei Blähungen in Bauchlage auf eine Wärmflasche oder auf ein Wärmekissen, legen Sie beengende Kleidung ab. Chemisch helfen könnten: Simeticon-Tropfen (z. B. Sab Simplex oder Lefax), Sauerkrautsaft, Pflaumensaft, Glaubersalz etc.

Die Entstehung von Darmgasen vermeiden

Langsam essen und ausreichend kauen: Essen Sie langsam und kauen Sie ausreichend (Seite 61). Durch hastiges Essen verschlucken wir ca. 2 Liter Luft pro Tag, die sich auf anderem Wege wieder ihren Weg nach draußen bahnen müssen. Lassen Sie diese 2 Liter schon mal weg. Und versuchen Sie, jedes Essen auf eine Länge von 20–30 Minuten zu dehnen. Eine Standardmahlzeit wird in ca. 10 Minuten eingenommen, das Sättigungsgefühl kommt hingegen über Reflexverschaltungen erst nach ca. 20 Minuten zustande. Dehnen Sie das Essen aus, essen Sie langsamer und freuen Sie sich über weniger Darmgasbildung und über weniger Kalorien, die Sie aufnehmen werden, da Sie sich vom Sättigungsgefühl »einholen« lassen.

Genug trinken: Trinken Sie ausreichend, für einen gesunden Erwachsenen gelten 2–3 Liter/Tag als Richtwert. Es ist allerdings empfehlenswert, nicht zu den Mahlzeiten zu trinken, sondern in den Stunden, in denen Sie nicht essen. Sollten Sie wegen Nieren- oder Herzschwäche oder aus einer anderen Ursache heraus eine andere Trinkmenge verordnet bekommen haben, so halten Sie sich bitte an die Ihnen erteilte Verordnung.

Als weiterer Richtwert kann anhand der Urinfarbe auf den eigenen Wasserhaushalt zurückgeschlossen werden: Hellgelber, geruchsarmer Urin bedeutet, dass der Körper mit seinem Wasserhaushalt im Lot ist; bei bierbraunem, dunklem Urin fehlt dem Organismus Wasser; durch eine Erhöhung der Trinkmenge sollte der Urin klarer werden.

Ballaststoffe verzehren: Nehmen Sie genug Ballaststoffe (z. B. aus Beeren, Birnen, Nüssen, Vollkorngetreide etc.) mit der Nahrung auf. Ballaststoffe sind faserreiche Pflanzenteile, die nicht gänzlich verdaut werden können und die deshalb wie ein Besen durch den Magen-Darm-Trakt kehren; ein ungeschälter Apfel liefert ca. 5 g Ballaststoffe (die Ballaststoffe des Apfels heißen Pektin und befinden sich direkt unter der Schale). Für Erwachsene werden insgesamt 30 g Ballaststoffe/Tag empfohlen, diese sollten verteilt auf 5 Portionen im Laufe des Tages konsumiert werden.

Sie können sich jetzt eisern vornehmen, ab heute 6 Äpfel über den Tag verteilt zu essen, um auf 30 g Ballaststoffe zu kommen. Praktischer wäre es, wenn Sie überlegen, was Sie ohnehin schon alles mit Ihrem täglichen Speiseplan abdecken: Einfach erreicht man die Menge von 30 g Ballaststoffe zum Beispiel über folgenden Mix:

- zum Frühstück Obst und/oder Getreideflocken
- eine Portion Kartoffeln, Vollkornnudeln oder Naturreis als Beilage (Mittagessen) sowie Gemüse und/oder Hülsenfrüchte und
- 2–3 Scheiben Vollkornbrot (Abendbrot).

Sollte der Abgleich zu Ihrem Speiseplan Lücken ergeben haben, packen Sie sich 2 Äpfel täglich ein und beobachten Sie über die nächste Woche, wie sich der Stuhlgang hierdurch verändert.

Für ausreichenden Stuhlgang sorgen: Halten Sie den einmal in Gang gebrachten Stuhlgang mit Ballaststoffen flott. Auch hilft die Zugabe von Quellmitteln, z. B. Flohsamenschalen, oder die Einnahme von z. B. 5 Laxoberal-Tropfen oder einem Movicol-Beutel jeden zweiten Tag. Diese Stoffe lassen den Darminhalt aufquellen, sie binden Wasser und führen so zu einer flockigen Darmpassage – ihnen gemeinsam ist: Sie wirken nur, wenn man sie regelmäßig nimmt und ausreichend trinkt. Es handelt sich nicht um (Notfall-) Abführmittel. Reduzieren Sie Zucker, vermeiden Sie Nahrung, die Blähungen verursacht.

Achten Sie dabei auf Ihre individuelle Verträglichkeit, denn ballaststoffreiche und eigentlich gesunde Lebensmittel wie Kohl, Zwiebeln, Bohnen, Linsen, aber auch Vollkornbrot etc. können zu Blähungen führen, die ja eigentlich gerade vermieden werden sollen.

Beachten Sie, dass manche Medikamente Blähungen begünstigen (z. B. einige Blutzuckersenker oder Schmerzmittel). Auch wissenswert: Schmerzmittel mit opioiden Anteilen lähmen die Darmtätigkeit. Eine Nebenwirkung, die so mancher nach einer OP schon feststellen musste. Sollten Sie dauerhaft opiathaltige Medikamente benötigen, achten Sie umso mehr darauf, dass Ihre Darmfunktion intakt bleibt. Gleiches empfiehlt sich nach einer Antibiotikumtherapie. Antibiotika zerstören die gesunde Darmflora. Zwar erholt sich diese in der Regel binnen kürzester Zeit wieder, dennoch schadet es nichts, wenn Sie Ihrer Darmfläche (Merke: Die Innenfläche des Magen-Darm-Trakts entspricht der Ladefläche von 13,3 LKWs) mit einem Fläschchen probiotischem Drink pro Tag unterstützen oder mit getrockneten Darmbakterien (Omniflor, Omnibiotic, Eubiol etc.).

Display-Diät und Gähn-Knigge

Nun geht es um zwei interessante Phänomene: das Seufzen und Gähnen. Dass neben uns Menschen auch Hunde und Katzen gähnen, ist hinlänglich bekannt, dass aber auch Fische gähnen, dürfte einige von Ihnen überraschen. Auch menschliche Föten gähnen bereits im Mutterleib ab einem Alter von nur drei Monaten (Föten sind dann ca. 3 cm lang und wiegen ca. 16 g). Will heißen, das Gähnen ist uns mehr als in die Wiege gelegt worden.

Wenn man sich durch die Fachliteratur liest, so gibt es auffallend wenige Erkenntnisse über das Gähnen und Seufzen des Menschen – man vermutet komplexe Reflexe als Ursache, die Psyche sei ein wichtiger Taktgeber beider Verhaltensweisen, Solidarität, Mitgefühl, Müdigkeit und Langeweile finden sich als weitere Impulsgeber. In der Süddeutschen Zeitung fand sich sogar einmal ein Artikel mit der Überschrift: »Das Seufzen ist der Stuhlgang der Seele.« Nun ja.

Neben negativen Assoziationen (Jammern, Klagen, Hadern) kann man dem Seufzen auch Freude und Erleichterung zuschreiben, nach dem Abpfiff eines fesselnden Fußballspiels zum Beispiel, welches noch in der Nachspielzeit knapp zugunsten der eigenen Mannschaft entschieden werden konnte, nach der Ankunft auf einem Berggipfel, nach Abschluss einer großen Prüfung etc. Und: Das Seufzen betont sehr stark die Ausatmung, was uns hilft, Stresshormone zu reduzieren, den Blutdruck und die Herzfrequenz zu senken und belastende Faktoren mit dem Stempel »Vorbei!« für ungefährlich zu erklären.

Anders verhält es sich beim Gähnen. Hier sind das Einatmen, das Dehnen der Gesichtsmuskeln, das Verschieben des Unterkiefers und das Strecken und Recken mit oder ohne kraftvolle Töne im Vordergrund. Neben Müdigkeit und Sauerstoffmangel wird Langeweile als negative Assoziationen angeführt; positiv hingegen empfinden wir das lustvolle Gähnen an einem Sonntagmorgen im Bett, wenn man nicht aufstehen muss. Beide Verhalten haben etwas mit der Atmung zu tun. In beiden Fällen wird anders geatmet als sonst üblich und beide Verhalten überkommen uns mehr oder minder unwillkürlich. Beide Verhalten tun uns gut und helfen unserem Körper.

Beim Seufzen sind sich die Fachleute einig: 8–10 automatisierte Seufzer unternimmt unsere Körper pro Stunde, sein Ziel ist es, verschlossene Teile der Lunge durch dieses unbewusste Atemmanöver zu öffnen.

Durch das Seufzen werden verschlossene Atemwege geöffnet, die Durchblutung der Lunge wird optimiert und das Entstehen einer Lungenentzündung wird erschwert. Die Seufzeratmung gilt allgemein in der Medizin als Prophylaxe gegen das Entstehen von Lungenentzündungen, manches Beatmungsgerät weist sogar die Möglichkeit auf, mit intermittierenden Seufzern einen Menschen zu beatmen.

Eine Studie zur Häufigkeit der Seufzeratmung lieferte im Jahr 2005 interessante Ergebnisse: Verglichen wurde die Seufzerrate von Probanden, die entweder über 1–2 Stunden ein Buch lasen oder für 1–2 Stunden einen Videofilm ansahen. Die schützende Seufzerrate war bei der Videogruppe signifikant reduziert.

Wenn man sich überlegt, dass Erwachsene mitunter fünf Stunden/Tag vor dem TV verbringen, ist dies – aus Sicht der Lunge formuliert – eine deutliche Einschränkung ihrer täglichen automatisierten Durchlüftungsrate. Steigen Sie ab und an auf ein Buch um, oder setzen Sie sich beim TV einen Trigger/Alarm, der sie daran erinnert, wann es Zeit ist, zu gähnen, zu seufzen oder die eine oder andere Dehnübung zu unternehmen.

Haben Sie heute schon herzhaft gelacht?

Wenn es mit dem Lachen gerade schwer ist, dann helfen Sie nach mit lustigen Filmen oder mit YouTube-Folgen, die einen wirklich zum Lachen bringen. Lachen hilft dem Körper, dem Geist und der Seele. Es gibt das Lachen nicht in der Apotheke und auch nicht auf Rezept – aber dennoch kann man versuchen, wenigstens etwas Lachen in den Tag einzubauen. Literaturangaben zu Folge lachen Kinder 400-mal pro Tag – Erwachsene hingegen verformen lediglich 10- bis 20-mal die Gesichtszüge zu einer Art Lächeln. Gesprochen aus der Perspektive einer Lunge: Das reicht nicht! An der Belüftung der Lunge ändert ein müdes Lächeln nichts – also: Was bringt Sie zum Lachen? Machen Sie genau das!

Alternativ und zusätzlich können wir pfeifen, wann immer möglich – oder wir beginnen wieder mit dem Singen unter der Dusche. Die sicherste Seelen-Dose des Deutschen ist bekanntermaßen sein Auto, drehen Sie einfach auf einer monotonen Autobahnstrecke die Musik auf und singen Sie nach Herzenslust laut mit. Mindestens ein Lied lang. Ein Lied pro Tag sollte machbar sein.

Warum die Nasenatmung so wichtig ist

Dass die Nase eigentlich auch zum Atemorgan gehört, ist uns implizit bewusst, explizit fehlen aber schlagende Argumente hierfür. Die Nasenatmung hat in der Medizin einen undankbaren Platz – der Lungenfacharzt kümmert sich beim Thema Atmung meistens um die Lunge, der Allergologe bekämpft die durch Allergene bedingte Schwellung der Nasenschleimhaut, der Schlafmediziner kümmert sich (wenn erforderlich) um eine nächtliche Nasen-Maske, der HNO-Arzt betreut uns bei Entzündungen der Nasennebenhöhlen oder bei Mandel- oder Kehlkopfentzündungen, bleibt noch der Schönheitschirurg, der sich um die Nase aus optischen Gründen kümmern kann. In wessen Ressort fällt jedoch die Nasen-Atmung? Es ist häufig ungut, wenn ein Organ zwischen verschiedenen medizinischen Fachrichtungen steht – dann kümmern sich alle darum und gleichermaßen keiner.

Wie atmen Sie jetzt gerade? Durch die Nase oder durch den Mund? Die eigentliche Atmung des Menschen geht durch die Nase – wann immer möglich, allein durch die Nase, Tag und Nacht. Urvölkern ist die Nasenatmung heilig. Sie wissen, dass sie gut für den Menschen ist und dass jeder Luftzug, der an den Nasenmuscheln vorbeizieht, auch Auswirkungen auf unseren Organismus hat.

Vorteile der Nasenatmung

Der Nasenrachenraum ist der erste Sicherheitsposten am Eingang unseres Körpers. Alles, was durch die Nase eingeatmet wird, wird vorgefiltert. Was nicht passt (Pollen, Bakterien, Viren, Pilze), wird von den Nasenhaaren oder vom Nasenschleim weggefangen. Wir produzieren über 500 ml Nasenschleim pro Tag! Durchgelassen wird nur gefilterte, angewärmte und angefeuchtete Luft. Weitere »schlagende Argumente« für die Nase wären:

Riechen: Wir riechen (nur), wenn wir durch die Nase atmen. Das beschützt uns und lässt uns gleichzeitig entspannen. Wir nehmen durch die Nase Wohldüfte, Sexualhormone und Hygieneaspekte wahr, genauso warnt uns die Nase vor Feuer, (Ab-)Gasentwicklung, Gärgasen und verdorbener Nahrung.

Ruhigere Atmung: Wir atmen ruhiger und mit weniger Anstrengung, wenn wir über die Nase atmen. Das kommt daher, dass die Zufuhr von angefeuchteter, angewärmter und gefilterter Luft das Bronchialsystem entspannen lässt. Auch schwellen die Rachenmandeln ab, wenn sie nicht stets ungefilterte, kalte, pollen- und partikelreiche Luft von draußen erhalten. Sobald die Mandeln abgeschwollen sind, wird die Nasenatmung nochmals leichter.

Je mehr wir über die Nase atmen, umso mehr hat sie die Tendenz, offen zu bleiben. Das ist ein Trainingseffekt, den Sie vermutlich erst glauben werden, wenn Sie ein Selbstexperiment über vier Wochen durchgeführt haben (z. B. Mouth-Taping tagsüber im Home-Office an Tagen ohne Online-Meetings).

Blutdrucksenkung, Bildung von Stickstoffmonoxid (NO): Nasenatmung senkt unseren Blutdruck über die Bildung von Stickstoffmonoxid (NO), dieses wird von einer dünnen Zellschicht in den Nasenmuscheln ausgeschüttet. Stickstoffmonoxid ist auch bekannt als Wirkstoff eines Medikaments: »Nitro-Spray«, es handelt sich hier um einen Blutdrucksenker, der binnen Sekunden wirkt. Herzpatienten kennen das Medikament als Notfallspray, bei einem Beklemmungsschmerz in der Herzgegend führt das Spray binnen Sekunden zu einer Reduktion der Beschwerden. Durch das Nitro-Spray werden die Herzkranzgefäße weitgestellt, die Beklemmung lässt nach.

Viele Stoffwechselprozesse unseres Körpers reagieren auf die Anwesenheit von Stickstoffmonoxid: Dies sind z. B. die Immunabwehr (NO kann durch Zerstörung von Zellwänden Viren, Bakterien, Pilze und intrazelluläre Parasiten eliminieren), das Gewicht, der Blutdruck, die Herzfrequenz und alle Schwellkörper. Wenn wir einen anderen Menschen »gut riechen können«, so hat dies direkt Auswirkungen auf die Durchblutung von Glans und Klitoris. Unser Sexualtrieb »steht und fällt« sprichwörtlich mit der Anwesenheit von Stickstoffmonoxid. Zwar wird

NO auch an anderen Stellen unseres Körpers gebildet, die Bildung innerhalb der Nase übertrifft den Rest des Körpers aber um ein 1000-Faches. Stickstoffmonoxid wird daher auch als nasales Viagra bezeichnet. Schön eigentlich, dass wir beim Küssen ausschließlich durch die Nase atmen können.

Im Jahr 2021 wurde für die Erkenntnis, dass nach einem Orgasmus jede Nase (für mindestens 30–60 Minuten) frei ist, ein Ig-Nobelpreis vergeben. Diese Auszeichnung bekommt man nur, wenn man ein neues Forschungsergebnis einreicht, das erst zum Lachen und dann zum Nachdenken führt. Machen Sie einfach ein Selbstexperiment!

Unsere Nase produziert den Großteil des Signalstoffs NO

Stickstoffmonoxid (NO) ist der größte Hebel, mit dem die Nase Atemzug um Atemzug in unser Leben eingreift. Es handelt sich bei Stickstoffmonoxid um ein Gas, das in unserem Körper gebildet werden kann oder durch Verdauungs- und Abbauprozesse aus anderen Stoffen herausgeschnitten werden kann. NO bezeichnet man als Gasotransmitter, als Neurotransmitter und als »ähnlich einem Gewebshormon«. Das erste Wort will erklären, dass die An-/Abwesenheit von NO an der Kommunikation zwischen unseren Zellen mitwirkt. Ein Transmitter ist ein Botenstoff, über den Zellen kommunizieren. Als Neurotransmitter fungiert NO als Botenstoff zwischen Nervenzellen. Den Weg, den das Stickstoffmonoxid-Gas zur Kommunikation wählt, ist Diffusion. Das bedeutet, dass das Gas kreuz und quer durch den Körper reisen kann, durch Zell- und Gefäßwände hindurch diffundiert und nicht den behäbigen, langsamen Weg der Blutbahn wählen muss. NO wirkt nur Sekunden und ist deshalb ein idealer Signalstoff. NO wird – solange wir durch die Nase atmen – kontinuierlich von der Nasenschleimhaut ausgeschüttet, das heißt, wir können die NO-Menge in unserem Körper problemlos auf einem bestimmten Level halten oder aber wir verlieren das Level, wenn wir vergessen (haben) oder gar nicht wussten, dass die Nasenatmung die eigentliche Atmung des Menschen ist.

Die Nachteile der Mundatmung

Ob Sie ein Nasenatmer sind oder nicht, sagt Ihnen der Spiegel, Ihre Familie, Freunde und Partner oder der Zahnarzt. Denn die unnatürliche Mundatmung ist schlecht für die Zähne. Wenn wir nur über den Mund atmen, so fällt der pH-Wert im Mundbereich gen »sauer« (gemessen werden Werte von 3,6 pH bis 6,6 pH) und das wiederum schadet dem Zahnschmelz. Dieser wird ab einem pH-Wert von 5,5 oder niedriger abgebaut. Kariesentstehung wird hierdurch begünstigt, die Zähne werden marode. Neben Veränderungen der Zähne können häufige Nebenhöhleninfekte, wiederkehrende Mandelentzündungen, Mundtrockenheit nach dem Aufwachen, Schnarchen und Schlaf-Apnoe ein Zeichen für Mundatmung sein.

Alle oben aufgeführten, positiven Aspekte der Nasenatmung (Immunabwehr, Gewichtsnormalisierung, Blutdrucksenkung, Herzfrequenzsenkung) entfallen, wenn wir durch den Mund atmen. Und durch die Mundatmung schwellen unsere Mandeln an (durch Eintreffen der kalten, ungefilterten Luft), zusätzlich kommt es jetzt zum sich verschlechternden Zahnzustand, das heißt, ab jetzt beginnt eine Spirale abwärts: Angeschwollene Mandeln – als Zeichen der Immunabwehr im Mund-Rachen-Raum – erschweren die Einatmung, hierdurch überwiegt die Mundatmung nur noch mehr etc.

Warum wir 1–2 Stunden/Tag kauen sollten

Dieser Abschnitt beginnt mit zwei olympischen Werten: Wir sollten 1–2 Stunden pro Tag kauend verbringen, um unsere Gesundheit zu erhalten! Und wir sollten jeden Bissen 32-mal kauen, bevor wir ihn schlucken. Was hat es mit diesen Zahlen auf sich und warum wir überhaupt kauen, lesen Sie nun.

Vorverdauung im Mund: Das Kauen an sich dient nicht nur der Zerkleinerung von Nahrung. Während wir kauen, schmecken und genießen wir. Durch das Kauen wird die Speichelproduktion deutlich angeregt, sodass der Bissen eingespeichelt und angefeuchtet wird. In der Regel braucht das Essen weniger als 10 Sekunden vom Mund bis in den Magen. Damit die Speiseröhren-Passage schlüpfrig vonstattengeht, braucht es Speichel. Im Speichel befinden sich bereits Enzyme (u. a. Alpha-Amylase), die zur Verdauung dienen, und Stoffe, die uns bei der Immunabwehr helfen (Lysozym, Immunglobulin A). Mit dem Speichel werden während des Kauens schon im Mund pflanzliche Kohlenhydrate (Stärke, Getreide, Kartoffeln, Reis etc.) angedaut – das heißt, durch längeres Kauen fluten Nahrungsbestandteile schneller im Blutkreislauf an, es kommt zu einem früheren Sättigungsgefühl und die Energie, die wir aus der Nahrung beziehen, steht uns schneller zur Verfügung.

Sättigungsgefühl: Durch hastiges Essen verschlucken wir ca. 2 Liter Luft/Tag, die sich auf anderem Wege wieder ihren Weg nach draußen bahnen müssen (Seite 53). Lassen Sie diese 2 Liter schon mal weg. Und versuchen Sie, jedes Essen auf eine Länge von 20–30 Minuten zu dehnen. Eine Standardmahlzeit wird in Deutschland binnen ca. 10 Minuten eingenommen, das Sättigungsgefühl kommt hingegen über Reflexverschaltungen erst nach ca. 20 Minuten zustande. Dehnen Sie das Essen aus, essen Sie langsamer und freuen Sie sich über weniger Darmgasbildung und über weniger Kalorien, die Sie aufnehmen werden, da Sie sich vom Sättigungsgefühl »einholen« lassen. Stellen Sie sich im Rahmen eines Selbstversuchs eine kleine Schale Kartoffelsalat, Maroni, Reissalat oder Müsli etc. an die Seite. Setzen Sie den Handy-Timer auf 20 Minuten und versuchen Sie, die Schale nicht vor Ablauf der 20 Minuten zu leeren. Kauen Sie in Ruhe und beobachten Sie, ob sich ein Sättigungsgefühl einstellt oder nicht.

Reinigung: Das Kauen reinigt unsere Zähne und unsere Zunge. Die Kaumuskeln drainieren unsere Mandeln, Speichelsteinleiden werden hierdurch reduziert, die Atemluft wird besser.

Gehirndurchblutung: Unsere Kaumuskeln sorgen durch ihre Tätigkeit zudem für eine verbesserte Durchblutung des Gehirns, was in mehreren Studien bewiesen wurde.

Starke Zähne und Knochen: Das Kauen ist zudem der Trigger für die Zähne und für die Kiefer- und Nebenhöhlenknochen. Ohne zu kauen, verlieren beide ihre Daseinsberechtigung. Die Knochensubstanz bildet sich zurück, Kiefer und Nebenhöhlen verkleinern sich, Zähne kommen in den Schiefstand. Wie zügig der Knochenverlust vonstattengeht, weiß jeder, der bei Zahnverlust für einige Wochen bis zur Anlage eines Inlays an bestimmter Stelle nicht kauen konnte. Nur allzu oft braucht es einen Knochenaufbau, bevor man das Inlay implantieren kann, da sich der Knochen bereits binnen Wochen zurückgebildet hat.

Lieber selbst kauen, statt alles zu pürieren: Durch das Kauen wird die Gesundheit unserer Mundflora gefördert – aber wo ist das Kauen seit der Einführung industrialisierter Nahrungsmittel geblieben? Wie viele Mixer, Pürierstäbe, Häxler, Reiben und Smoothiemaker finden Sie in Ihrem Haushalt?

Richtig ist, dass zerkleinerte Nahrung schneller aus dem Magen in den Darm gelangt. Flüssiges gelangt binnen 1–20 Minuten in den Darm, feste Nahrung (je nach Bestandteilen) gelangt nach 1–4 Stunden aus dem Magen in den Darm. Als Richtwert gilt: Die Nahrung wird erst aus dem Darm entlassen, wenn sie eine Partikelgröße von < 1 mm hat. Dies ist jedoch nicht die Aufgabe von Smoothiemakern, sondern diese Partikelgröße erzielt(e) der Mensch durch Kauen und durch die Magensäure-Zersetzung.

Seit Entwicklung der elektrischen Lebensmittelverarbeitung ist den Menschen dieses Neandertaler-Verhalten abhandengekommen. Das stressige Arbeiten und Leben der Generation 4.0 sieht wenig Zeit für das Essen vor, stattdessen hat der »Säureblocker« als Tablette Einzug in viele Schreibtisch-Schubladen gehalten. Fast-Food ist vieles und vor allem fast (schnell) – gegen Verdauungsprobleme finden sich andere Stoffe (Abführmittel, Iberogast, Schnaps) und gegen verkleinerte Nasennebenhöhlen findet sich die schnelle Lösung einer OP, eines Nasensprays oder einer Antibiotikum-Kur bei Infektionen.

Fazit: Es gibt vieles, was man beim Kauen messen, beobachten und vor allem verbessern kann. Versuchen Sie einmal zu messen, auf wie viele Kau-Minuten Sie pro Tag kommen. Und sollte die Bilanz weit von 1–2 Stunden entfernt sein, versuchen Sie das Kauen durch einen Apfel-, Stangensellerie- oder Karottensnack auszubauen. Studien über Kaugummi-Kauen existieren, ja, auch mit Kaugummi-Kauen überwiegen die positiven Trainings- und Drainage-Effekte des Mundraums.

s'Betthupferl

Wer zu krank oder schwach für große Sprünge ist, der kann seine Lungensituation immer noch verbessern, indem er das Liegen optimiert und korrigiert. Die Lungenteile, die sich im Liegen an der tiefsten Stelle befinden, werden durch das Körpergewicht zusammengedrückt. Eine Belüftung ist sehr erschwert oder nicht möglich. Dem kann man entgegenwirken, wenn man darauf achtet, die Liegezeit in verschiedenen Positionen zu verbringen. Bauchlage und Rückenlage sollten die Hauptpositionen sein, Seitenlage geht ebenfalls (mit Kissen gestützt). Wann immer möglich, sollten Sie nicht liegen, sondern den Körper in der Vertikalen halten und umherlaufen – nachts versuchen Sie die Positionen bewusst durchzuwechseln. Bei einer genüsslichen Flankendehnung (Seite 102) beginnt und endet der Tag mit einer guten Tat. Halten Sie jede Dehnübung für mindestens 20 Sekunden.

Mit einer Darmmassage entlang des aufsteigenden, querverlaufenden und absteigenden Dickdarms können Sie den Stoffwechsel morgens in Fahrt bekommen. Hierzu lassen Sie Ihre Finger als Imitation einer

Mäuse-Wanderung den Dickdarmrahmen entlangtippeln. Üben Sie keinen Druck aus, tippeln Sie einfach 2- bis 3-mal mit einer »Hallo-wach?«-Manier über den Rahmen. Der Stimulation des rechten Gehörgangs und seiner Ohrmuschel sagt man ebenfalls Darm-Trakt-aktivierende Wirkung nach. Legen Sie sich einen Teelöffel neben das Bett und bringen Sie sein kühles Metall morgens an das rechte Ohr! Probieren Sie es aus!

Ausatmen, das Fengshui der Atmung

Das Fengshui der Lunge ist die Ausatmung. Durch sie entledigt sich der Körper von verbrauchten Stoffwechselprodukten, allen voran eliminiert er mit der Ausatmung das Gas CO_2. Über das CO_2 verlassen Säuren den Körper, das Säure-Basen-Gleichgewicht wird wieder hergestellt, der pH-Wert aller Körperflüssigkeiten wird wieder ins Lot gebracht (Seite 22).

Die suffiziente Ausatmung ist bei Atemnot sicherzustellen, was leichter klingt, als es ist. Menschen in Panik und Atemnot tendieren dazu, nur noch einzuatmen – sie vergessen die Ausatmung. Eine Lunge kann sich jedoch nur vollends mit neuem Sauerstoff füllen, wenn sie vorab (weitgehend) entleert wurde. Sie können Ihre Ausatmung besonders gut in Rückenlage beobachten. In Rückenlage fixiert das Körpergewicht die Schulterblätter, sodass eine Brustkorbatmung erschwert und eine Zwerchfellatmung (Seite 23) begünstigt wird. Machen Sie aus der Not die Tugend: Wenn Sie gerade – vielleicht wegen einer Erkrankung – nicht aufstehen können, dann beobachten Sie Ihre Atmung im Liegen: Sie werden feststellen, dass Sie zu einem großen Teil über den Bauch atmen – womöglich sogar ausschließlich (was besonders gut für Sie wäre). Beobachten Sie Ihre Ausatmung, natürlicherweise ist diese ein rein passiver Vorgang – es werden keine Muskeln beansprucht, um die Luft aus dem Körper entweichen zu lassen. Wie ist es bei Ihnen? Müssen Sie mit den Bauchmuskeln »nachdrücken« – um die Luft entweichen zu lassen? Falls ja, gibt es einen Grund, für diese anstrengende Ausatmung?

Sollten Sie an einer COPD leiden oder eine andere Erkrankung haben, die mit einer Verengung der Atemwege einhergeht, so verwenden Sie Ihre Medikamente und überprüfen Sie, ob sich die Ausatmung hierdurch binnen der nächsten 30 Minuten müheloser gestaltet. Versuchen Sie auch das Manöver »Lippenbremse (Seite 67)«, um die Ausatmung vollends auszuführen und diese nicht vorab (z. B. wegen Kollaps der Atemwege, Hustenattacke etc.) beenden zu müssen.

Die Ausatmung sollte länger sein als die Einatmung. In etwa sollte das Verhältnis bei ⅓ zu ⅔ liegen. Die Ventilation (Lungenbelüftung) wird als besonders effektiv beschrieben, wenn sie ruhig ist und eine Frequenz von 6–12 Atemzyklen/Minute aufweist. In der Pause zwischen zwei Atemzügen liegt die Kraft. Die Länge der Pause gibt Aufschluss über die Kraftlosigkeit oder über die Kraftreserven eines Menschen. Bei einer Atemfrequenz von 6 erfolgt pro 10 Sekunden nur ein Atemzyklus (Ein- und Ausatmen). Die sogenannte Herzkohärenz (Seite 30) wird bei dieser Atemfrequenz als am stabilsten gemessen, man sagt ihr nach, dass sich Atmung und Herzschlag im Einklang befinden.

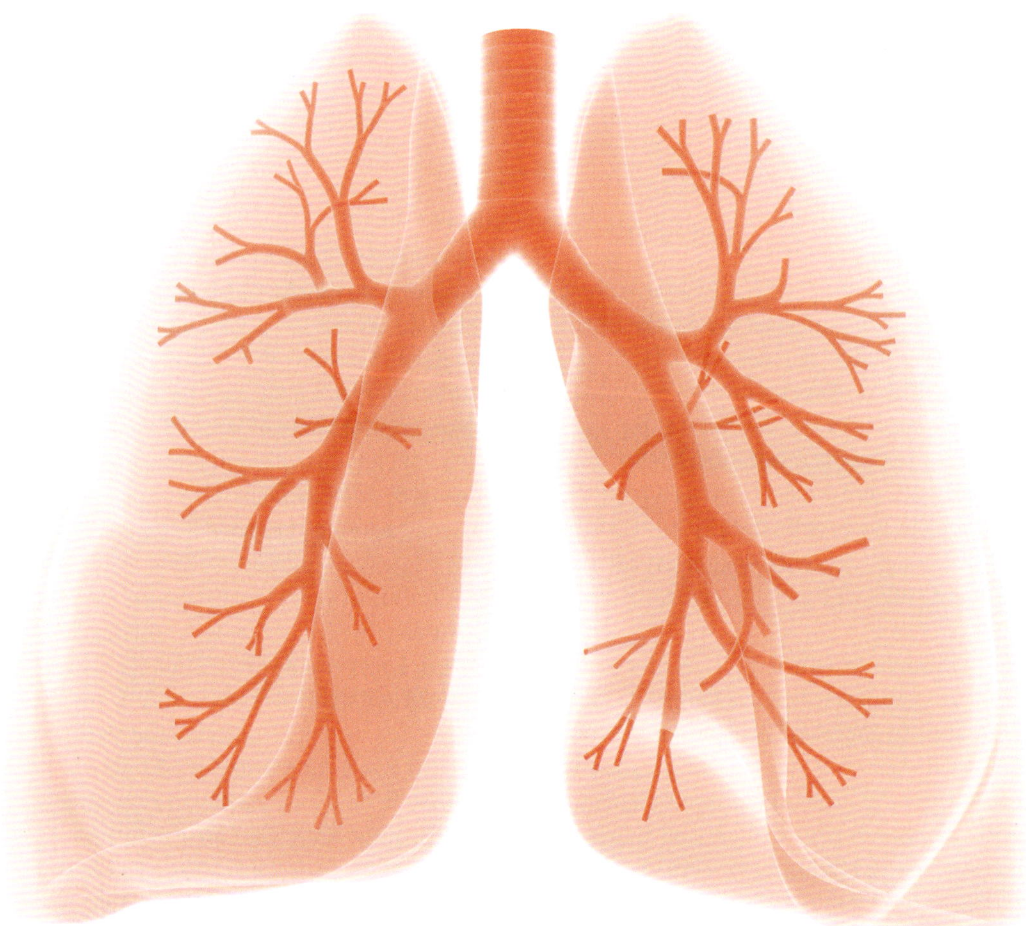

Atemnot

Was kann man gegen akute Atemnot tun? Wie verhält man sich in einem Notfall? Warum kann Atemnot auftreten? Lernen Sie die vielfältigen möglichen Ursachen kennen.

Notfälle erkennen und richtig handeln

Im Notfall ist es besonders wichtig, Ruhe zu bewahren. Alles, was Sie wissen müssen, um mit akuter Atemnot – bei Ihnen oder anderen – umzugehen, erfahren Sie jetzt.

Welche Alarmsignale sind wichtig?

Anzeichen für Atemnot können sein: Blaufärbung der Lippen, Kaltschweißigkeit (Wassertropfen auf der Stirn bei kühler Haut und blasser Hautfarbe), Unruhe, Nervosität, Nasenflügeln (Vergrößerung der Nasenlöcher beim Einatmen), Atemgeräusche (Pfeifen, Giemen, Brodeln), Veränderung der Stimme als Zeichen für Kehlkopfmitbeteiligung, Verwendung der Atemhilfsmuskulatur (Halsmuskulatur spannt sich atemsynchron an), Abneigung, in Horizontallage zu verbleiben, Aufsitzen, seitliches Abstützen der Arme, kompensatorische Erhöhung der Atemfrequenz, kompensatorische Erhöhung des Herzschlags als Zeichen für eine Stressreaktion.

Kurz: Alles, was neu ist, sollte in seinem Verlauf beobachtet werden und erklärbar sein. Wenn es nicht erklärbar ist, kann es ein Alarmsignal sein.

Seine eigenen, individuellen »Normwerte« zu kennen hilft, schnell Abweichungen festzustellen. Die »Normwerte« (Seite 40), die Sie zu Hause messen können, wurden bereits ausführlich erklärt. Zu den Normwerten zählen: Atemfrequenz, Körpergewicht, Temperatur, Blutdruck, Puls, Sauerstoffsättigungswert, Aktivitätsgrad (6-MWD), Bewegungsgrad, Blutzuckerwert etc. Im Erkrankungsfall sollten Sie so viele Daten wie möglich erheben und deren Verlauf beobachten (s.u.). Für einen erwachsenen Menschen gilt z. B. eine Atemfrequenz > 16/Minute prinzipiell als besorgniserregend, nicht aber, wenn das aufgrund von Vorerkrankungen (COPD, Skoliose, Folgen einer Lungen-OP etc.) der normale Wert für einen Menschen ist oder wenn er gerade 40 Grad Fieber hat. Fieber beschleunigt alle Stoffwechselprozesse in unserem Körper, der Körper braucht bei Fieber eine vermehrte Atmung, um der erhöhten Stoffwechselrate gerecht zu werden.

Generell gilt: Je länger Sie Ihre individuellen »Normwerte« notieren und beobachten, umso besser können Sie Abweichungen bemerken. Im Serviceteil des Buches finden Sie Normwerte (Seite 158) und eine Dokumentations-Beispieltabelle für den (Corona-) Erkrankungsfall (Seite 160).

Was tun, wenn man selbst in Atemnot gerät?

Als Erstes: Bewahren Sie Ruhe, denn Angst und Stress erhöhen den Sauerstoffverbrauch Ihres Körpers. Falls Sie frieren oder Schüttelfrost haben, sorgen Sie für Wärme, damit das Muskelzittern aufhört. Muskelzittern verbraucht aufgrund der zeitgleichen Bewegung unzähliger Muskeln sehr große Sauerstoffmengen. Wenn Ihnen Sauerstoff gerade fehlt, kann Ihnen Wärme am Körper tatsächlich helfen.

Legen Sie Ihr Telefon oder Handy bereit, die Notrufnummer für den schlimmsten Fall lautet: 112 (ohne Vorwahl). Notieren Sie, wo Sie sind, informieren Sie nach Möglichkeit Dritte über Ihren aktuellen Zustand.

Bei Atemnot bitte das Fenster öffnen, um für Frischluft zu sorgen. Neben einem warmen Körper hilft Ihnen kalte Atemluft, denn diese lindert subjektiv Atemnot. Entfernen Sie beengende Kleidung. Auch können Sie den kalten Wasserdampf einer Duschkabine inhalieren. Einen Eiswürfel zu lutschen oder eine Eiskrawatte anzulegen kann abschwellend und beruhigend wirken. Die Lippenbremse ist ein Notfallmanöver, um die Atemwege bei der Ausatmung offenzuhalten. Hierzu Lippen formen, als wolle man über eine heiße Tasse Tee zum Kühlen hinwegblasen oder als wolle man eine Geburtstagskerze ausblasen. Ohne Ausatmung ist das Einatmen nicht möglich. In Atemnot neigt man dazu, hektisch hechelnd einzuatmen und dabei das Ausatmen zu vergessen. Denken Sie hierbei an den ruhigen Brustschwimmer, der die Gleitphase seiner Schwimmzüge mit nutzt, und im Gegenzug dazu stellen Sie sich den Nichtschwimmer vor, der wild um sich schlägt und so Kraft und Luft gleichermaßen verliert. Atmen Sie ruhig! Und atmen Sie aus! Je mehr verbrauchte und alte Luft aus der Lunge ausgeatmet wird, umso mehr kann sich die Lunge mit frischer neuer Luft füllen.

Wichtig für COPD-Patienten mit häuslicher Langzeitsauerstofftherapie ist: Niemals bei Atemnot die Flussrate des Sauerstoffs erhöhen! COPD-Patienten können chronisch nur erschwert ausatmen, die Erhöhung der Sauerstoffgabe kann das gefährliche CO_2-Gas im Körper ansteigen lassen, was wiederum narkotische Wirkung haben kann; der Patient wird müde und schläfrig – japst weiterhin nach Luft und läuft Gefahr, einem Atemversagen zu erliegen (siehe Sauerstofflangzeittherapie [LTOT], Seite 154).

Messen Sie Ihre Atemfrequenz: Für die Atemfrequenz stellen Sie den Timer im Handy auf 1 Minute und zählen nun die Atemzüge, die Sie in 1 Minute benötigen (1-mal ein- und ausatmen = 1 Atemzug). Für Erwachsene gelten 6–12 Atemzüge/Minute als normal. Sollten Sie mehr als 16 Atemzüge/Minute machen, gilt dies als bedenklich, sofern Ihnen keine Ursache hierfür bekannt ist.

Eine dauerhafte Atemfrequenz > 30/Minute (bei Erwachsenen) ist ein Notsignal, eine Erschöpfung der Atempumpe (Atemmuskulatur) droht; kontaktieren Sie umgehend einen Arzt!

Messen Sie die Ihre Körpertemperatur mit einem Fieberthermometer.

Messen Sie die Herzfrequenz = Puls: Den Puls können Sie an der Unterseite des Handgelenks tasten, etwa dort, wo der abgespreizte Daumen in den Unterarm übergeht. Alternativ findet sich der Puls am seitlichen Hals, etwa 2 Finger breit unterhalb des Unterkieferwinkels. Pulsationen für eine Minute auszählen und notieren, ggf. zuzüglich der Angabe, ob der Puls regelmäßig oder unregelmäßig war.

Falls Messgeräte vorhanden sind, messen Sie die Sauerstoffsättigung und den Blutdruck.

Nehmen Sie Ihre Notfallmedikamente (Sprays, Tabletten), senken Sie das Fieber, falls Sie Fieber haben.

Es gibt verschiedenste Gründe für Atemnot (Seite 70), etliche davon können Sie selbst vermeiden oder vor Ort behandeln.

Beobachten Sie den Verlauf, nachdem Sie Ihre Notfallmedikamente genommen haben, messen Sie die Ihnen möglichen Werte nach einem tolerablen Zeitintervall erneut (Sprays wirken binnen Sekunden/Minuten, Tabletten meist binnen einer ½–1 Stunde, da sie erst den Magen passieren müssen). Vergleichen Sie Ihre Messwerte mit den zuerst gemessenen und mit den Normwerten im Anhang und entscheiden Sie, ob Sie ärztliche Hilfe benötigen oder nicht.

Was tun, wenn jemand anderem die Luft ausgeht?

Beruhigen Sie die Person, versuchen Sie, Angst so weit wie möglich auszuschalten. Sorgen Sie für Frischluft-Zufuhr und entfernen Sie beengende Kleidung. Besorgen Sie – falls vorhanden – die Medikamente (z. B. Asthma-Spray) der Person und helfen Sie bei der Einnahme selbiger. Setzen Sie – falls nötig – einen Notruf ab. Zeigen Sie Ihrem Gegenüber einfache Atemmanöver (Lippenbremse, aufrechte Haltung, ein vorne übergebeugter und aufgestützter Oberkörper erleichtert die Atmung), zählen Sie zu Ihrer eigenen Atmung, um die andere Person hiermit einzufangen: Sagen Sie laut »ein-2–3 und aus- 2–3-4-(5)« und »ein-2–3 und aus-2–3-4-(5)« hierzu demonstrieren Sie, wie Sie ein- bzw. ausatmen und sorgen so dafür, dass die betroffene Person zum einen abgelenkt wird und zum anderen subtil angeleitet wird, mehr aus- als einzuatmen (Seite 27).

Was der Notarzt wissen möchte

Je mehr Informationen Sie bereithalten, umso besser. Neben der aktuellen Situation (Wo ist das Ereignis? Wer ruft an? Was ist geschehen? Wie viele Betroffene? Warten auf Rückfragen!) hilft es, Unterlagen zur Krankengeschichte bereitzulegen (letzter Arzt-/Klinikbrief), Medikamentenliste, Impfausweis.

Falls eine Krankenhauseinweisung wahrscheinlich ist, packen Sie eine Tasche mit den wichtigsten Dingen: z. B. Versicherungskarte, Handy, Ladekabel, Brille und – falls vorhanden – Hörgeräte und Zahnersatz. Im Krankenhaus geht leider aktuell aufgrund der Pandemie-Situation sehr viel Menschlichkeit verloren – Patienten müssen in der Lage sein, mit dem Personal zu kommunizieren (Hörgeräte), zu essen (Zahnersatz samt Haftcreme) und mit Ihrer Familie in Kontakt zu treten (Handy mit Ladekabel). Weiter können Sie zusätzlich einpacken: Kontaktmöglichkeit von Angehörigen, Patientenunterlagen, Portemonnaie, Schlaf-Apnoe-Gerät etc.

Bei akuter Notfallsituation

Bei Bewusstlosigkeit (die Person reagiert nicht mehr auf Ansprache oder Schmerzreize, jedoch sind Atmung und Kreislauf noch intakt) setzen Sie einen Notruf unter 112 ab und bringen Sie die Person in eine stabile Seitenlage. Messen Sie alle Parameter, die Sie messen können (Puls, Atemfrequenz, Blutdruck, Temperatur etc.), und bleiben Sie beobachtend bei der Person, bis der Rettungsdienst vor Ort ist. Eine bewusstlose Person ist vorwiegend durch Erbrechen gefährdet, sollte die Person erbrechen, wäre die stabile Seitenlage der Schutz, dass die Atemwege offenbleiben (keine Rückenlage bei bewusstlosen Menschen!).

Wiederbelebung

Sollte Atem- und Herzstillstand vorliegen, setzen Sie einen Notruf unter 112 ab und reanimieren Sie die betroffene Person, drehen Sie sie hierzu auf den Rücken auf eine möglichst harte Unterlage. Sollte die Person im Bett liegen, wird die weiche Matratze das Ergebnis Ihrer Herzdruckmassage minimieren (statt Kompression des Rippenbogens gegen die Wirbelsäule, wird der Körper in die Matratze »ausweichen«). Sollte es zeitlich möglich sein und sollten Helfer vor Ort sein, versuchen Sie zackig den Transfer auf den Teppichboden oder legen Sie etwas Hartes unter den Oberkörper der Person (großes Küchenschneidebrett, zusammengeklapptes Bügelbrett etc.).

Führen Sie eine Wiederbelebung im Verhältnis 30:2 (30-mal Herzdruckmassage, 2-mal beatmen) durch.

Herzdruckmassage: Bei der Herzdruckmassage muss der Brustkorb eines Erwachsenen um ca. 5–6 cm eingedrückt werden, andernfalls ist die Wirkung der Reanimation limitiert oder nicht vorhanden (daher besser eine harte Unterlage wählen). Die Frequenz, mit der Sie reanimieren sollten, wäre bei einem Erwachsenen ca. 100/Minute (also 100-mal den Brustkorb pro Minute drücken; das heißt die Kompressionen werden schneller als im Sekundentakt durchgeführt). Das Lied »Staying alive« von den Bee Gees wurde wegen seinem Titel und seinem Taktschlag (103/Minute) zu einem Ohrwurm im Rettungswesen. Wenn Sie an das Lied denken, finden Sie die richtige Frequenz. Sollten Helfer vor Ort sein, lösen Sie alle 2 Minuten den Zuständigen für die Herzdruckmassage ab; nach 2 Minuten ist man erschöpft und erreicht keine ausreichende Eindrucktiefe mehr.

Beatmung: Für die zwei Beatmungen unterbrechen Sie die Herzdruckmassage und beatmen entweder Mund-zu-Mund (Nase des Patienten zuhalten) oder Mund-zu-Nase (deutlich schwerer, jetzt Mund des Patienten zuhalten).

Zum Thema Reanimation erhalten Sie Anleitung und Training im Erste-Hilfe-Kurs oder akut via Telefon unter 112 (Telefon-Reanimations-Anleitung), bis das Rettungsdienstpersonal vor Ort ist.

Mögliche Gründe für Atemnot

Dieses Buch hat mit der These »Die Lunge ist der Coach des Körpers« begonnen. Man könnte lange darüber debattieren, ob es nicht besser wäre zu formulieren:

»Die Atmung ist der Coach des Körpers« – und seien Sie ganz beruhigt: Es wurde lange darüber debattiert. Aber letztlich ist die Lunge Morphe, Körper, Masse – das passt besser zum Bild eines Coaches. Man würde auch nicht formulieren: Das Denken und die Strategie des Coaches ist der Trainer der Mannschaft. Letztlich ist ja doch der Trainer als Ganzes der Trainer.

Im Anschluss an die Coach-These wurden in diesem Buch die vielen Interaktionen, die die Lunge unterhält, vorgestellt. Es sollte so deutlich werden, dass die Lunge mit allen Teamplayern auf dem Platz (respektive mit allen Organen im Körper) im Austausch steht, aber beim Fußballspiel selbst (respektive beim täglichen Leben) bestenfalls am Spielfeldrand in Erscheinung tritt.

In dem nun folgenden Kapitel werden andere Faktoren benannt, die einem Menschen den Atem rauben können. Vergleichbar mit den Aktionen auf den Zuschauerrängen im Stadion können diese Faktoren durchaus das Spiel (respektive die Atmung) bestimmen – obwohl sie meistens gar nicht oder nur indirekt mit der Lunge zu tun haben. Lesen Sie selbst, um welche weiteren Gründe es dabei geht:

- Herzerkrankung
- Lungenödem
- Pleuraerguss
- Infektion/Entzündung
- Tumor
- Pneumothorax
- Lungenembolie
- Lungenfibrose
- postoperative Vernarbung
- skelettale Erkrankung
- neurologische Störung
- Intoxikation
- überproportionale Bauchgröße
- Trainingsmangel
- Blutarmut
- Inhalation von Magensäure (Aspiration)
- Schmerzen
- Angst

Herzerkrankung

Es gibt viele Ursachen für Atemnot, die mit dem Herz zusammenhängen und nicht primär mit der Lunge. Ob Herzinfarkt oder Herzrhythmusstörung, Herzklappenfehler oder Herzmuskelentzündung – ihnen allen gemeinsam ist, dass das Herz im Anschluss weniger effektiv pumpt als vorher. Das kann über die Entstehung eines Lungenödems (Seite 72) zur Atemnot führen.

Als Warnsignal für einen Herzinfarkt gelten: Kaltschweißigkeit, Unruhe, Brustschmerzen, Armschmerzen, Kieferschmerzen. Als Folge eines Herzinfarkts können Rhythmusstörungen entstehen, diese können aber auch aufgrund anderer Ursachen auftreten: Stress, Bluthochdruck, Schilddrüsenerkrankung etc. Stellt man sich ein Ruderboot mit vier Ruderern vor, das in maximaler Geschwindigkeit vorüberzieht, so hat man direkt ein Bild, was passiert, wenn einer der vier Ruderer aus dem Takt gerät: Das Boot fährt langsamer. Die Effektivität ist dahin. Das Gleiche gilt für einen Herzklappenfehler (das Herz hat vier Klappen) oder für Herzrhythmusstörungen. Ein sehr langsamer Herzschlag bringt hier noch die geringsten Störungen mit sich, gravierender ist der Pumpverlust bei einem »rasenden Herzschlag«. Sollte das Herz zusätzlich aus dem Rhythmus gekommen sein, also nicht nur sehr langsam oder schnell, sondern zusätzlich unregelmäßig schlagen, dann büßt es einen großen Teil seiner Pumpleistung ein. Beim Vorhofflimmern sind es 20%, die das Herz von jetzt auf gleich weniger pumpt. In der Folge wird man kurzatmig, vor allem bei körperlicher Anstrengung, die Unterschenkel sind abends geschwollener als tagsüber, die Bündchen des Strumpfs zeichnen sich deutlich ab, die Wassereinlagerungen weisen eine teigige Konsistenz auf. Drückt man am unteren Schienbeinrand in das Gewebe des Unterschenkels, so bilden sich Dellen, die für Sekunden bis Minuten noch sicht- oder tastbar sind.

Ein weiterer Grund für ein Pumpversagen kann Erschöpfung sein, dann nämlich, wenn der Blutdruck über eine längere Zeit krankhaft erhöht ist. Das Herz muss dann gegen einen erhöhten Druck anpumpen, was kurzfristig und für eine begrenzte Zeit geht (z. B. bei einem Schreckmoment, einem spannenden WM-Finale, beim Sport oder beim Heben und Tragen einer schweren Last etc.), nicht aber über Stunden und Tage. Man kann sich das Herz wie eine Fahrradpumpe vorstellen, die man locker und flockig an der freien Luft bedienen kann. Auch beim Aufpumpen des Reifens, also gegen einen bestimmten Widerstand, kommt es nicht zu einem Schaden der Pumpe, denn sie ist samt ihrer Ventile auf etwa diesen Widerstand, den ein Fahrradreifen bieten kann, ausgerichtet. Das menschliche Herz hat insgesamt vier Klappen und zwei Kammern, man könnte es mit einer Doppelhub-Luftpumpe, die vier Ventile hat, vergleichen. Unter einer normalen Druckbelastung, mit normalen Blutdruckwerten und gegen einen normalen Kreislaufwiderstand kann das Herz – dank der Kammern und Ventile (Klappen) – das Blut im großen und kleinen Kreislauf vorwärtspumpen. Ohne die Ventil-Klappen würde das Blut immer dorthin fließen, wo der geringste Widerstand ist, also ggf. auch rückwärts in die Lunge und nicht in den großen Kreislauf. Wenn man sich nun vorstellt, dass man eine Fahrradpumpe verwendet, um damit einen LKW-Reifen aufzupumpen, dann ist man automatisch um die Innereien der Pumpe besorgt. Die Ventile werden dem erhöhten Widerstand nicht Stand halten können. Es wird zu einem Schaden der

Pumpe kommen, schlimmstenfalls zu einem Pumpenversagen aufgrund muskulärer Schwäche (in diesem Fall die Muskelkraft der Person, die die Pumpe bedient) oder aufgrund von geschädigten Ventilen. Gleiches gilt für das Herz: Es wird bei einer zu hohen Druckbelastung (Bluthochdruck) früher oder später zu einem muskulären Versagen der Herzkammern (sie sind die Muskelkraft des Herzens) oder der Klappen (Ventile) kommen. Beides führt zu einem Pumpversagen und dieses wiederum zur Entstehung von Atemnot und zur Bildung eines Lungenödems (siehe nächster Abschnitt). Therapeutisch kann man einem Pumpversagen entgegenwirken, indem man den Blutdruck und die Herzfrequenz normalisiert und zeitgleich die Pumpkraft des Herzens unterstützt. Dies geschieht i. d. R. mit Medikamenten sowie über Salz- und Gewichtsreduktion und Ausdauertraining.

Lungenödem

Man unterscheidet beim Lungenödem das kardiale (durch Herzschwäche bedingt) und das nicht-kardiale (durch andere Gründe als Herzleiden bedingt) Lungenödem.

Ersteres ist durch ein Pumpversagen des Herzens bedingt. Jede Form des Pumpversagens des Herzens führt im Laufe der Zeit zur Bildung eines Lungenödems. Das Blut, das nach dem Lungendurchlauf regulär über das Herz in den großen Kreislauf gepumpt werden soll, staut sich zurück. Stellen Sie sich vor, das Blut war im Kaufhaus »Lunge« gerade für 0,75 Sekunden beim Sauerstoff-Einkauf und möchte jetzt gern über die Kassen zum Ausgang, um dann mit dem PKW nach Hause zu fahren. Leider ist eine von zwei Kassenkräften heute ausgefallen und der Durchsatz am Nadelöhr »Kasse« stockt. Als Folge staut sich jetzt alles zurück, es entsteht eine lange Schlange bis in das Innerste des Kaufhauses zurück und der eine oder andere Kunde versackt jetzt in irgendwelchen Abteilungen. Nämlich dorthin, wo der geringste Widerstand ist (die Süßwarenabteilung etwa ...).

So ist es auch in der Lungen-Blutbahn. Zurück in die Lunge gestautes Blut kann versacken, es sudet in der Lunge aus, wie ein vollgesogener Kaffeefilter, den man hochhebt. Das ausgetropfte Wasser nimmt nun Platz im Lungengewebe weg, was schlecht ist. In schlimmen Fällen flutet das Lungenwasser direkt die – für den Gasaustausch zuständigen – Lungenbläschen. Die Atmung kann brodelnd und feucht klingen, die Atemarbeit kann auf das 10-Fache ansteigen. Auch kann es zur Bildung eines Pleuraergusses kommen. Therapeutisch wichtig und sinnvoll ist eine Optimierung der Pumpleistung, dies geschieht i. d. R. mit Medikamenten zur Blutdruck-und Herzfrequenznormalisierung und über eine Volumenreduktion und eine Ausschwemmung von Wasser.

Eine weitere Form des Lungenödems ist nicht durch das ursächliche Pumpversagen des Herzens, sondern durch einen »Angriff von außen« verursacht (Synonym: nicht-kardiales Lungenödem). Genauer handelt es sich um Viren, Bakterien, (Brand-)Gase, Aerosole, Säuren, Aufpralltraumen, Tauchunfall, Höhenkrankheit etc. Vermittelt über Gift- und Botenstoffe können diese Angreifer dafür sorgen, dass die Lungen-Strombahn löchriger und wasserdurchlässiger wird, es sudet Gewebewasser aus, Atemnot entsteht, wie oben beschrieben, durch eine fälschliche Wasserablagerung im Lungengewebe. Die Therapie richtet sich bei nicht-kardialen

Lungenödemen nach der Ursache: Bakterien werden i.d.R. mit Antibiotika bekämpft, Säuren mit Säureblockern, Gase und Dämpfe sollten gemieden werden, bei viraler Genese und nach Aufpralltraumen hilft oft nur die Eigenheilung des Körpers selbst und bei Höhe oder Tiefe muss der Körper physikalisch seinem normalen Umgebungsdruck angepasst oder alternativ akklimatisiert werden.

Pleuraerguss

Bei einem Pleuraerguss handelt es sich um eine vermehrte Wasseransammlung im Pleuraspalt. In der Regel entsteht diese aufgrund von Entzündungen – aber nicht immer.

Für einen Laien dürfte es schwer sein, sich den Unterschied zwischen einem Lungenödem (diffus, zurückgestaut, aufgequollen, im Lungengewebe) und einem Pleuraerguss (der Schwerkraft folgend, im Sitzen meist unten im Brustkorb, außerhalb der Lunge, aber innerhalb des Brustkorbs gelegen) vorzustellen. Aus einem Lungenödem kann in der Folge auch ein Pleuraerguss resultieren. Somit können beide Wasseransammlungen durch ein Pumpversagen des Herzens verursacht werden. Der Pleuraerguss bildet eine Wassersäule im Brustkorb, gegen den sich die Lunge nicht mehr ausdehnen kann, dies verursacht Atemnot. Ein Pleuraerguss muss entweder physikalisch oder medikamentös ausgeschwemmt oder aber mittels Pleurapunktion/-drainage entlastet werden. Sobald der Erguss abpunktiert ist, kann sich die Lunge wieder vollends ausdehnen, die Atemnot ist augenblicklich gelindert oder verschwunden. Die Wassersäule eines Pleuraergusses kann aufgrund einer Lungenembolie, einer Lungenentzündung, einer Tumorerkrankung, einer Leberzirrhose oder – als häufigste Ursache bei jungen Menschen – aufgrund einer Tuberkulose entstanden sein. Das Wasser im Pleuraspalt kann sich seinerseits wieder entzünden und zu einem Pleuraempyem (Eiter im Pleuraspalt) oder zur Pleuraschwarten (Verklebungen zwischen Rippen- und Lungenfell, Verdickung des Rippenfells) führen. Die Ursache für einen Pleuraerguss zu finden und die entsprechende Therapie einzuleiten ist in der Regel eine ärztliche Aufgabe.

Atemwegsinfektionen und -erkrankungen

Infektionen und Entzündungen lassen sich durch vier Hauptvertreter von großen Erkrankungen zusammenfassen: Zwei davon treten akut auf (Minimalversion: Halsschmerzen, Maximalversion: Lungenentzündung), zwei davon sind chronisch (Asthma und COPD = chronisch obstruktive Lungenkrankheit).

Allen gemeinsam ist, dass sie Atemnot auslösen können. Die Mechanismen, die zur Atemnot führen können, sind jedoch sehr unterschiedlich. Bei akuten Erkrankungen liegt das Problem häufig bei der Einatmung (angeschwollene Mandeln, angeschwollene Schleimhaut, verstopfte Nase) oder beim Gasaustausch innerhalb der Lungenbläschen (Lungenentzündung). Bei chronischen Erkrankungen hingegen liegt das Problem zumeist bei der Ausatmung (Kollaps der Atemwege, Anhäufung von CO_2-Gasen, Überblähung der Lunge, Schleimverlegung).

Akute Erkrankungen treten plötzlich auf

Fieber, Husten, Schnupfen, allgemeines Schwächegefühl, Abgeschlagenheit und Schüttelfrost sind Anzeichen für eine Infektion. Ausgelöst wird eine akute Nebenhöhlenentzündung (Sinusitis) oder Entzündung der Bronchien (Bronchitis) i. d. R. durch Viren (Rhino-, Parainfluenza-, Corona-, RS-Viren, Influenza A und B). Seltener (in ca. 5 % der Fälle) kommt es zu einer zusätzlichen Infektion mit Bakterien (= bakterielle Superinfektion). Auch Pilze können zu akuten Atemwegserkrankungen führen. Ein bekanntes Sprichwort besagt: »Eine Erkältung dauert ohne Behandlung sieben Tage und mit Behandlung eine Woche.«

Hintergrund für diese Volksweisheit ist, dass der Körper schlicht und einfach einige Tage braucht, um Verteidigungszellen = Antikörper zu bilden. Dieser Prozess lässt sich nicht beschleunigen. Bei einem reinen Virusinfekt (z. B. Grippe) kommt es nach einer Woche zu einer deutlichen Befundbesserung, nach 2 Wochen sollten alle Symptome abgeklungen sein. Im Falle einer bakteriellen Superinfektion kann sich die Erkrankung auf 4–5 Wochen oder länger ausdehnen. Ein deutliches Zeichen für eine bakterielle Erkrankung ist die Gelb- oder Grünfärbung des Sputums oder des Rachensekrets. In diesem Fall sollten Sie einen Arzt konsultieren, die Hinzunahme eines Antibiotikums sollte in Erwägung gezogen werden. Wie oben bereits erwähnt, ist bei akuten Erkrankungen die Einatmung und/oder der Gasaustausch innerhalb der Lunge gestört. Die Einatmung kann durch das Anschwellen von Schleimhaut, Mandeln oder Bronchien bedingt sein. Typisch ist hier, dass die Einatmung ein pfeifendes Geräusch (= Stridor) mit sich bringt. Vergleichbar mit einer zugeschwollenen Nase, durch die nur erschwert Luft eingesogen werden kann. Für Linderung können – je nach Ursache – folgende Maßnahmen sorgen: Nasenspülung, Mundspülung, Gurgeln, Wassereis-Konsum (vor allem bei Kindern), Eiskrawatte, Erhöhung der Trinkmenge, Nasensprays, Cortison, Adrenalin, entzündungshemmende Medikamente, Beruhigung, Einatmung von kühler, frischer Luft.

Die Kombination von Atemnot und Stridor ist grundsätzlich ein Alarmsignal, auf das unverzüglich reagiert werden muss.

Jede Anschwellung der Atemwege kann zu einer lebensbedrohlichen Situation führen, insbesondere im Rahmen eines Traumas (Sturz, Kampf, Würgegriff, Blutung) oder im Rahmen einer akuten allergischen Reaktion (Bienen-, Wespengift-Allergie, Lebensmittelallergie). Im Zweifelsfall wählen Sie umgehend den Notruf (Tel. 112) und bewahren Sie Ruhe (Seite 66).

Abgesehen von akuten Erkrankungen, die zu einer Einengung der Atemwege führen (Stridor, Bronchitis, Angina), können alle Formen der Lungenentzündung zu Atemnot führen, da sie den Gasaustausch erschweren. In den Lungenbläschen (Seite 18) werden normalerweise auf einer Strecke von einem 10tel Millimeter die Gase Sauerstoff (O_2) und Kohlendioxid (CO_2) gegeneinander ausgetauscht. Kommt es hier zu einem Anschwellen des Gewebes, dann reduziert sich der Gasaustausch deutlich, da das Gas nun über eine viel dickere Trennwand (Membran) den Wechsel von der Luft zur Blutbahn und umgekehrt von der Blutbahn zur Luft vollziehen muss. Das gelingt nun nicht mehr jedem Molekül, zur Kompensation erhöht der Körper alle Faktoren, die er zur Beschleunigung seines Stoffwechsels erhöhen kann: Atemfrequenz, Herzfrequenz und Temperatur.

Eine Lungenentzündung dauert i. d. R. 10–14 Tage, zur vollständigen Abräumung aller Entzündungsreaktionen (Exsudate, Pleuraergüsse, diese entstehen in bis zu 50 % der Fälle, Seite 73) benötigt der Körper i. d. R. 4 Wochen. Das erklärt, warum man sich – auch bei Beschwerdefreiheit – innerhalb dieser 4 Wochen nicht vorzeitig belasten sollte. Der Körper ist noch geschwächt, es stehen gewissermaßen Haus und Tür offen für neue, weitere Infektionen, die keiner braucht. Schonen Sie sich, achten Sie auf Ihre Atemfrequenz und kontrollieren Sie Ihre 6MWD (Seite 41). Zur körperlichen Routinebelastung sollten Sie nicht übergehen, bevor Sie bei Ihren Ausgangswerten für diese Messwerte angelangt sind.

Chronische Erkrankungen herrschen länger vor

Asthma und COPD sind die Hauptvertreter der chronischen Atemwegserkrankungen, ihnen gemein ist, dass neben der Einatmung vor allem die Ausatmung erschwert ist. Es handelt sich um sogenannte obstruktive Atemwegserkrankungen, die Ausatmung wird durch eine Obstruktion behindert. Als Obstruktion bezeichnet man eine Verstopfung oder Verengung von Gefäßen oder Kanälen (Ursache: Schleim, Sekret, Auswurf, Kollaps der Atemwege, Verkrampfung/Verengung der Bronchien = Bronchospasmus). Durch kleine Öffnungen im jetzt reduzierten Bronchusdurchmesser kann zwar noch eingeatmet werden, die Ausatmung ist jedoch erschwert (z. B. wegen Wandinstabilität, Bronchiolenkollaps), sodass in der Folge die Lunge aufgrund der im Bronchus befindlichen Restluft überblähen kann. Es bildet sich ein sogenanntes Lungenemphysem (Seite 80).

Asthma

Allergisches Asthma beginnt meist im Kindesalter, nicht-allergisches Asthma beginnt erst im mittleren Lebensalter (> 40 Jahre). Das Asthma betrifft ca. 5 % der erwachsenen Bevölkerung und ca. 10 % der Kinder, es kann allergisch (Gräser, Pollen, Hausstaub etc.) oder nicht-allergisch (Berufsstäube, Mehle, Refluxkrankheit, Medikamente, körperliche Anstrengung, chemisch-irritativ oder toxisch wirkende Stoffe etc.) bedingt sein; es ist mit einer genetischen Disposition vergesellschaftet, also zu Teilen erblich. Atemnot tritt hier plötzlich und anfallsartig auf. Neben Meidung der Auslöser (Pollen, Hausstaub, Tierhaare, Medikamente etc.) ist beim Asthma die konsequente Verwendung eines Cortisonsprays wichtig, da bei einer Asthmaerkrankung von einer chronischen Entzündung der Lungenschleimhaut und von einer Hyperreagibilität selbiger ausgegangen wird. Inhalative Cortisonsprays entwickeln ihre anti-entzündliche Wirkung erst nach der ersten Behandlungswoche, das heißt, für eine Akuttherapie ist ein Cortisonspray nicht geeignet. Im Notfall verwendet man Cortisontabletten oder sogar Cortison i.v. (Notfallmedizin) und Medikamente, die zu einer Weitstellung der Atemwege beitragen (Betamimetika-Sprays). Ihre Wirkung tritt binnen einer Minute ein, die Applikation erfolgt bevorzugt über Sprays, da bei Inhalation bereits 10 % der sonst nötigen i.v. Dosis genügen. Betamimetika-Sprays kann der Patient im Notfall selbst anwenden.

Ein Asthma-Patient sollte in der Lage sein, den Schweregrad seiner Erkrankung und/ oder die Effektivität seiner (neuen) Medikation selbst einzuschätzen. Das gelingt ganz leicht mit dem Asthmakontrolltest (ACT) (Seite 167).

Für jede Therapie mit Inhalativa ist eine Schulung in der Verwendung der Medikamente anzuraten, insbesondere dann, wenn eine Umstellung auf ein neues Präparat erfolgte. Studien zufolge nehmen 60% der Patienten ihre Sprays falsch ein, ihre Medikamente wirken so nur bedingt oder erst ab unnötig hohen Dosen. Im Internet oder über den Hersteller lässt sich für fast jeden Applikator ein Anwender-Video finden, googeln Sie dieses und bemühen Sie sich, inhalative Medikamente tief in die Lunge einzusaugen, denn nur so können sie dort ihre Wirkung entfalten. Wichtig ist, dass die Lungenverengung (Obstruktion) beim Asthma i.d.R. durch Therapie voll reversibel ist. Dies gilt leider nicht für die COPD.

Asthma-COPD-Overlap-Syndrom (ACO)

Bevor Sie in diesem Kapitel weiterlesen, beachten Sie bitte, dass es ein sogenanntes Asthma-COPD-Overlap-Syndrom (ACO) gibt. Es ist auch für Ärzte oft nicht einfach zu entscheiden, ob bei einem Patienten, der an einer obstruktiven Atemwegserkrankung leidet, ein Asthma oder eine COPD vorliegt. Die Symptome sind ähnlich, hingegen ist die Therapie der jeweiligen Krankheiten eine ganz andere. Eine genaue Befragung des Patienten kann – neben allen technischen Befunden – den entscheidenden Hinweis auf die eine oder andere Erkrankung bringen. Helfen können folgende 4 Fragen:

Unterscheidung zwischen Asthma und COPD

Frage	Asthma	COPD
Wie hat die Atemnot begonnen?	früh, saisonal, plötzlich	langsam schleichend
Beschreiben Sie Ihren Husten!	anfallsartig, trocken, bellend, nachts; Atemnot teils schon morgens vor dem Aufstehen	mit Auswurf, befreiender Husten, Atemnot erst morgens nach dem Aufstehen, hustet chronisch
Haben Sie Allergien?	oft ja	oft nein
Rauchen Sie?	oft nein	oft ja

COPD: chronische Bronchitis

Die COPD ist der traurige Bronzemedaillen-Gewinner im Hinblick auf die Todesursachen weltweit, hinter der Erkrankung der Herzkranzgefäße (Gold) und dem Schlaganfall (Silber). Die COPD ist die häufigste chronische Atemwegserkrankung.

Von einer chronischen Bronchitis (COPD) spricht man, wenn in 2 Jahren während mindestens 3 aufeinander folgenden Monaten pro Jahr Husten und Auswurf vorhanden waren. Die COPD betrifft ca. 13% der Bevölkerung > 40 Jahre; es handelt sich um eine i.d.R. vermeidbare Erkrankung, die besonders häufig bei Rauchern auftritt, und sie ist äußerst selten genetisch bedingt (Alpha-1-Antitrypsinmangel). Typisch ist, dass die Atemnot bei Belastung auftritt. Männer sind häufiger betroffen als Frauen.

Bei Rauchern, die über 40 Jahre alt sind und an allen drei der sogenannten AHA-Symptome leiden (Atemnot, Husten, Auswurf), liegt mit einer Wahrscheinlichkeit von 50% eine COPD vor.

Diese Erkrankung verschlechtert sich i. d. R. stufenweise im Rahmen von sogenannten Exazerbationen (Ausbrüchen), die durch Infektionen oder inhalative, entzündliche Irritantien (Rauch, Gas, Staub etc.) getriggert werden können. Jeder Ausbruch führt zu einer Verschlechterung der Lungenleistung, das heißt, Ausbrüche müssen um jeden Preis vermieden werden. Rauchstopp, Impfung (vor allem ggf. Pneumokokken, Influenza, Covid-19), körperliches Training (zur Vermeidung einer Erschöpfung der Atemmuskulatur und zur allgemeinen Stärkung) helfen hierbei. In der aktuellen Pandemie hilft ferner das Tragen eines Mund-Nasen-Schutzes. Therapeutisch steht bei der COPD an erster Stelle der Rauchstopp, da er in 90% der Fälle ursächlich für die Erkrankung ist. Darüber hinaus hat sich eine duale Bronchodilatation (Anticholinergikum und Betamimethikum) und – in Sonderfällen – zusätzlich die Gabe eines inhalativen Corticoids (ICS) als Goldstandard entwickelt. Sollte es doch zu einer akuten Verschlechterung der Atmung kommen, ist – bei entsprechenden Laborwerten, Atemnot und einer Grün- oder Gelbfärbung des vermehrt gebildeten Sputums – zügig mit einer breiten Antibiose, ggf. zusätzlich mit einer i.v.-Gabe von Cortison gegenzusteuern. Akute Exazerbationen erfordern in vielen Fällen eine stationäre Behandlung.

- 30–50% der schwer betroffenen COPD-Patienten entwickeln sogenannte Bronchiektasen (Aussackungen der Bronchien).
- Und die COPD ist die Hauptursache für eine irreversible Erweiterung der Lufträume im Bereich der kleinsten Bronchien und der Lungenbläschen, genannt Lungenemphysem.

Aus didaktischen Gründen wurde die Beschreibung dieser beiden Atemwegsveränderungen, die bei einer COPD gehäuft vorkommen, in den folgenden Abschnitt zum Rauchen aufgenommen. Es muss aber betont werden, dass sowohl das Lungenemphysem als auch die Bronchiektasen bei vielen anderen Grunderkrankungen (angeboren: Mukoviszidose, Ziliendyskinesie etc./erworben: COPD, Lungentuberkulose, Tumor etc.) vorkommen oder sogar für diese Krankheitsbilder typisch sind. Die Tatsache, dass beide Lungenveränderungen auch bei Rauchern zu finden sind, begründet die Darstellung in den nächsten Abschnitt.

Rauchen

In diesem Abschnitt sollen die Zusammenhänge zwischen Nikotininhalation und Lungenschädigung samt deren Spätfolgen erklärt werden.

Angaben des Bundesgesundheitsministeriums zufolge rauchen in Deutschland ca. 27% der erwachsenen Männer und 20,8% der erwachsenen Frauen.

Was passiert in der Lunge beim Rauchen?

Wie bereits im theoretischen Teil erklärt, ist die Lunge mit einem Selbstreinigungssystem, dem sogenannten Flimmerepithel (Seite 16) ausgekleidet. Dieses transportiert kleinste Partikel aus dem System des Bronchialbaums über die »Strada del Sole« zum Ausgang der Lunge. Neben dem Flimmerepithel gibt es schleimproduzierende Zellen (Becherzellen), die zur Reinigung der Lunge beitragen können. Neutrophile Granulozyten sind eine Untergruppe der Verteidigungszellen des menschlichen Körpers, die ebenfalls zur Reinigung der Lunge beitragen. Neutrophile Granulozyten können Enzyme (Protease/Elastasen) freisetzen, die dabei helfen, das Gewebe von Stoffwechsel-Überresten zu befreien. Damit diese Enzyme der neutrophilen Granulozyten nicht versehentlich anfangen, das eigene Lungengewebe abzutransportieren, gibt es sogenannte Protease-Blocker oder auch Protease-Inhibitoren. Alpha-1-Antitrypsin ist der am stärksten vertretene Blocker gegen Proteasen.

Es ist von höchster Bedeutung, dass das Gleichgewicht zwischen Proteasen, die aufgrund von einer Entzündung, einer COPD oder Asthma-Erkrankung ausgeschüttet wurden, und Protease-Inhibitoren stimmig ist, da es sonst tatsächlich zu einer »Selbstverdauung« des Lungengerüstes kommt.

Und genau hier ist der Kasus knaxus des Rauchens vergraben: Nikotin- und Shisha-Rauch blockt die Blocker, die eine Selbstverdauung der Lunge verhindern würden!

COPD-Tests

Den Schweregrad Ihrer COPD-Erkrankung können Sie ganz einfach mit dem 6-Minuten-Gehtest (6MWD, Seite 41) ermitteln. Anhand der erzielten, maximal möglichen Gehstrecke binnen 6 Minuten können Sie mit dem Bild der deutschen Atemwegsliga abschätzen, in welchem Schweregrad der COPD Sie sich befinden. Sollten Sie auf Hilfsmittel angewiesen sein (mobiler Sauerstoff, Rollator, Gehhilfe), so verwenden Sie diese bitte auch bei der Durchführung des Tests.

Einen Screening-Test zur Ermittlung der Alltagsbelastung und der Symptome bei COPD bietet der COPD-Assessment-Test (Seite 167).

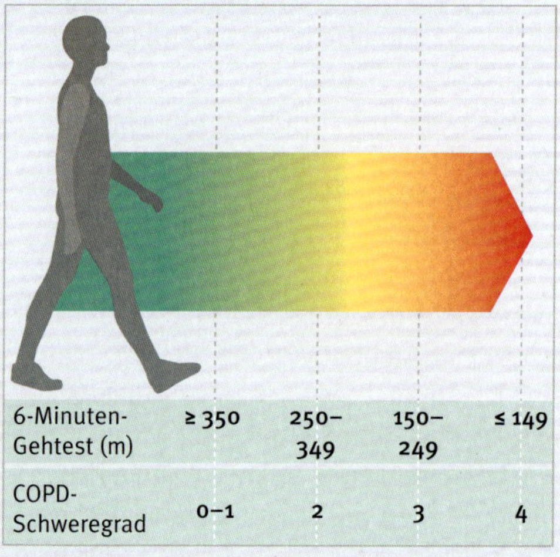

6-Minuten-Gehtest (m)	≥ 350	250–349	150–249	≤ 149
COPD-Schweregrad	0–1	2	3	4

Die Protease-Inhibitoren werden durch Rauch geblockt. Außerdem wird das Flimmerepithel der Lunge durch Nikotin gelähmt, manchen Literaturangaben zufolge für ganze 7–8 Stunden pro Zigarette. Bei chronischem Nikotinkonsum kommt es also zu einer Zerstörung des Flimmerepithels. Als letzte Verteidigung des Bronchialsystems bleibt nur noch die Schleimproduktion der Becherzellen. In der Tat beginnt der Körper nun vermehrt Schleim (Auswurf, Sputum) zu produzieren. Da dieser allerdings nicht mehr über ein intaktes Flimmerepithel nach außen transportiert werden kann, beginnen Raucher zu husten. Zuerst morgens, da sich über Nacht sehr viel Schleim in den Bronchien angesammelt hat, später auch tagsüber. Die schleimverlegten Lungenabschnitte stehen der Sauerstoffversorgung freilich bis zur Schleimentfernung nicht mehr zur Verfügung, es entsteht Atemnot. In Ruhe wird man diese noch nicht bemerken, wohl aber bei Anstrengung. Die Atemnot wiederum wird von Rauchern in diesem Stadium häufig als Trainingsmangel (Seite 89) abgetan – sie meiden jede Überanstrengung und werden hierdurch noch hinfälliger. Wie bereits beschrieben, sind der Nikotinkonsum und die obstruktive Atemwegserkrankung COPD eng miteinander verbunden.

Für Raucher ab dem 40. Lebensjahr gilt: Wenn Auswurf, Husten und Atemnot vorliegen, dann haben sie mit einer Wahrscheinlichkeit von 50 % eine COPD (AHA-Symptome).

Der Rauch zerstört nicht nur das Flimmerepithel der Lunge, sondern auch das der Nase. Auch sie kann sich nicht mehr auf ihre alten Reinigungsmechanismen verlassen, weshalb die Schleimbildung im Mund-Nasen-Rachenraum zunimmt und auch dort Schleimverlegungen häufiger auftreten. Es kommt zur Entzündung der Nasen-Nebenhöhlen (Sinusitis). Außerdem sind Raucher weniger empfänglich für Bitterstoffe, ihr Geschmackssinn wird durch das Nikotin verändert und ihr Geruchssinn ist limitiert. Der fahle Mundgeruch von Rauchern ist durch ein gestörtes Mikrobiom im Mund-Nasen-Rachenraum und durch kalten Restrauch in der Ausatemluft bedingt.

Rauchen kostet Geld und Lebenszeit

In Summe gibt es über 16,5 Millionen Raucher in Deutschland. Wenn jeder von ihnen eine Schachtel Zigaretten (à 7,20 Euro) pro Tag konsumiert, so setzen die erwachsenen Raucher in Deutschland jeden Monat 3,564 Billionen Euro in Luft um. In Anbetracht der Tatsache, dass das eine enorme Geldsumme ist, möchte man glauben, dass die rauchende Bevölkerung die Gesundheit aller mitfinanziert – weit gefehlt! Die Kosten, die durch die Behandlung von Nikotin-assoziierten Erkrankungen jährlich anfallen, übertreffen den Anteil, der aus der Tabaksteuer an den Staat abgeführt wird, bei weitem; ca. 127.000 Menschen sterben in Deutschland jährlich an den Folgen des Nikotinkonsums.

Warum Rauchen zu einem Lungenemphysem führt

Um nochmals auf das Ungleichgewicht zwischen Proteasen (Enzymen) und Proteasen-Blockern (Enzym-Blockern) zu sprechen zu kommen:

Die Selbstverdauung der Lunge kann im fortgeschrittenen Zustand zu einem sogenannten Lungenemphysem führen. Es handelt sich hierbei um eine irreversible Erweiterung der Lufträume im Bereich der kleinsten Bronchiolen und der Lungenbläschen, was durch eine Destruktion ihrer Wände bedingt ist. Die Hauptursache für das Entstehen solch einer Destruktion ist die COPD, deren Hauptursache wiederum das Rauchen und das o.g. Ungleichgewicht zwischen Proteasen und Proteasen-Inhibitoren ist. Der zweite Grund für das Entstehen eines Emphysems ist ein Alpha-1-Antitrypsinmangel (AAT-Mangel), welcher erblich ist und ca. 7 % der Bevölkerung in der abgemilderten (heterozygoten) Version betrifft. An der schweren (homozygoten) Version der Erkrankung leiden ca. 0,1–0,2 % der Bevölkerung – wobei in Deutschland nur etwa ein Drittel von ihnen die Diagnose erhalten hat. Die anderen zwei Drittel müssen rechnerisch aufgrund der Erblichkeit existieren, sie wurden aber noch nicht identifiziert. Will heißen: Jeder Raucher, der Husten, Auswurf und Atemnot hat, sollte mindestens einmal in seinem Leben auf einen AAT-Mangel hin untersucht worden sein (denn dieser ist kausal therapierbar).

Wenn nun die Wände der Alveolen zerstört und irreversibel erweitert wurden, dann hat ein Lungenemphysem konkret zwei ungünstige Folgen: Die Gasaustauschfläche der Lunge wurde reduziert, da Alveolen irreversibel zerstört wurden und der sogenannte Totraum wurde vergrößert. Der Platz also, an den man mit jedem Atemzug zwar Luft hinatmet, diese aber anschließend auch wieder entfernen muss, ungünstig also, wenn diese Luft a) nicht an der Gasaustauschfläche vorbeigekommen ist und b) wenn man ohnehin Probleme mit der Ausatmung hat – wie der COPD-Patient zum Beispiel. In der Konsequenz aller hier genannten ungünstigen Aspekte »überbläht« die Lunge. Sie nimmt schlussendlich sogar dem Herzen Platz weg, da beide Organe im knöchernen Brustkorb ihren Platz haben, und wenn nun ein Organ übergroß wird, so reduziert sich der Platz für das andere Organ.

Bronchiektasen

Es gibt noch eine weitere Destruktionserkrankung der Lunge: die Bronchiektasen. Es handelt sich ebenfalls um eine irreversible Ausweitung der Bronchien, diesmal sind die mittelgroßen und distalen Bronchien betroffen. Der Grund für diese Aussackung ist eine Zerstörung der Muskulatur und des elastischen Bindegewebes aufgrund verschiedener angeborener oder erworbener Ursachen: Mukoviszidose, Asthma, COPD, chronische Bronchitis bei Rauchern, AAT-Mangel, Lungentuberkulose, Verengungen durch einen Tumor etc. Man muss sich bewusst machen, dass die hier genannte Bronchus-Anomalie in einem Bereich des Lungenbaumes entsteht, der normalerweise von Ringknorpeln stabilisiert wird. Werden diese Strukturen zerstört, bilden sich kleine Taschen, vergleichbar mit einem Blinddarm oder mit Divertikeln des Dickdarms. Bei Lungen-Aussackungen dieser Größe kommt es zu einer sogenannten Mukostase – der Schleim bleibt unveränderlich in den Bronchien stehen, es entsteht eine Oase für Keime. Der Auswurf ist bei Betroffenen oft dreigeschichtet: Sie fördern Schaum,

Schleim, Eiter zu Tage und das Sputum riecht süßlich-abgestanden. Wenn Betroffene morgens aufwachen, müssen sie zunächst über eine sogenannte »Bronchialtoilette« die Atemwege reinigen. Hierzu gehören Kopf-über-Lagerung, Klopfmassage, Vibrationsmassage und Inhalation. Der Auswurf, der hierdurch zu Tage gebracht wird, füllt oftmals den gesamten Mundraum aus. Therapeutische Optionen wären: Lungensport zur Kräftigung der Muskulatur, Antibiose zur Behandlung von Infektionen, Segmentresektion oder Entfernung einzelner Lungenlappen (falls der Befall einseitig ist) und als letzte Möglichkeit eine Lungentransplantation.

Lungenkrebs

In den 1970er-Jahren galt es für Nachrichtensprecher noch als salonfähig, beim Vorlesen der all-abendlichen Tagesschau eine Zigarette zu rauchen. Aus heutiger Sicht unvorstellbar! Mittlerweile weiß man, dass 85 % aller Lungenkrebs-Erkrankungen durch Zigarettenrauchinhalation bedingt sind. 5 % aller Lungenkrebs-Erkrankungen werden beruflichen Kontakten mit krebserregenden Stoffen zugeschrieben, allen voran natürlich Asbest.

Die Diagnose einer »chronischen Bronchitis oder COPD« ist grundsätzlich als Ausschlussdiagnose zu verstehen. In der Medizin bedeutet das, dass man andere Ursachen für den chronischen, Auswurf fördernden Husten zunächst ausschließen muss. Das geschieht i. d. R. mit einer Röntgenaufnahme der Lunge. Sollte das Ergebnis unklar sein, so kann man die Diagnostik um eine Computertomographie (CT) der Lunge und/oder um einen Lungenspiegelung (Bronchoskopie) erweitern. Es gilt dabei vor allem, das Vorliegen eines Lungentumors (Lungenkrebs) auszuschließen. Neben Husten und Auswurf kann auch der Lungentumor für Atemnot sorgen, dann nämlich, wenn er größere Areale der Lunge in Mitleidenschaft zieht. Bluthusten ist grundsätzlich ein Alarmzeichen, das umgehend abgeklärt werden muss, denn Bluthusten kann als Hinweis auf einen Lungentumor gewertet werden. Weitere typische Zeichen für eine Krebserkrankung sind: deutlich vermehrter Nachtschweiß, Abnahme des Appetits, Abnahme des Körpergewichts, wiederkehrende

Verminderte Einsekundenkapazität

Die Einsekundenkapazität der Lunge nimmt ab dem 30. Lebensjahr aufgrund von Alterungsprozessen jährlich ab. Bei Nichtrauchern um 20 ml/Jahr. Oder anders ausgedrückt: Das Volumen, das man in 1 Sekunde maximal ausatmen kann, sinkt bei Gesunden Über-30-Jährigen um 400 ml in 20 Jahren.
Aufgrund der Irritationen und Reizungen der Lunge ist es bei Rauchern, COPD-Patienten und bei Menschen, die an einem AAT-Mangel leiden, anders:

- Der Raucher verliert ca. 40–60 ml/Jahr,
- der COPD-Patienten ca. 60–80 ml/Jahr und der
- AAT-Mangel-Patient ca. 100–120 ml/Jahr.

Es sei dem Leser selbst überlassen, das 20-Jahre-Ergebnis für Raucher zu berechnen und es von der (oder seiner eigenen) Einsekundenkapazität (Seite 160) abzuziehen.

Lungenentzündungen, Therapieversagen bei Behandlung einer vermeintlichen Erkältungserkrankung, Veränderung der Stimme (z. B. chronische Heiserkeit).

Die Therapie richtet sich nach der Art und Ausdehnung des Tumors, von Operation über Bestrahlung und Chemotherapie bis hin zur personalisierten Tumortherapie (Antikörper-Behandlung, Tyrosinkinase-Inhibitoren) und Immuntherapie ist heute alles möglich. Die Entscheidung für die jeweilige Therapie wird i. d. R. durch den Beschluss eines Tumorboards festgehalten. Das Tumorboard ist ein Treffen von Fachärzten mehrerer Fachdisziplinen (Radiologie, Pneumologie, Chirurgie, Strahlentherapie, Onkologie u. a.), das pro Zentrum/Klinik nach Möglichkeit einmal pro Woche stattfindet. Die oft weitreichende Entscheidung für oder gegen eine Therapieempfehlung wird durch die jeweiligen Tumorboards bestmöglich von allen relevanten Seiten betrachtet. Wohlgemerkt: Ein Tumorboard entscheidet nicht über eine Therapie, sondern gibt eine Therapieempfehlung ab. Dabei werden die gesundheitliche Situation des Patienten, aber auch die Möglichkeiten des jeweiligen Hauses und der Infrastruktur berücksichtigt. Die Entscheidung für oder gegen eine Therapie trifft letztendlich der Patient selbst – ggf. tut er dies auch erst, nachdem er sich eine Zweitmeinung eingeholt hat.

Pneumothorax

Bei einem Pneumothorax (= Pneu; partieller Zusammenfall der Lunge) wird der Sog, mit dem die Lunge in ihrer Bewegung passiv dem Brustkorb folgt, zerstört. Genauer wird der Wasserfilm im Pleuraspalt zwischen Lungenfell und Rippenfell verdrängt, es sammelt sich stattdessen Luft im Pleuraspalt an. Als Folge fällt die Lunge in sich zusammen, es entsteht Atemnot. Ursachen hierfür können Verletzungen sein (Stichverletzung, Aufprall-Trauma, Rippenbruch, Operationen im Brustkorbbereich etc.). 9 von 100.000 Menschen erleiden pro Jahr einen sogenannten Spontan-Pneumothorax – der Auslöser bleibt unklar. Hinweise auf einen Pneumothorax können neben den o.g. Traumen stechende, einseitige Schmerzen sein, Atemnot zusammen mit Hustenreiz, asymmetrische Brustkorbbewegungen beim Atmen (eine Seite hinkt den Bewegungen der anderen Seite nach), ggf. kommt es zur Luftkissenbildung unter der Haut. Sollte ein Luftkissen da sein, so findet man dieses an den oberen Körperpartien, da Gas aufsteigt. Durch Auflegen der flachen Finger kann man diese Luftkissen (Hautemphysem) eindrücken, es folgt ein knisterndes Geräusch das an Plastikfolie und Brausepulver erinnert. Zunächst gilt es, die Ursache für die Entstehung des Pneumothorax zu finden. Bei kleinen Pneumothorax-Bildungen, kann man ggf. zuwarten, es kann zu einer spontanen Selbst-Resorption des Pneus kommen. Bei größeren Pneus braucht es ärztliche Behandlung. Therapeutisch braucht es dann eine vorübergehende Soganlage, um die Luft aus dem Pleuraspalt zu entfernen und beide Kompartimente (Rippenfell und Lungenfell) wieder mittels Unterdruck aneinanderzulegen. Sollte sich ein Hautemphysem gebildete haben, so resorbiert sich dieses in der Regel binnen der nächsten Tage von selbst, das Hautemphysem bedarf keiner weiteren Therapie.

Lungenembolie

Plötzliche Atemnot kann nach längerem Liegen, Sitzen, nach einer Operation oder im Rahmen einer Schwangerschaft als Folge einer akuten Lungenembolie auftreten. Grund ist zumeist ein Blutgerinnsel, das sich in > 90 % der Fälle in den Beinvenen gebildet hat. Eine sogenannte Beinvenenthrombose kann bemerkt werden, in 75 % der Fälle wird sie aber übersehen, da sie nicht immer Beschwerden verursacht.

Wenn sich das Gerinnsel in Teilen oder als Ganzes losreißt und mit dem Blut zurück zur Lunge gelangt, kann es dort schlagartig Blutgefäße verstopfen (embolisieren). Eine fulminante Lungenembolie kann binnen Minuten zum Tod führen. Plötzliche Atemnot, Hechelatmung, schneller Herzschlag und Brust- oder auch Bauchschmerzen, Husten, Blutbeimengung im Sputum oder Kreislaufkollaps können Anzeichen für eine Lungenembolie sein. Die Mehrzahl der tödlichen Embolien verlaufen in Schüben, es kündigen sich mit den oben beschriebenen Symptomen verschiedene Signalembolien an. Therapeutisch ist eine medizinische Blutverdünnung einzuleiten, zur Vermeidung einer erneuten Embolie werden Kompressionsstrümpfe angepasst, langes Sitzen/Liegen sollte vermieden und der Stuhlgang reguliert werden (morgendliches Pressen vermeiden), ggf. ist eine lebenslange Blutverdünnung nötig.

Mögliche Zeichen für eine tiefe Beinvenenthrombose (TVT)

- einseitige Umfangszunahme des Beins (meistens ist der Unterschenkel betroffen)
- speckig glänzende Haut des betroffenen Beins
- vermehrte Gefäßzeichnung von oberflächlichen Venen/Krampfadern
- Pelzigkeitsgefühl

Lungenfibrose

Für Atemnot kann – mit schleichendem Verlauf – auch eine Lungenfibrose sorgen. Im Zusammenhang mit der aktuellen Covid-19-Pandemie kommt es vermehrt zur Ausbildung einer Lungenfibrose. Das Lungengewebe wird hierbei durch die vermehrte Bildung von Bindegewebe ersetzt. Die Lunge vernarbt und kann nicht mehr wie gewohnt am Gasaustauch teilnehmen. Als Risikofaktoren für die Erkrankung fanden sich bereits vor der Pandemie Infektionen, (Berufs-)Stäube, Rauch, männliches Geschlecht und Erkrankungsalter meist zwischen dem 40. und dem 60. Lebensjahr. Die Hauptaufgabe besteht darin, die Lungenfunktion so lange wie möglich stabil zu halten und weitere akute Verschlechterungen (Seite 93) zu vermeiden. Therapeutisch ist im Verschlechterungsfall der Einsatz von hochdosiertem Cortison und von Antikörpern zur Dauertherapie möglich. Seit der Pandemie konnte man eindeutige Parallelen zwischen Covid-19 und der chronischen Lungenfibrose beobachten. Die gute Nachricht ist jedoch, dass die Vernarbung, welche nach einer Covid-19-Erkrankung auftreten kann, zumindest potenziell reparabel scheint. Therapeutische Optionen sind derzeit noch in der Erprobung, daher lassen sich noch keine prognostischen Aussagen treffen.

(Postoperative) Vernarbungen

Neben der Lungenfibrose, die einer inneren Vernarbung der Lunge gleichkommt, führen auch Vernarbungsprozesse, die außerhalb des Lungengewebes entstehen, zu Atemnot, z. B. nach Operationen. Insbesondere nach Wirbelsäulen- oder Brustkorb-Operationen (Herz-Bypass-Anlage etc.) kommt es häufig – schmerzbedingt – zur Ausbildung einer Schonatmung. Gleiches zeigt sich nach Rippenbrüchen. Je länger die schmerzbedingte Schonatmung beibehalten wird, umso größer ist die Gefahr, dass sich Verklebungen und Vernarbungen im Verletzungs-/OP-Areal bilden, die letztlich das Lungenvolumen verkleinern. Genauer ist eine teilweise Verklebung von Lungenfell und Rippenfell gemeint, diese beiden – bildlich gesprochen – übereinander gestülpten Kuppeln können fortan nicht mehr frei gegeneinander gleiten. Der frühzeitige Beginn mit Atemtherapie und Lungensport kann diesem Prozess entgegenwirken, Schmerzmittel sollten zudem nicht zu vorschnell nach einer Verletzung oder OP beendet werden, um dem Auftreten der schmerzbedingten Schonatmung vorzubeugen.

Skelettale und anatomische Erkrankungen

Anatomische Veränderungen aller Art können zu Atemnot führen, eine ausgeprägte Skoliose (Wirbelsäulenkrümmung) zum Beispiel. Sobald die Symmetrie und die freie Beweglichkeit im Brustkorb behindert werden, ist mit einer reduzierten Ausdehnung der Lunge zu rechnen. Das Zwerchfell muss Platz haben, sich in den Bauchraum hineinzuverlagern, die Rippenmuskeln müssen die Möglichkeit bekommen, durch Anspannung dafür zu sorgen, dass sich die Rippen heben und weiten und so eine Einatmung entstehen kann. Ist dies nicht der Fall, so kann ein Mensch an Atemnot leiden, vor allem bei körperlicher Belastung. Physiotherapie und Atemtherapie können hier zu einer deutlichen Verbesserung beitragen. Medikamentös gibt es Ansätze mit schmerz- und muskelrelaxierenden Substanzen. Weitere Informationen finden Sie in den nachfolgenden Abschnitten und unter Lungenemphysem (Seite 80) und unter Bronchiektasen (Seite 80).

Neurologische Störungen

Zu skelettalen Veränderungen kommt es häufig im Rahmen von neurologischen Störungen. Auch sie können die Atmung beeinträchtigen. Der kleinste und bekannteste Vertreter hierfür ist der Schluckauf. Es handelt sich hierbei um eine Reizung des Phrenikusnervs. Dieser ist für die Übertragung der Bewegungsimpulse auf das Zwerchfell zuständig.

Neurologisch bedingte Atemnot kann akut oder chronisch vorkommen, z. B. bei einem hohen Querschnitt (Durchtrennung der Zwerchfellinnervation) oder auch bei einer Hirnblutung, einem Schlaganfall oder einem Hirnödem. Die letztgenannten drei Fälle behindern die Atmung, da sie das Atemzentrum im Gehirn beeinträchtigen oder schädigen. Therapeutisch wird in diesen Fällen die Atemnot vom Neurologen oder Neurochirurgen behandelt und erstmal nicht vom Lungenfacharzt. Infektionen wie eine Neuroborreliose oder ein Herpes zoster können ebenfalls die Atmung beeinträchtigen, in diesem Fall häufiger durch eine periphere Lähmung (Phrenikuslähmung) als durch eine Beeinträchtigung des zentralen Atemzentrums im Gehirn. Auch können neurologische Erkrankungen (z. B. Poliomyositis und Myastenia gravis) und Vergiftungen (Alkohol, Blei) zu einer Atemstörung führen.

Zwerchfellhochstand

Normalerweise wird das Zwerchfell über den Phrenikusnerv innerviert, er verläuft links und rechts im Brustkorb, der Zwerchfellhochstand ist eine Folge der gestörten Innervation des Zwerchfells. Anders formuliert ist ein Zwerchfellhochstand gewissermaßen ein Schlaganfall, der nur einen Nerven betrifft: den Phrenikus. Bitte beachten Sie, dass das Zwerchfell der zentralen Atempumpe gleichzusetzen ist, es kann bis zu 80 % der Atemarbeit übernehmen (Seite 23). Ist das Zwerchfell auf einer Seite gelähmt, so ist das Fell erschlafft (Fell ohne Spannung) und es kommt ein Zwerchfellhochstand – weit in den Brustkorb hinein – durch das Vorwärtsdrängen der Bauchinnereien zustande. Ein einseitiger Zwerchfellhochstand ist i. d. R. gut über die Gegenseite zu kompensieren, ein beidseitiger Zwerchfellhochstand hingegen ist lebensbedrohlich. Der Phrenikusnerv tritt bereits im Bereich der Halswirbel 3–5 aus dem Wirbelkanal aus (siehe Abb. S. 86) – was Vor- und Nachteile mit sich bringt: Der Vorteil ist, dass Menschen selbst bei einem hohen Querschnitt im oberen Brustkorbbereich auf eine intakte Zwerchfellatmung zurückgreifen können. Der Nachteil ist, dass der Nerv auf seinem langen Weg durch Hals und Brustkorb von vielen Strukturen beengt, gedrückt oder geschädigt werden kann.

Vereinfacht könnte man sagen: Der Nerv, der das Zwerchfell innerviert, verläuft von hinten aus der Halswirbelsäule heraus paarig nach vorne über den großen Kopfwender (M. sternocleidomastoideus) hinein in den Brustkorb. Dort zieht er entlang der Scheide zwischen Lunge und Herz hinunter bis ins Zwerchfell.

Zu einem Ausfall des Phrenikusnervs kann es auch aufgrund von Kälte- oder Gaseinwirkung kommen. So wird bei einer Bauchspiegelung (Laparoskopie) ein Kohlendioxid-Gas verwendet, um die Bauchhöhle von den Eingeweiden abzuheben. Das Gas diffundiert nach der OP über Zwerchfell und Brustkorb langsam ab, vorübergehend kann es hier zu einer Druckläsion des Nervs kommen. Bei Brustkorb-Operationen (z. B. Herzchirurgie) werden die Organe häufig mit einer Kältelösung gekühlt. Der Phrenikusnerv kann hier aufgrund eines »Kälteschocks« vorübergehend seine Tätigkeit einstellen. Gemäß einer Studie aus dem Jahr 2013 kommt es in bis zu 60 % aller herzchirurgischen Eingriffe zu einer (teils vorübergehenden) Irritation des Phrenikusnervs und damit der Zwerchfell-Innervation.

Selbstverständlich kann der Nerv auch direkt (OP; Trauma; Anlage eines zentralen Venenkatheters) durchtrennt oder von einem Tumor (Schilddrüse, Lunge, Leber, Magen, Lymphom) durch Druckschädigung gelähmt werden. Häufig bleibt die Ursache einer Zwerchfelllähmung unbekannt, ein einseitiger Zwerchfellhochstand ist oftmals eine Zufallsdiagnose.

Therapeutisch wäre die gezielte Atemtherapie das Mittel der Wahl. Literaturangaben zufolge kann sich eine Zwerchfelllähmung, wie sie z. B. nach einer Schwangerschaft (Druckläsion) aufgetreten sein kann, binnen 6–24 Monaten regenerieren.

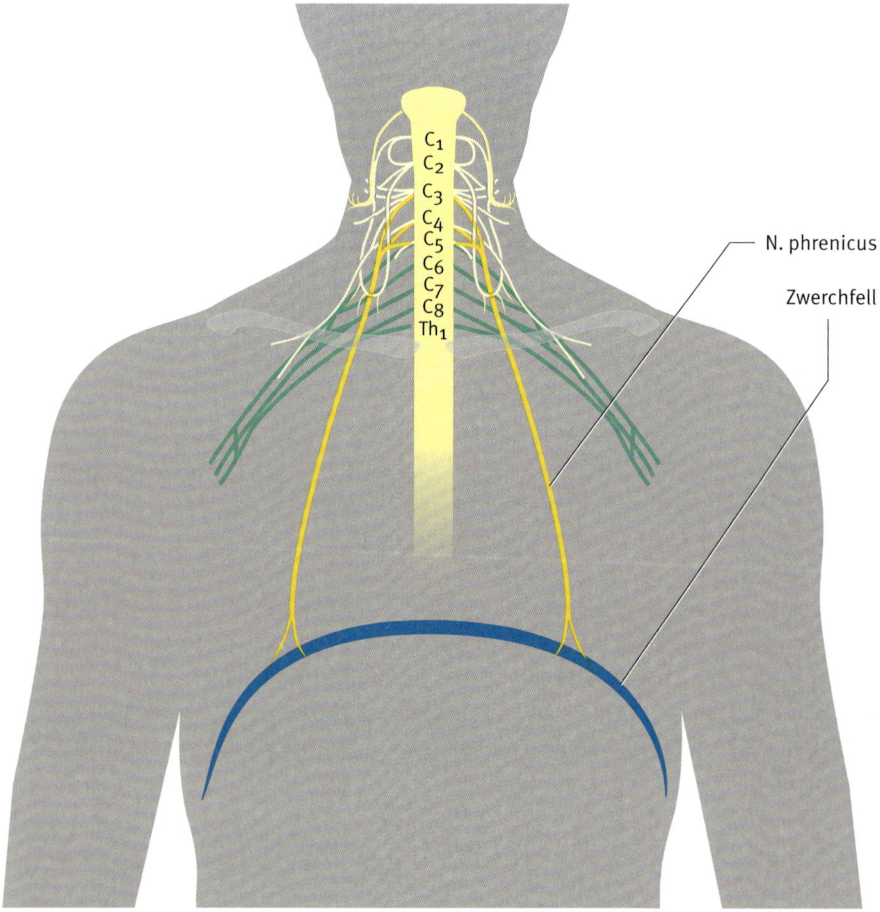

nach: Schwegler J, Lucius R. Plexus cervicalis. In: Schwegler J, Lucius R, Hrsg. Der Mensch – Anatomie und Physiologie. 7., überarbeitete Auflage. Stuttgart: Thieme; 2021.

Wir haben 7 Hals- (C1–7), 12 Brust- (Th1–12), 5 Lenden- (L1–5) und 5 Kreuzbeinwirbel (S1–5). Der Zwerchfellnerv entsteht aus C3–C5 und läuft (außergewöhnlich) lange außerhalb des schützenden Spinalkanals. Aus C5–Th1 treten die Armnerven hervor. Normalerweise verlassen die Nerven auf Höhe ihres Wirkortes das Rückenmark.

Sollte die Lähmung darüber hinaus noch bestehen und sollten Beschwerden wie Atemnot und wiederkehrende Atemwegsinfekte auftreten, so kann eine Zwerchfellraffung (operativ in Spezialzentren) nachweislich zu einer deutlichen und über Jahre anhaltenden Verbesserung der Lungenfunktion führen. Zwar bleibt die gelähmte Seite weiterhin gelähmt, sie kann aber durch eine Raffung gestrafft und zu Teilen fortan von der Gegenseite mitbewegt werden.

Beim Zwerchfellausfall entfällt nicht nur die Atempumpe der betroffenen Seite, sondern auch der Drainage-Effekt der angrenzenden inneren Organe. Zudem kann es zu einer Verklebung und zu einer Fluss-Blockade der hindurchtretenden, gefüllten Röhrensysteme kommen (Aorta, Vena cava, Speiseröhre, Ductus thoracicus).

Vergiftung (Intoxikation)

Zur Atemnot kann es im Rahmen von Vergiftungen (Intoxikationen) kommen. Als Auslöser kommen berauschende Substanzen (Alkohol, Drogen) und Medikamente infrage. Typische Medikamente sind Schmerz-, Schlaf- und Narkosemittel, da sie in der Lage sind, die Atmung zu limitieren. Morphiumhaltige Präparate wie z. B. Fentanylpflaster können zu einer sehr langsamen Atmung führen. Seit dem Jahr 2000 steigen in Deutschland die Verordnungen stark wirksamer Opioide. Der Anstieg ist bei Fentanylpflastern besonders ausgeprägt: Im Jahr 2010 wurden mehr als 40% der stark wirksamen Opioide in Form von Fentanylpflastern verordnet. Immer wieder kommt es zu Überdosierungen (absichtlich oder aus Versehen), wenn z. B. mehrere Pflaster gleichzeitig aufgeklebt werden. Die Pflaster hinterlassen Depots in der Haut, werden sie entfernt, so wirken die von ihnen abgegebenen Depots noch 48 Stunden lang nach. Wärmeapplikation (Wärmflasche, Sauna, Sonne oder Fieber) führt dazu, dass mehr Fentanyl aus diesen Hautdepots in die Zirkulation gerät.

Der Patient bemerkt von der Vergiftung entweder gar nichts oder nur eine Unruhe, die aufgrund seiner reduzierten Atmung entsteht und die er nicht zuordnen kann. Im Notarztdienst sieht man in diesem Fall häufig eine Situation, die »unstimmig« ist. Der Patient hat zu wenig Sauerstoff, er reagiert aber nicht aktiv und agitiert, wie es Lungenpatienten sonst tun, er weiß oft gar nicht, »was denn hier los ist«, und er wirkt teilnahmslos in seiner mitunter lebensgefährlichen Situation. Oft findet man bei diesen Patienten ein weiteres Fentanylpflaster, das versehentlich aufgeklebt worden war und so für die Atemdepression sorgte. Sehbehinderung, Alzheimer-Demenz, wechselndes Pflegepersonal und die fälschliche Meinung, dass »viel viel hilft«, können neben der Opiat-Abhängigkeit Gründe für das Vorhandensein mehrerer Pflaster sein. Intoxikationen fallen häufig erst und nur auf, wenn sich Dritte miteinbringen, intoxikierte Patienten sind selbst meistens nicht mehr in der Lage, nach Hilfe zu rufen.

Sollte Atemnot nach Umstellung von Medikamenten jedweder Art auftreten, so ist dringend ein Arztkontakt nötig.

Überproportionale Bauchgröße

Jede Umfangsvermehrung des Bauches führt zu einer Einengung der Zwerchfellbewegung. Da das Zwerchfell bis zu 80% der Atemarbeit übernehmen kann, ist eine reduzierte Bewegungsfreiheit des Zwerchfells schnell mit Unwohlsein und Atemnot verbunden. Während einer Schwangerschaft werden die inneren Organe in kurzer Zeit ihres Platzes beraubt und in die Ecke gedrängt. Der Bauchinhalt schiebt sich von unten in Richtung Lunge vor, die Trennwand – das Zwerchfell – wird gleichermaßen mit nach oben in Richtung Lunge gedrängt. Im letzten Drittel der Schwangerschaft erhöht sich die Atemfrequenz der Frau, da sie automatisch zu einer leichten Hechelatmung – aufgrund der Minderbeweglichkeit des Zwerchfells – übergeht. Nach weniger als einem Jahr ist dieser Zustand beendet, anders ist dies beim bayerischen Bierbauch. Wohl genährte Bierfreunde kompensieren die Atemnot, die ihnen ihr Bauch bereitet, durch Aufstellen und Aufstützen der Arme. Oder durch eine ausgedehnte Rückenlage. Beobachten Sie beim nächsten Biergartenbesuch einmal genau die Atmung, Atemfrequenz und die Sitz- und Armposition der Gäste. Zu Atemnot führt ferner jede Form von Gasansammlung im Darm (Seite 53).

Schlafapnoe

Das (obstruktive) Schlafapnoe-Syndrom (OSAS/SAS) ist eine weitverbreitete schlafbezogene Atemstörung. Im Berufsalter der 40- bis 60-Jährigen leidet jeder Fünfte an einem Schlafapnoe-Syndrom. In der Altersgruppe der 65- bis 70-Jährigen sind bis zu 60% der Personen betroffen. 80% aller Schlafapnoe-Patienten sind übergewichtig. Frauen sind bis zur Menopause insgesamt seltener betroffen, danach gleichen sich die Statistiken von Männern und Frauen an.

Das Schlafapnoe-Syndrom ist eng mit dem Schnarchen verbunden. Schätzungsweise sind 25% der Erwachsenen und ca. 50% der Menschen im Rentenalter vom sogenannten primären Schnarchen betroffen.

Die Atmung setzt beim SAS oft und für längere Zeit aus oder sie ist nur sehr gering ausgebildet (Verringerung des Atemflusses um 30% und mehr; Fachbegriff: Hypopnoe). Der Atemweg ist beim OSAS verlegt, teils durch vergrößerte Rachen- und Gaumenmandeln, teils durch schlaffe Rachenmuskeln und schlaffes Bindegewebe, teils durch ein Zurückfallen der Zunge. Während der Atemlimitationen fällt der Sauerstoffgehalt im Blut kontinuierlich. Als Folge davon steigt die Herzfrequenz aufgrund der Stressreaktion des Körpers. Stresshormone werden ausgeschüttet (Adrenalin, Kortisol). Es kommt zu einer körperlichen Aufwachreaktion, bei der deutlich nach Luft gerungen wird, gleichzeitig ist es möglich, dass das Schnarchen fortgeführt wird und die Betroffenen, die Aufwachreaktion gar nicht bemerken. Auch ist es möglich, dass es zu Krämpfen kommt, ein generalisiertes Zucken, ähnlich einem epileptischem Anfall, was ebenfalls ein Alarmzeichen des Körpers für Sauerstoffmangel ist. Die Länge und Dauer der Atempausen mag für einen Laien beeindruckend sein: Es gibt Patienten, die zwar 6–7 Stunden lang schlafen, aber dabei mehr als 100 Atemaussetzer von je 1–2 Minuten Länge haben (das wären potenziell bis zu 200 Minuten Atempause/Nacht; das sind zusammen über 3 Stunden!). Das bedeutet, dass sie nur etwa 3,5 Stunden schlafen und so ein großes Schlafdefizit ansammeln, was zu deutlichen gesundheitlichen Schäden führt.

Morgendliche Kopfschmerzen, Abgeschlagenheit, Tagesmüdigkeit (Seite 166), Sekundenschlafneigung, Konzentrationsstörung, Erektionsstörungen, Nykturie (nächtlicher Toilettengang, um Wasser zu lassen), Bluthochdruck, Herzinfarkt und Schlaganfall sind mögliche Folgen.

Von allen hier genannten Anzeichen dürfte die Nykturie der sensibelste Vorbote für ein OSAS sein.

Im Rahmen der durch OSAS bedingten körperlichen Aufwachreaktionen steigen der Blutdruck und die Herzfrequenz nachts, es kommt zu einer vermehrten Durchblutung der Nieren. Das wiederum hat eine vermehrte Harnbildung zur Folge. Wer mehrfach aus dem Schlaf geweckt wird, weil er die Blase entleeren muss, leidet an einer Nykturie. Die volle Blase und auch das (ärgerliche) Aufwachen und Aufstehen wegen Harndrang sind Stressfaktoren in der Nacht, die ihrerseits den Schlaf stören und den Blutdruck erhöhen.

Metabolisches Syndrom

So sei an dieser Stelle noch auf den Teufelskreislauf des metabolischen Syndroms hingewiesen. Es handelt sich bei diesem Teufelskreis um ein sich gegenseitiges Bedingen, das eine führt automatisch zum anderen. Den Kreislauf kann man leider an jeder x-beliebigen Stelle betreten (z. B. Übergewicht oder Dauerstress im Büro mit nachfolgender Cortisolausschüttung etc.) und man wird – wenn man nicht gegensteuert – früher oder später bei mehreren Teilen des Kreises einen Haken setzen können. Das SAS findet sich auch im Kreise der Teilnehmer.

Die gute Nachricht ist: Man kann den Kreislauf auch an jeder Stelle wieder verlassen, wenn man ein »Problem« in Ordnung gebracht hat, normalisieren sich (zu Teilen) auch die anderen Faktoren (z. B. führt eine SAS-Therapie regelhaft zur Verbesserung des Blutdrucks).

Wie erfolgen Diagnostik und Therapie bei einem SAS?

Sprechen Sie mit Ihrem Arzt. Er wird Ihnen zu einer sogenannten Polygraphie-Testung (ambulantes Schlafscreening) verhelfen. Das ist eine Untersuchung, die Sie mobil mit nach Hause nehmen und die nachts Werte zu Ihrem Schlafverhalten aufnimmt. Optisch handelt es sich um ein Gerät der Größe einer Zigarettenschachtel, ähnliche Untersuchungsgeräte wären das 24-Stunden-EKG und die 24-Stunden-Blutdruckmessung. Das Gerät wird am Folgetag ausgelesen, wobei ein besonderes Augenmerk auf Veränderungen der Herzfrequenz und zeitgleiche Entsättigungen (Abfall der Sauerstoffsättigung) gelegt werden.

Apnoe-Hypopnoe-Index (AHI) Der sogenannte Apnoe-Hypopnoe-Index (AHI) beziffert den Wert, der Apnoe/Hypopnoe-Phasen pro Stunde Schlaf. Ein AHI < 5/Stunde gilt als normal, 5–14/Stunde stellt ein leichtes, 15–29/Stunde ein mittleres und ein AHI > 30/Stunde ein schweres (O)SAS dar.

Therapeutisch richten sich die Optionen nach der Ursache. So können große Rachenmandeln ggf. operiert werden, ein HNO-Arzt und ein Neurologe sollten zu Rate gezogen werden. Die Anpassung einer Schlafmaske (Seite 155) würde – falls nötig – nach einer ausführlichen Diagnostiknacht im Schlaflabor erfolgen. In der Regel verbleibt der Patient für eine weitere Nacht im Schlaflabor, sodass die Effekte der Therapie dokumentiert, beobachtet und ggf. optimiert werden können.

Gut therapierte, übergewichtige SAS-Patienten verlieren nicht selten 10–20 kg Körpergewicht im ersten Behandlungsjahr. Durch die Normalisierung ihres Schlafes wird die Stoffwechselrate des Körpers deutlich ökonomisiert, das Übergewicht schmilzt dahin. Auch kommt es regelhaft zu einer Reduktion (oder Beendigung) der Blutdruckmedikamente und zu einem geringeren Bedarf von blutzuckersenkenden Medikamenten. Beides geschieht, da sich der Sympathikotonus normalisiert und mit ihm die Insulinresistenz. Der Körper ist empfänglicher für das Hormon Insulin, sodass sich hierdurch ebenfalls der Zuckerstoffwechsel normalisiert.

Trainingsmangel

Einer der einfachsten Gründe für Atemnot bei Belastung ist ein Trainingsmangel. Im Kleinen ist dies fast jedem bekannt: die erste Rad- oder Bergtour im Frühjahr, ein Wettlauf mit dem Nachwuchs, der erste

Spaziergang nach einer schweren Grippe, die erste Bilanz des Neujahrs-Vorsatzes »Ab heute jede Treppe zu Fuß!« – wer aus dem Training ist, kommt in Atemnot, selbst wenn er nur drei Etagen zu Fuß geht. Es handelt sich hier um eine Ganzkörper-Schwäche, mangelnde Ausdauer und fehlende Muskelanteile (Mitochondrien), nicht um eine Lungenerkrankung.

Lösungsmöglichkeiten: Moderates Ausdauertraining über Monate langsam beginnen, später in Umfang und Intensität erhöhen. Zusätzlich: Rauchstopp und Gewichtsnormalisierung.

Der Teufelskreis des metabolischen Syndroms: Ein- aber auch Ausstieg ist an jeder Stelle möglich.

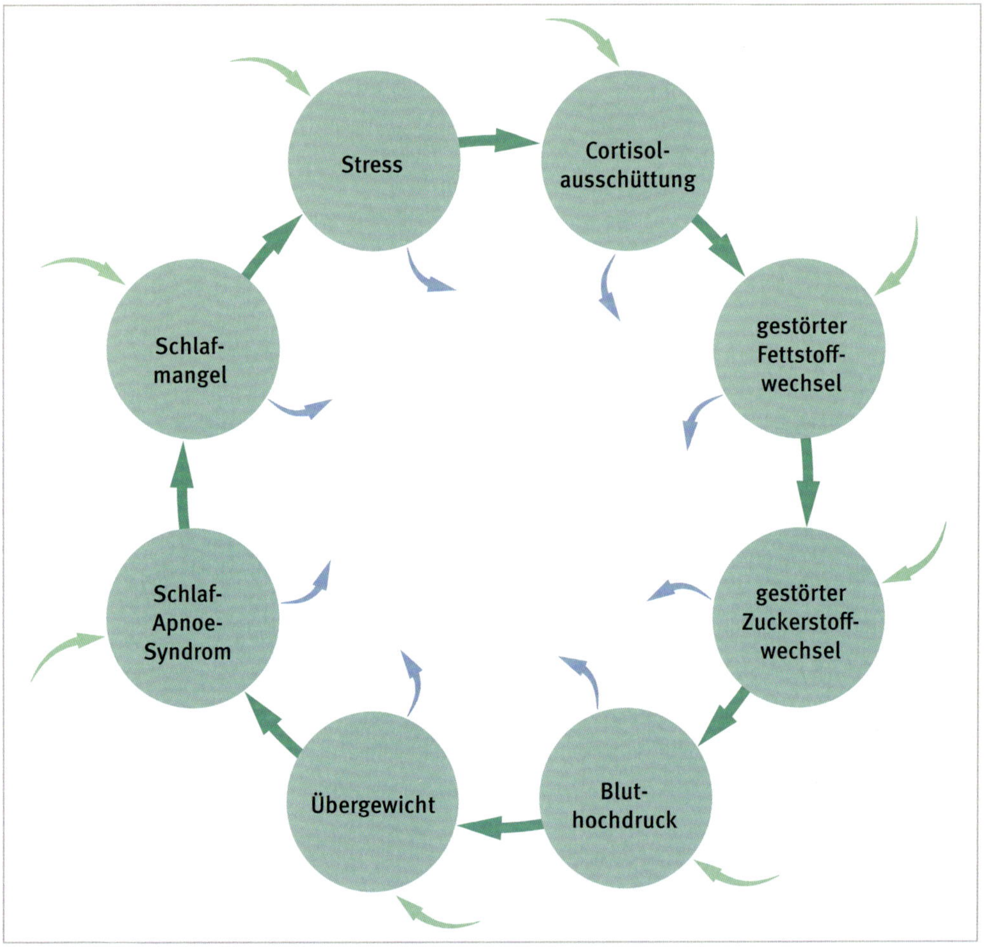

Gefährlich ist es, wenn man mangelnde Fitness und das Vorhandensein einer Lungenkrankheit verwechselt. Genau diesen Fehler begehen COPD-Patienten oftmals. Statistisch handelt es sich zumeist um Raucher (Seite 77), Männer > 40 Jahren. Die ersten Anzeichen der COPD sind neben Husten und Auswurf die Atemnot bei körperlicher Belastung. Als Lösungsansatz wird von Betroffenen die Belastung gemieden, was zwar zu einer Verschlimmerung des Trainingsmangels und des Übergewichts führen kann, aber nicht zu einer Verbesserung der belastungsabhängigen Atemnot. Das Vermeidungsverhalten sich zu belasten ist in diesem Fall der Eintritt in eine Abwärtsspirale. Eine Lösung könnte neben Rauchstopp und Gewichtsnormalisierung die aktuelle Gehstrecke respektive der 6MWD (Seite 41) sein. Wer diesen in regelmäßigen Abständen durchführt, kennt seine Leistungsmarke und ist in der Lage, besser zu beurteilen, ob er sich in einem bestimmten Zeitfenster rapide verschlechtert hat oder nicht. Ob Husten und Auswurf vorhandene Symptome sind, kann ebenfalls jeder selbst beobachten und dann entscheiden, ob er zum Lungenfacharzt oder ins Fitness-Studio oder zu beiden Adressen geht.

Blutarmut

Der Sauerstoff in unserem Körper wird mit dem Blut zu unseren Organen und Muskeln transportiert. Genauer: Im Blut übernehmen diese Aufgabe die roten Blutkörperchen, genannt Erythrozyten, und in ihnen ist der Sauerstoff an ein Molekül gebunden namens Hämoglobin. Bei Blutarmut kommt es somit zu Atemnot, die sich vor allem bei Belastung zeigt.

In den Industriestaaten gibt es an sich nur zwei Gründe für eine Blutarmut: Blutverlust und Blutbildungsstörung.

Bei jeder OP, nach einer Geburt und auch durch die monatliche Regelblutung der Frau kommt es zu einem Blutverlust. Versteckte Blutungsquellen können sich im Magen-Darm-Trakt befinden, ohne dass es einem bewusst ist. Ein geringer, jedoch chronischer Blutverlust aus Darmpolypen kann über Monate und Jahre zu einem relevanten Eisenmangel führen, da mit dem Blut auch das Hämoglobin verlorengeht, und dieses ist der Hauptspeicherort von Eisen. Ein Eisenmangel wiederum führt dann auch zu einer Blutbildungsstörung, denn der Körper braucht Eisen als Baustein, um rote Blutkörperchen mit neuem Hämoglobin zu bilden. Andere Gründe für eine Blutbildungsstörung sind Erkrankungen des Knochenmarks, Vitamin- und Folsäuremangel. Ob ein relevanter Blutmangel vorliegt oder nicht, lässt sich nicht nur über eine Blutuntersuchung feststellen. Ein blasses Hautbild und eine schwach-rosa Bindehaut im Umkreis des Auges (Unterlid vorsichtig um 3–5 mm herunterziehen) sind indirekte Zeichen für einen Blutmangel. Im fortgeschrittenen Zustand finden sich Wassereinlagerungen an den Unterschenkeln, später auch an den Oberschenkeln und an den Armen, die Ausdruck eines ausgeprägten Eiweißmangels sind (Hämoglobin ist ein Eiweißmolekül; ergo bedeutet ein Blut-/Hämoglobinmangel immer auch einen Eiweißmangel). Die Therapie wäre neben der Ursachenforschung und der Beseitigung der Blutungsquelle die Gabe von Eisen, Folsäure, Eiweißshakes und Vitaminen (je nach Ursache) oder im Extremfall die Transfusion von Spenderblut. Ohne Blut findet im Körper kein Sauerstofftransport statt. Die Atemnot wird im Falle der Blutarmut vom

Internisten und nicht von vornherein vom Lungenfacharzt betreut.

Inhalation von Magensäure (Aspiration)

Zu plötzlichen Hustenattacken mit oder ohne Atemnot kann es im Rahmen von Mikroaspirationen kommen. Damit ist die versehentliche Inhalation von Magensäure gemeint. Zu dieser kann es kommen, wenn eine Refluxkrankheit vorliegt, wenn das Aufsteigen der Säure aus dem Magen nicht ausreichend verhindert werden kann (z.B. wegen einer Schwäche der Schließmuskulatur in der Speiseröhre). In über 60% der Fälle findet man bei einer sogenannten Refluxkrankheit mittels Magenspiegelung keine erkennbaren Schäden, trotzdem kommt es wiederholt zum Aufsteigen der Säure. Diagnostizieren könnte man dies nur über eine sogenannte 24-Stunden-pH-Metrie. Die Säure führt zu einer direkten Reizung von Kehldeckel und Bronchialschleimhaut, es kommt zu anfallsartigen Hustenreizen. Zudem löst Säure eine reflexartige Vagusreizung (Seite 30) aus, die wiederum zu einer Asthma-ähnlichen Verkrampfung der Bronchien führt. Es entsteht durch Engerstellung der Atemwege Atemnot. Für Abhilfe sorgt bei Atemnot aufgrund von säurebedingten Hustenattacken Wassertrinken und ggf. eine Therapie mit einem Säureblocker (Pantozol etc.). Eine Schließmuskelstörung in der Speiseröhre kann operativ saniert werden.

Schmerzen

Schmerzen aller Art führen zu einer An- und Verspannung der Muskulatur. Statt Zwerchfellatmung dominiert die Brustkorbatmung, die muskulär jedoch arbeitsintensiver ist als die natürliche Zwerchfellatmung. Schmerzen führen zu einer oberflächlichen Schonatmung (Hechelatmung), lesen Sie hierzu das eindrückliche Rechenbeispiel (Seite 24).
So kann die Ursache für eine Atemnot ein Schmerz an einer ganz anderen Körperstelle sein, eine Lungenbeteiligung liegt nicht notwendigerweise vor. Therapeutisch hilfreich ist neben der Lösung der Ursache die Rückkehr zur natürlichen Zwerchfellatmung ggf. ermöglicht durch eine ausreichende Schmerzmedikation und die Durchführung von Dehnübungen.

Angst

Angst führt ähnlich dem Schmerz zu einer An- und Verspannung des Körpers. Beruhigend wirkt auf den Körper der richtige Atemrhythmus (Seite 30) und natürlich die Lösung des Tatbestands, der zum Gefühl Angst führt. In der Regel wird die eigentliche Angst durch etwas anderes ausgelöst (Prüfung, Streit, Geldsorgen, Lampenfieber, Bedrohung von außen, Weltgeschehen, Einsamkeit etc.) – in den seltensten Fällen liegt ursächlich eine Lungenerkrankung vor. Natürlich können Angst und Lungenerkrankung zeitgleich vorliegen und sich gegenseitig in der Auswirkung der Atemnot bestärken.

Wichtig ist: Probleme, die zur Angst führen, werden nicht verbessert, wenn wir fortan die Luft anhalten. Atmen Sie durch, analysieren Sie genau, auf welche Punkte Sie stets zurückgreifen können, denken Sie Haben-Seiten-orientiert und ignorieren Sie den Mangel. Bringen Sie Ihre Ressourcen ins Lot und holen Sie sich ggf. Partner, um die Probleme zu lösen, die Ihnen Angst machen.

Inhalative Arbeitsplatzbelastungen

Die Lunge ist eine Schwingtür, die uns Zug um Zug mit der Außenwelt verbindet. Bei gut 20.000 Atemzügen pro Tag (unter Ruhebedingungen; ohne körperlicher Anstrengung) inhaliert ein Erwachsener täglich mehr als 10.000 Liter Luft aus seiner Umgebung ein und atmet Reste davon wieder aus. Die Lunge ist somit prädestiniert für berufsbezogene Atemwegsstörungen und in der Tat sind über 50% aller erstmals entschädigten Berufskrankheiten durch beruflichen Kontakt mit inhalierbaren Gefahrstoffen entstanden.

Hinweise für das Vorliegen einer berufsbedingten Atemwegserkrankung können sein:

- deutliche Befundverschlechterung zu Wochenbeginn
- Befundverbesserung im Urlaub oder an freien Tagen
- gehäuftes Niesen oder Augentränen während der Arbeit
- Abgeschlagenheit und Leistungsminderung während bestimmter Arbeitsprozesse

Man unterscheidet bei inhalativen Gefahren am Arbeitsplatz zwischen kurzfristigen Reizungen, die aber dennoch schwerwiegende Folgen haben können (s.u.) und zwischen chronischen Langzeitreizungen.

Für kurzfristige Reizungen stehen z. B. die Inhalation von Ammoniak, Isocyanaten und Schwefeldioxid. Isocyanate können bereits nach kurzem Kontakt für Langzeitschäden oder für den Tod sorgen. Auch das Einatmen von Ammoniak kann tödlich sein. Es gilt das Gebot, dass es auf die Dosis ankommt. An dieser Stelle sei auf den 3.12.1984 und das damalige Bhopalunglück in der Stadt Bhopal/Indien verwiesen. Binnen weniger Stunden verdampften dort auf dem Gelände einer Pestizidfabrik versehentlich 40 Tonnen Methylisocyant. An diesem Tag war aufgrund einer vorangegangenen Überproduktion kaum Personal vor Ort, man führte nur Wartungs- und Kontrollarbeiten durch. Dennoch starben in der Umgebung ca. 2800–25.000 Menschen an den Verätzungen der Schleimhäute, der Lungen, des Magen-Darm-Traktes und der Augen. Da es sich um ein Elendsviertel im direkten Umfeld der Fabrik handelte, waren die Behörde nicht in der Lage, die Totenzahl genauer zu erfassen. Man geht von 500.000 Verletzten aus, die teils bis heute mit den Folgen zu kämpfen haben. Dieses drastische Beispiel soll verdeutlichen, wie verletzlich der menschliche Organismus ist und wie schnell durch das Einatmen von Gefahrstoffen teils tödliche Gesundheitsfolgen entstehen können.

Inhalative Langzeitreizungen

Durch chronische Langzeitreizungen können inhalative Gefahrstoffe die Entstehung von Asthma oder die Entstehung einer COPD begünstigen. Bekannte Gefahrstoffe für die Entstehung dieser beiden obstruktiven Atemwegserkrankungen sind: Chrom, Vanadium, Fluor, Quarz, Asbest, Aluminium, Nickel, Steinkohlestäube unter Tage, verschimmeltes Heu/Stroh/Pilze, Rohbaumwolle-, flachs, -hanf.

COPD: Bei langjähriger Exposition bildet sich eine COPD besonders häufig durch Inhalation von organischen Stäuben (Landwirtschaft), Schweißrauche, Pyrolyseprodukten (Löscharbeiten) und Stäuben, die bei der Papierverarbeitung anfallen. Organische Stäube finden sich bei der Schweine- und Geflügelmast, bei der Getreideverladung, bei Arbeiten mit Flachs und Jute und bei der Verarbeitung von Harthölzern.

Asthma: Hingegen ist das Entstehen eines Asthma bronchiale bei der langjährigen Inhalation von Mehlstaub, Lötrauchen und Isocyanaten begünstigt. Isocyanate finden sich in der Schaumstoffherstellung, nahezu alle Innereien einer Fahrerkabine (PKW, LKW) werden aus Isocyanaten hergestellt.

> *Man geht davon aus, dass ca. 10% aller Asthmafälle in Deutschland beruflich bedingt sind.*

Neben obstruktiven Atemwegserkrankungen kann durch Inhalation auch eine Krebserkrankung entstehen – hier ist vor allem Asbest zu nennen, daneben die Hartholzverarbeitung. Asbest darf seit 01/1993 in Deutschland nicht mehr verbaut werden, es befindet sich aber noch immer in vielen Materialien und Gebäuden. So sind vor allem handwerkliche Berufe mit der Gefahrstoffbelastung konfrontiert. Asbest findet sich u. a. in Brems- und Kupplungsbelägen, im Schiff- und Waggonbau, in der ehemaligen Zementindustrie und in deren Restbeständen in Platten und Rohren, in Materialien zum Wärme-, Schall- und Feuerschutz sowie bei Füllstoffen für Farben, Dichtungsmassen und Gummiartikeln.

Die langjährige Arbeit mit Harthölzer (z. B. Buche, Eiche, Teak) können für das Entstehen von Krebs im Bereich der mittleren Nasenmuschel sorgen. Erste Anzeichen hierfür können vermehrtes Nasenbluten und eine Perforation der Nasenscheidewand sein.

Für das Auftreten einer Lungenfibrose kann die langjährige Inhalation (> 15 Jahre) von Quarzstaub oder Eisenpartikeln (Schweißen) ursächlich sein. Quarzstaub findet sich im Berg- und Tunnelbau (Gesteinsentfernung durch Bohren, Schleifen und durch Strahlverfahren) und in der Keramikindustrie.

Verdacht auf Berufskrankheit

Sollten Sie den Verdacht haben, dass bei Ihnen eine berufsbezogene Atemwegserkrankung (oder eine sonstige Berufskrankheit) vorliegt, so können Sie diese entweder selbst bei der Berufsgenossenschaft anzeigen (formlos oder mittels Anzeigeformular, dieses gibt es online als Download) oder aber jeden Arzt hierzu um Hilfe bitten. Der Verdacht auf das Vorliegen einer Berufskrankheit ist in Deutschland meldepflichtig – egal welcher Subgruppe der von Ihnen kontaktierte Arzt angehört. Idealerweise wenden Sie sich an den Betriebsarzt. Dieser kann Sie – bei Verdacht auf Vorliegen einer Arbeitsplatz-bezogenen Atemwegsstörung – z. B. mit einem mobilen Peak-Flow-Meter (Seite 163) versorgen, sodass sie in der Lage sind, eine Verengung der Atemwege am Arbeitsplatz zu detektieren und die Ventilationsverbesserung an den freien Tagen ebenfalls erkennen und dokumentieren können. Wichtig ist noch der Zusatz, dass ein Verfahren zur Feststellung für das Vorliegen einer Berufskrankheit in der Regel Jahre dauert. Den Verdacht auf das Vorliegen einer Berufskrankheit anzuzeigen ist sinnvoll und, wie oben erwähnt, verpflichtend, ob Sie als Betroffener jedoch der Einleitung eines Verfahrens zustimmen oder nicht, ist Ihre Entscheidung. Mit dieser Frage würde die Berufsgenossenschaft zunächst auf Sie zu kommen. Sollten Sie z. B. vor einer Benachteiligung am Arbeitsplatz Angst haben, so ist es möglich, eine diskrete Ermittlung einzuleiten oder aber dem Verfahren zu widersprechen. Vorher muss man Sie allerdings darüber aufklären, welche Ausgleichszahlungen Ihnen und Ihren Angehörigen ggf. entgehen würden. Denn: Sollte man bei Ihnen eine Berufskrankheit anerkennen und sollten Ihnen aufgrund der Schwere der Erkrankung Ausgleichszahlungen zustehen, so bekämen Sie diese lebenslang und nicht nur bis zum Eintritt ins Rentenalter. Und: Sollten Sie an einer Berufskrankheit versterben, so haben Ihre Angehörigen Anspruch auf die Ausgleichszahlungen. Sie sollten sich also gut überlegen, ob Sie der Einleitung eines Untersuchungsverfahrens widersprechen.

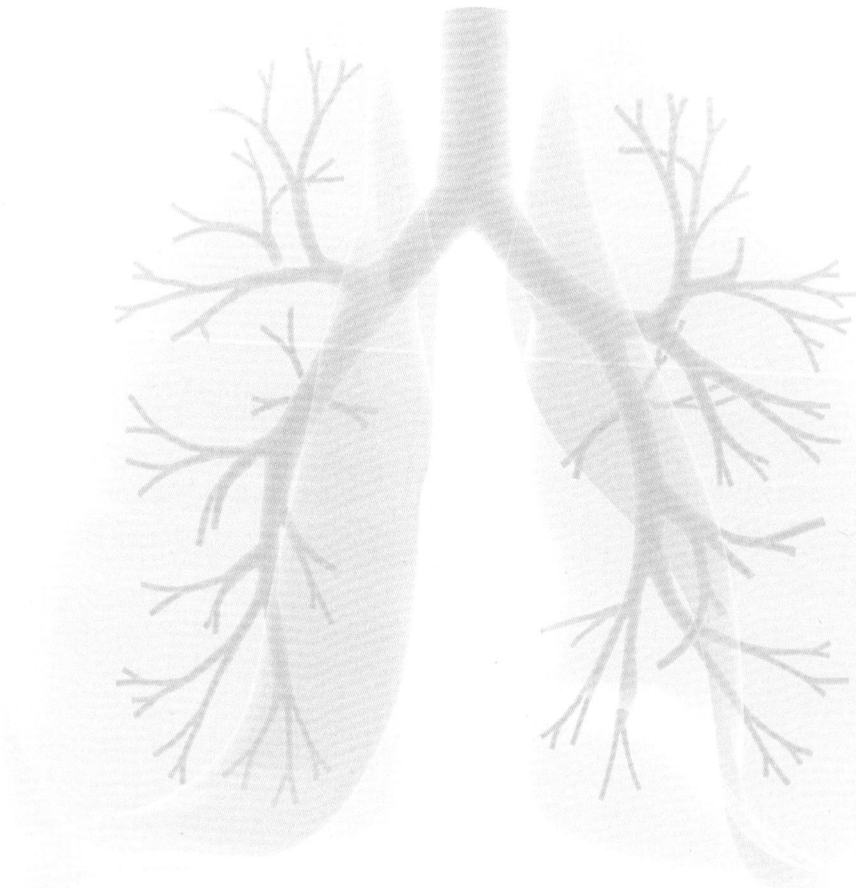

Was Sie selbst tun können

Sie können vieles tun, um Ihrer Lunge und damit auch sich selbst das Leben während oder nach einer Lungenerkrankung zu erleichtern. Auch Vorbeugung ist so möglich.

Atemmuskeln trainieren

Im Folgenden lernen Sie verschiedene Therapieoptionen und praktische Übungen zur Stärkung und Kräftigung der Atmung kennen, um diese zu fördern und zu verbessern.

Sie finden auch eine Zuordnung zu verschiedenen Alltagssituationen, Freizeitvergnügen und Altersgruppen, sodass Sie sich bei der Auswahl der für Sie geeigneten Trainingsmaßnahmen leichtertun. Sie können die Übungen vorbeugend in Ihren Alltag einbauen, nach einer Lungenerkrankung hiermit wieder zu Kräften kommen oder Sie können damit die Atmung trotz chronischer Lungenerkrankung im Rahmen Ihrer Möglichkeiten kräftigen und stärken.

Die Zwerchfellatmung im Fokus

Das Zwerchfell ist die Atempumpe Nr. 1, es kann bis zu 80 % unserer Atemarbeit übernehmen. Wenn Sie in Rückenlage flach liegen, fixieren Sie automatisch durch Ihr Körpergewicht die Schultern und den Rest des Rumpfes. In dieser Position (Seite 109) können Sie ganz besonders gut üben, ausschließlich in den Bauch hineinzuatmen. Im Rahmen der Zwerchfellatmung kommt es zum größtmöglichen Drainage- und Massageeffekt der inneren Organe. Auch die Lunge selbst wird durch die Zwerchfellatmung am besten durchblutet und gespült.

Die Atemmuskulatur im Fokus

Wie oft sagen oder hören wir den Satz: »Mein Tag hat leider nur 24 Stunden!«? Das Leben ist im Jahr 2022 gepulst und getaktet, Generation X, Y, Z und Arbeitswelt 4.0 sind längst Standardvokabeln geworden, von denen wir zur Jahrtausendwende nur träumen konnten. Damals hatte man noch Sorge, dass zum Milleniums-Silvester Flugzeuge vom Himmel fallen oder Geldautomaten kein Geld mehr ausgeben könnten.

Zurück zum heutigen Zeitmangel: Literaturangaben zufolge kann man durch bewusste Atmung dauerhaft eine um 5 % bessere Sauerstoffversorgung des Körpers erreichen. Bewirkt werden könnte dies zum Beispiel über: Muskelzuwachs, Bohr-Effekt, optimierte Ausatmung, Vergrößerung des Lungenvolumens, Intensivierung der Nasenatmung (nasale Stickstoffmonoxid-Ausschüttung 1000fach erhöht im Vergleich zum Gefäßendothel, nasale O_2-Aufnahme 16% höher im Vergleich zur Mundatmung) und über eine Optimierung des Stoffwechsels (Verdauung). 5% entsprechen rechnerisch dem Volumen jedes 20. Atemzugs. Ausgehend von 20.000 Atemzügen pro Tag (13,8 Atemzüge/Minute; Erwachsener) bedeutet das, dass man 1000 Atemzüge täglich »dazugewinnen« würde. Für jemanden, der wirklich 13,8 Atemzüge/Minute nimmt, würde das eine Atemtag-Verlängerung von 1¼ Stunden bedeuten. Oder aber eine entsprechende Drosselung der Atemfrequenz (Seite 27). Bei einer Rendite von 5% würde vermutlich jeder Investor hellhörig werden.

Merken sollte man sich, dass die Atemmuskulatur aus direkten (Zwerchfell und Zwischenrippenmuskeln) und aus indirekten (fast alle Brustkorb-, Rumpf- und Nackenmuskeln) Muskeln bestehen (siehe Tabelle). Die indirekten Muskeln sind wesentlich größer als die direkten und lassen sich besser durch Training ansprechen. Faktisch verbessert jedes Brustkorb-, Rumpf- und Nackenmuskeltraining sowie dessen Dehnung die Atmung.

Nach einer längeren Zeit der Beatmung sind die direkten Atemmuskeln (Zwerchfell, Zwischenrippenmuskeln) nahezu verschwunden. Sie sind so klein und filigran wie die kleinen Muskeln der Finger. Auch das Zwerchfell hat nur sehr kleine, dünne Muskelanteile, der größte Teil des Zwerchfells ist eine Faserplatte. Wer sich schon einmal den kleinen Finger gebrochen hat, weiß, dass so ein Finger sehr schnell einsteift, wenn er geschient oder gegipst wurde. Kleine und filigrane Muskeln nehmen es krumm, wenn ihre Arbeit vorübergehend unterbunden wurde, und man kommt nur langsam und über Training wieder zu seiner alten Bewegungsfreiheit zurück. Gleiches gilt für Menschen, die länger beatmet werden mussten: Die direkten Atemmuskeln nehmen das krumm und für die ersten Tage des Wieder-allein-Atmens hilft es sehr, wenn man zur Atemunterstützung noch die indirekten (Hilfs-)Atemmuskeln (fast alle Brustkorb-, Rumpf- und Nackenmuskeln) aktivieren kann. Diese sind sehr groß und flächig, sie sind sehr gut trainierbar und sie verlieren in deutlich geringerem Maße ihre Muskelkraft, im Falle einer Beatmung. Mithilfe der Atemhilfsmuskulatur gelingt es, bei obstruktiven Atemwegen für eine ausreichende CO_2-Elimination zu sorgen. Kurz: Es lohnt sich sehr, in den Aufbau und die Kraft der indirekten Atemmuskeln zu investieren. Im Buch lernen Sie später zahlreiche Übungen (Seite 108) dazu kennen.

Im fortgeschrittenen Zustand einer schweren Atemwegserkrankung atmen Betroffene Tag und Nacht unter Einsatz der Atemhilfsmuskulatur. Da diese Muskelpakete groß und massig sind, verbraucht ihre Arbeit auch eine hohe Kalorienzahl. Die Folge ist, dass die Betroffenen massiv Gewicht verlieren. Den Überblick über die aktuelle Stoffwechsellage (katabol/anabol) erhält man schnell durch tägliches Wiegen. Hochkalorische Nahrung kann überbrückend für Abhilfe sorgen.

Direkte und indirekte Atemmuskeln

Direkte Atemmuskeln		Indirekte Atemmuskeln (= Atemhilfsmuskulatur)	
Deutsch	**Latein**	**Deutsch**	**Latein**
Einatmung			
Zwerchfell	Diaphragma	3-teiliger großer Kopfwender	M. sterno-cleidomastoideus
Zwischenrippenmuskeln	M. intercostales	drei Treppenmuskeln am Hals	M. scaleni anterior, medius, posterior
		größerer und kleinerer Brustmuskel	M. pectoralis major und minor
		vier Sägezahnmuskeln am Brustkorb	M. serratus posterior, superior, inferior und anterior
		Rückenstrecker an der Wirbelsäule	M. erector spinae
Ausatmung			
Keine (die Ausatmung erfolgt unter normalen Bedingungen passiv)		gerader Bauchmuskel	M. rectus abdominis
		querer Bauchmuskel	M. transversus abdominis
		äußerer und innerer schräger Bauchmuskel	M. obliquus externus und internus abdominis
		quadratischer Lendenmuskel	M. quadratus lumborum
		großer Rückenmuskel = Hustenmuskel	M. latissimus dorsi
		querer Brustmuskel	M. transversus thoracis

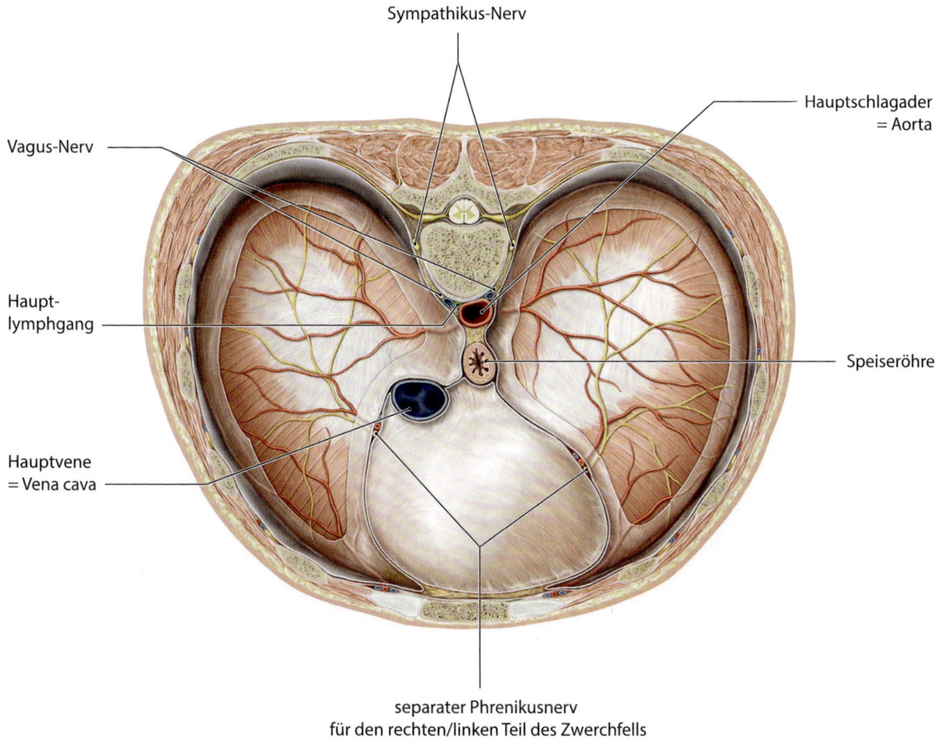

nach: Schünke M, Schulte E, Schumacher U. PROMETHEUS LernAtlas, Grafiken: Voll M, und Wesker K; Thieme; 2018

Ein Blick von oben in die leere Brustkorbhöhle auf die Trennscheibe »Zwerchfell« (die Lunge ist hier nicht abgebildet). Obwohl das Zwerchfell den Brustkorb von der Bauchhöhle trennt und sich dabei über 20.000-mal pro Tag hin und her bewegt wird es doch von wichtigen Strukturen vertikal durchtreten: der Hauptschlagader, der Hauptvene, der Speiseröhre, dem Hauptlymphgang und verschiedenen Nerven.

Atemmuskeltraining im Bett

Wer das Bett nicht verlassen kann (wegen Verletzung, Krankheit, Schwäche), der kann dennoch ein paar ganz einfache Übungen in den Tag einbauen. Neben der Zwerchfellatmung (Seite 109) sollten die Flankendehnung (Seite 110) und die Beckenkippung (Seite 146) möglich sein. Zur Stärkung der Bauchmuskeln genügt es, kleine liegende Achter mit dem ausgestreckten Bein zu machen. Hierzu wird in Rückenlage die Ferse nur 5 cm von der Matratze abgehoben, der Fuß malt nun ca.10-mal eine liegende Acht in die Luft, anschließend wiederholt man die Übung mit der Gegenseite. Auch Übungen in Bauchlage (Plank, Seite 114, oder Katzenbuckel-Hohlkreuz, Seite 132) sind denkbar.

Atemmuskeltraining beim Spazierengehen

Zählmuster und Rotation sind hier die Schlüsselworte. Wer in der Mittagspause ein paar Schritte geht, kann sich zur Gewohnheit machen, für 3 Schritte ein- und für 4 Schritte auszuatmen. Finden Sie Ihr Zählmuster, das am besten zu Ihnen und Ihrer Art des Gehens passt. Atmen Sie durch die Nase, halten Sie den Mund sanft geschlossen und verteilen Sie die Zählwerte so, dass Sie die Ausatmung länger gestalten als die Einatmung. Zählmuster können Mantra-artige Wirkung haben und sehr wohltuend sein.

Für Rotationsübungen gibt es zweierlei positive Effekte: Kugelgelenksrotationen (z. B. Schulter- und Hüftkreisen) helfen die Beweglichkeit in den entsprechenden Gelenken zu erhöhen und Haltungsschäden (z. B. von der PC-Tätigkeit) zu vermeiden. Achsenrotationen entlang von Längsstrukturen hingegen helfen (natürliche, anatomische und ggf. horizontale) Engstellen des Körpers zu lockern, was eine Verbesserung der Durchblutung und der Sauerstoffversorgung und eine optimierte Entfernung von Abfallstoffen nach sich zieht (Detox-Effekt). Beispiele für Achsenrotationen wären die Übungen: Kreuzschritt (Seite 118), Rumpfrotation (Seite 116), gedrehter Stuhl (Seite 142), gedrehtes Dreieck (Seite 140), verdrehte Liquoratmung (Seite 144).

Die meisten Strukturen im Körper sind längs zwischen Kopf und Fuß ausgerichtet (Wirbelsäule, Speiseröhre, Hauptschlagader, Rückenmark, große Lymphgefäße, Liquorraum etc.). So auch die Faszien (= Binde-Faser- und Nervengewebe), die diese Strukturen umhüllen. An den Stellen, an denen natürliche horizontale Querstrukturen vorhanden sind, kann es für Längsstrukturen eng werden und das Gleiten ihrer Faszien kann abnehmen.

Längsstrukturen versus Querstrukturen

Beispiele für solche potenziellen Problemstellen wären:

- Beim Zwerchfell ziehen die Hauptschlagader (Aorta), die Hauptvene (Vena cava) und die Speiseröhre mitten hindurch; der Lymphhauptgang (Ductus thoracicus) zieht seitlich hindurch.
- Durch den Beckenboden ziehen Harnröhre, Vagina und Enddarm mitten hindurch.
- Der Übergang vom Hals zum Brustkorb; er kann durch die großen Nackenmuskeln M. sternocleidomastoideus und M. trapezius eingeengt werden; alle hirnversorgenden Gefäße und viele Nervens-

trukturen liegen direkt unterhalb der o.g. Muskeln im Weichgewebe.

Atemmuskeltraining im Büro

Die einfachste Übung: Atmen Sie durch die Nase, so oft wie möglich. Der dort bei Nasenatmung ausgeschüttete Botenstoff »Stickstoffmonoxid« senkt den Blutdruck und verbessert die Sauerstoffaufnahme. Achten Sie darauf, in Ihren Bauch hineinzuatmen. Atmen Sie länger aus als ein. Dehnen Sie die Hals-Nacken-Partie. Eine Flankendehnung (Seite 111) ist im Sitzen immer möglich, achten Sie auf die Mindestdauer von 20 Sekunden.

Pro Stunde PC-Tätigkeit sollten 10 Minuten Pause gemacht werden (Gang zu Kollegen, zum Kopierer, zum Kaffeeautomaten). Der Arbeitsplatz sollte ergonomisch korrekt eingestellt sein, um Fehlbelastungen vorzubeugen. Bei sitzender Tätigkeit verkürzt sich häufig die Muskulatur, die der Sitz- und Lehnfläche zugewandt ist, die zugehörigen Fasziengruppen können miteinander verkleben. Konkret betroffen sind die hintere Oberschenkelmuskulatur, die Gesäßmuskulatur und der Lendenwirbelsäulenbereich. Yoga (Seite 151) und Pilates (Seite 152) beinhalten viele Übungen, mit denen die Körper-Rückseite wieder aufgedehnt werden kann, Verklebungen werden hierdurch gelöst.

Wenn Sie sechs Monaten lang durchhalten und regelmäßig zweimal/Woche zu Yoga oder Pilates gehen, werden sich viele Ihrer Probleme in Luft aufgelöst haben.

Wer eine schnelle Lösung sucht, soll die gegrätschte Vorbeuge (Seite 126) für 20 Sekunden halten. Für Fortgeschrittene ist anschließend der Übergang in die geschlossene Vorbeuge, den herabschauenden Hund (Seite 128) oder in den gedrehten Stuhl (Seite 142) möglich.

Atemmuskeltraining im Alter

Ältere Menschen haben häufig einen abgeschwächten Hustenstoß. Das ist zunächst keine Lungenschwäche, sondern eine Rückenschwäche. Der größte Hustenmuskel des Menschen ist der große Rückenmuskel (Latissimus dorsi). Dass wir ohne sein Zutun schlecht bis gar nicht husten können, merken wir, wenn wir uns im Bett liegend verschluckt haben. Durch das Körpergewicht fixiert man in Rückenlage den großen Rückenmuskel, dieser kann so nicht richtig arbeiten und in der Folge kann man nicht effektiv husten. Sobald man sich aufrichtet und der Rückenmuskel dadurch seine Bewegungsfreiheit zurückerhält, bessert sich der Hustenstoß prompt.

Ältere Menschen tragen wenig Lasten, sitzen überdurchschnittlich häufig und arbeiten selten über Kopf. All diese Aspekte lassen ihre Rückenmuskulatur schwächer werden. Optisch bildet sich häufig ein Rundrücken, der gebückte Gang ist typisch. Dieser bildet sich aufgrund folgender Kombination: schwache Bauchmuskeln, steife Hüftbeuger und erhöhtes Bauchfett. Die Lendenlordose (die Nach-innen-Wölbung der Wirbelsäule im Lendenbereich) wandert hierdurch einige Wirbelkörperetagen nach oben. Um diesen Änderungen entgegenzutreten, empfiehlt es sich, Bauch, Rücken und Rumpf zu trainieren. Die erste und einfachste Form ist das Singen (Seite 105). Beim Singen werden vor allem die direkten Atemmuskeln trainiert, das Zwerchfell allen voran, beim

Halten der Noten kommt es auch zu einem Training der Bauchmuskeln, als indirekte Atemmuskeln. Schulterkreisen und Armkreisen sind wichtige Übungen, sie halten die Bewegungsfreiheit im Rumpfbereich intakt. Auch Flügelschlag-Bewegungen wie aus dem »Ententanz-Lied« sind selbst im Sitzen durchführbar. Besonders gut für den Rückenmuskel sind Brustschwimmbewegungen mit den Armen (Trockenübung: Brustschwimmen, Seite 112). Und auch das Über-Kopf-Paddeln mit ausgestreckten Armen (Trockenübung: Paddelschlag, Seite 113). Dehnübungen sollten im Alter dringend nicht vergessen werden, hier gilt: Wer rastet der rostet! In Bauchlage morgens eine »Kleine-Kobra-Übung« oder im Vierfüßlerstand der Wechsel vom Katzenbuckel zum Hohlkreuz (Seite 132) – das sind wunderbare Beweglichkeitsübungen für die Wirbelsäule. Ansonsten können auch Übungen aus dem »Atemmuskeltraining im Büro (Seite 103)« und dem »Atemmuskeltraining im Bett (Seite 102)« eingebaut werden.

Gegen steife Hüftbeuger hilft die Yoga-Übung Krieger 1 + 2 (Seite 134). Wer seinen Finger-Boden-Abstand (Seite 136) in der geschlossenen Vorbeuge misst und anschließend eine Bindegewebsmassage oder eine Therapie-Einheit auf der Hartschaumrolle genießt, wird überrascht sein, wie sich der Finger-Boden-Abstand binnen 30 Minuten verändern kann. Um bis zu 2 cm verringert sich der Abstand, da sich das Bindegewebe und die Faszien nach der Behandlung besser dehnen lassen.

Atemmuskeltraining mit Kindern

Grundschulkinder atmen ganz natürlich fast ausschließlich mit der Zwerchfellatmung. Mit Beginn der Teenagerphase legen die Kinder leider diese natürliche Atmung ab, sie fangen an wie Erwachsene mit dem Brustkorb (Brustkorb raus, Bauch rein) zu atmen. Vermutlich versuchen sie Erwachsene (fälschlicherweise) zu kopieren. Sodass man mit den größeren Kindern am besten gleich wieder bei der Zwerchfellatmung (Seite 109) anfängt.

Teenager sind sehr empfänglich für Anatomietafeln und Experimente, man könnte versuchen, mit einfachen Mitteln eine Lunge nachzubauen und hiermit die Aufgabe des Zwerchfells verdeutlichen. Es gibt bei YouTube Bauanleitungen mit Luftballons und PET-Flaschen, z. B. »Wir basteln ein Brustkorbmodel«.

Für die kleineren Kinder sind alle Spiele und Sportübungen, bei denen die Arme angehoben oder abgespreizt werden, gut, denn dies fördert die Lungenbelüftung. Kinder im Wachstumsalter sollten vorwiegend Eigengewichtübungen (Bodyweight Exercise, BWE) ohne Lasten durchführen, z. B. können sie versuchen, durch Abklatschen und Pusten, einen Luftballon möglichst lange in der Luft zu halten. Auch gut ist Klettern, Boldern, Balancieren (Slackline, Schwebebalken, Einradfahren), Seifenblasen pusten und natürlich das Singen und ein Blasinstrument spielen (Seite 105).

Atemmuskeltraining im Sport

Natürlich hilft hier auch alles, was den Rücken, den Bauch und die Rumpfmuskulatur trainiert, also alles bisher Genannte.

Schwimmen ist der ideale Einstieg zum Atemmuskeltraining, denn bereits beim Stehen im schultertiefen Wasser werden die Atemmuskeln trainiert, da sie die Brustkorbausdehnung gegen den Wasserwiderstand ermöglichen müssen. Aquajogging und Aqua-Yoga sind sehr geeignet, um die Atemmuskel zu stärken, und sie sind besonders bei Asthmatikern gut, da die ständig feuchte Einatemluft ein Austrocknen der Atemwege verhindert. Beim Kraulen und beim Brustschwimmen lassen sich Zählmuster für die Atmung verinnerlichen und in den meisten Fällen atmen die Schwimmer automatisch länger aus als ein. Und: Die Ausatmung wird zusätzlich durch den erhöhten Wasser-Umgebungsdruck begünstigt, das heißt, der Parasympathikus wird aktiviert und so finden Körper, Geist und Seele zusammen. Ein Gefühl der Ausgeglichenheit und körperlichen Entspannung stellt sich nach dem Schwimmen häufig ein. Ganz anders ist dies nach reinem Krafttraining, ausgeführt teils mit Pressatmung oder unter Luftanhalten – hier berichten Sportler zwar, dass sie sich »aufgepumpt« oder »gepusht« fühlen, nicht aber ausgeglichen und geerdet. Ihr Sport aktiviert den Sympathikus, nicht den Parasympathikus.

Hampelmann: Ambitionierte Sportler sollten nach Rotationsübungen Hampelmannssprünge (Hampelmann im Stehen, Seite 120) zum Aufwärmen und zum Abschluss jedes Trainings einbauen, da diese sowohl Lunge als auch Lymphsystem spülen und öffnen.

Das Dehnprogramm sollte möglichst viele Rotationsbewegungen beinhalten, da diese einen Detox-Effekt durch Lösen von Verklebungen mit sich bringen (gedrehtes Dreieck, Seite 140, gedrehter Stuhl, Seite 142).

Box-Breathing: Zum Fokussieren bei Wettkämpfen ist das Box-Breathing geeignet: Es kommt ursprünglich aus dem Yoga und nennt sich dort Pranayama. US-Elite-Soldaten haben diese Atemtechnik für sich wiederentdeckt und ihm den Namen Box-Breathing gegeben, was etwas schade ist, denn unter der US-Box verbirgt sich »nur ein« 4-4-4-4-Zyklus. Im ursprünglichen Yoga finden sich hingegen über 50 verschiedene Atemzählmanöver für verschiedenste Anlässe, es lohnt sich, diese online zu recherchieren.

Der 4-4-4-4-Zyklus, den Navy-Seal-Soldaten zur Fokussierung verwenden, funktioniert wie folgt: 4 Sekunden einatmen, 4 Sekunden Luft anhalten, 4 Sekunden ausatmen und 4 Sekunden pausieren, wobei die Pause einem das meiste abverlangt. Bis zu 6 Zyklen werden angeraten; da hier allerdings die Atemfrequenz rechnerisch nur bei 3,75 liegt, ist dieser Rat mit Vorsicht zu betrachten.

Singen, pfeifen und musizieren Sie

A bissl was geht immer – unter diesem Motto geht es in diesem Abschnitt weiter mit kleinen Dingen zur Stärkung der Atemmuskulatur, zur Optimierung der Lungenbelüftung und zur Schleimlösung: Um unserer Lunge etwas Gutes zu tun, versuchen Sie, das Lachen, Pfeifen, Singen und Musizieren in Ihren Alltag einzubauen. Mindestens dreimal täglich!

Was das Singen und Pfeifen im Kleinen aufweist, das bringt das Musizieren auf einem Blasinstrument im Großen mit sich: Vibration. Jede Form der Tonproduktion im Rahmen der Ausatmung führt zu einer Vibration. Diese wiederum ist ein hervorragender Schleimlöser. Die Ausatmung wird bei Blasinstrumenten besonders trainiert, was Körper, Geist und Seele ins Lot bringt. Gerade Patienten, die an einer COPD leiden und Probleme mit der Ausatmung haben, sollten einem Chor beitreten oder ein Blasinstrument spielen. Herz- und Atemfrequenz senken sich beim Singen, alle Atemmuskeln werden trainiert, das Musizieren im Kleinen wie im Großen ist eine Katharsis für den Körper, kostet nichts und ist überall möglich.

Besonders gut für die Reinigung und Schleimlösung wäre eine Verbindung von Widerstandsatmung und Vibration, wie sie zum Beispiel beim Didgeridoo-Spielen vorkommt. Wer kein Didgeridoo zur Hand hat, legt die Zunge an den Gaumen und gibt beim Ausatmen ein lautes Surren von sich, indem er den Buchstaben »S« tönt. Legen Sie beide Handflächen flach auf die Brust, um die so erzeugte Vibration wahrzunehmen. Noch stärker wird der Effekt, wenn Sie die Zunge am Gaumen belassen und jetzt ein lautes »RRRRR« tönen. Wieder anders ist die Wirkung beim Laut »TK«, wenn dieser 10-mal hintereinander produziert wird, können Sie kleine schussartige Vibrationen unter den Handflächen spüren.

Open-window-Effekt beachten

Im Zusammenhang mit Sport sei an dieser Stelle noch auf den Open-window-Effekt hingewiesen: Direkt nach einer sportlichen Betätigung ist der Körper mit der Regeneration (Muskeln, Sehnen, Knochen) und mit der Normalisierung seines Stoffwechsels beschäftigt. In dieser Zeit ist das Immunsystem durch körpereigene Reparaturarbeiten »abgelenkt«, einem Infekt von außen steht gewissermaßen »Haus und Tor« offen, daher der Name »Open-window-Effekt«. Je intensiver das Training war, umso länger dauert die Phase der reduzierten Abwehr an. Die erste Stunde nach dem Sport ist hier genau die Zeit, auf die am meisten geachtet werden muss (und sie entspricht in etwa der Zeit für den Weg vom Sport nach Hause). Schützen Sie sich und Ihr Atmungsorgan (Nase, Rachen, Lunge), duschen Sie heiß, ziehen Sie sich warm an, trocknen Sie die Haare vollständig und nicht nur halb, trinken Sie ausreichend und gönnen Sie sich noch in der Umkleide einen Kohlenhydratriegel – man sagt dem Carbo-Loading zu diesem Zeitpunkt eine Unterstützung des Immunsystems nach. Verzichten Sie im Anschluss an das Training auf Alkohol und Nikotin und vermeiden Sie eine Exposition gegenüber vielen Keimen (Menschenansammlung etc.). Achten Sie in dieser Zeit besonders auf die Corona-AHA-Regeln (Abstand, Händewachen, Alltagsmaske).

Achten Sie bei nächster Gelegenheit auf den Rhythmus der deutschen Nationalhymne! Es dauert nur etwas über 1 Minute, sie zu singen, und die Zeilen und Worte lassen einen mit nur 6 Atemzügen durch die Strophe kommen. Erinnern Sie sich an das Phänomen der sogenannten Herzkohärenz (Seite 29), der Zustand mit dem sich der Organismus in größtmöglicher Ausgeglichenheit befindet? Laut Literatur sei dies bei einer Atemfrequenz von 6 Atemzügen/Minute der Fall. Nationalhymnen folgen überdurchschnittlich häufig diesem Takt. Auch Balladen oder kirchliche Gesänge führen zu einer sehr niedrigen Atemfrequenz, als Paradebeispiel sei das Lied »Ave Maria« genannt. Nebenbei sei erwähnt, dass auch das Beten des Rosenkranzes zu einer Atemfrequenz von 6/Minute führt.

Übungen, die der Atmung guttun

Nun lernen Sie einfache Übungen für Ihre Atemmuskulatur kennen, die Sie gezielt und ohne großen Aufwand treiben zu müssen in Ihren Alltag integrieren können.

Alle Übungen werden in Bildern und Worten so erklärt, dass Sie hoffentlich auch ohne fremde Hilfe genau wissen, was zu tun ist. Viele der Übungen kommen aus dem Yoga, sodass es ggf. nützlich sein kann, zusätzlich die eine oder andere Anleitung auf YouTube als Minifilm zu schauen. Geben Sie hierzu einfach den Übungsname in den Browser ein.

Es wird an dieser Stelle bewusst darauf verzichtet, Behandlungen zu erklären, die Ihnen außer Frage auch guttun, die aber ein Rezept und das Tun und Handeln anderer Menschen bedürfen. So wird das Repertoire eines Atmungstherapeuten, eines Physiotherapeuten, eines Masseurs oder die Möglichkeiten, die Ihnen der Aufenthalt in einer Rehabilitationsklinik bietet, nicht einzeln erwähnt. All diese Ansätze sind hervorragend, bewährt und sie werden nicht zu Unrecht von den Krankenkassen übernommen.

Der Pferdefuß ist zumeist nur der Punkt, dass Sie ohne Rezept und Termin nicht in den Genuss der Behandlungen kommen. Die Wartezeiten sind mitunter sehr lang (z. B. für eine Rehabilitation). Der Ansatz dieses Buches ist es, Ihnen Möglichkeiten aufzuzeigen, die Ihnen selbst nahezu allzeit zur Verfügung stehen. Bitte beachten Sie diesen Zusatz bei der Lektüre der folgenden Seiten.

Zwerchfellatmung (Bauchatmung)

Ausgangsstellung: Legen Sie sich in Rückenlage auf einen festen Untergrund (Gummimatte, Isomatte, Teppich), ziehen Sie die Beine etwas zum Körper und stellen Sie die Beine leicht an. Die Hände legen Sie flach auf den Unterbauch. Sie schauen zur Zimmerdecke. Sollten sie einschneidende Kleidung tragen, so lockern Sie diese bitte.

Ausführung: Atmen Sie gleichmäßig durch die Nase, halten Sie den Mund dabei geschlossen. Beim langsamen, bewussten Einatmen wölbt sich der Bauchnabel bei der richtigen Ausführung gen Zimmerdecke nach oben. Es ist kein Muss, aber Sie können versuchen, wie weit Sie den Bauchnabel gen Decke bekämen. Am Ende der Einatmung folgt direkt der Übergang zur Ausatmung, bitte legen Sie keine Pause zwischen der Ein- und Ausatmung ein, in der Sie die Luft anhalten. Wenn man Pausen einlegt, dann zwischen der Ausatmung und der nächsten Einatmung. Versuchen Sie ausschließlich mit dem Bauch zu atmen, der Rumpf bleibt unbeweglich liegen, Ihr Körpergewicht fixiert die Schulter-Rückenpartie. Brustkorb und Schultern sollten sich beim Ein- und Ausatmen nicht bewegen.

Endposition: Beim Ausatmen fällt der Bauch passiv wieder in sich zusammen.

Wiederholungen: 10

Varianten: Wenn Sie sich sicher sind, dass Sie das Prinzip der reinen Bauchatmung verstanden haben, können Sie die Übung in Bauchlage wiederholen. Ihr Körpergewicht fixiert jetzt nicht mehr die Schulter-Rückenpartie, sondern gewissermaßen den Bauch. Sie müssen jetzt also mehr leisten: Neurologisch ist die Ansteuerung schwieriger und Sie müssen Ihr Körpergewicht beim Atmen mit dem Bauch hochheben.

Tipps: Die Zwerchfellatmung können Sie ideal üben, wo immer Sie gerade sitzend warten müssen (Stau, Wartezimmer, Warteschlange an der Kasse).

Wirkung: Im Rahmen der Zwerchfellatmung kommt es zum größtmöglichen Drainage- und Massageeffekt der inneren Organe. Auch die Lunge selbst wird durch die Zwerchfellatmung am besten durchblutet und gespült.

Wichtiger Hinweis: Achten Sie darauf, dass Sie keine weiteren Muskelgruppen für die Atmung verwenden und beobachten Sie, ob die Ausatmung passiv erfolgt oder ob Sie »nachdrücken« müssen, was beim Gesunden nicht nötig ist.

Flankendehnung im Bett (Halbmondlagerung)

Ausgangsstellung: Eine Flankendehnung erreicht man, indem man sich wie eine Banane oder wie ein Halbmond in Rückenlage hinlegt. Das Becken und die Schultern bleiben dabei kontinuierlich mit der Unterlage in Kontakt. Beginnen Sie mit der Übung am linken Rand Ihrer Matratze oder Yogamatte (falls Sie auf dem Boden üben) liegend.

Ausführung: Die gestreckten Beine und die Arme werden jetzt so weit wie möglich an den rechten Matratzenrand geschoben. Die Arme werden hierzu gestreckt auf der Matratze liegend über den Kopf in Richtung rechten Matratzenrand geführt.

Endposition: Von oben betrachtet, sehen Sie aus wie eine nach rechts gekrümmte Banane.

Wiederholungen: Es empfiehlt sich, die Übung auf einer Seite für 20 Sekunden zu halten, danach dehnen Sie die Gegenseite in analoger Weise.

Varianten: Bei der Krümmung nach rechts können Sie das linke Bein über das rechte schlagen, das erhöht den Dehnungseffekt. Bei der Krümmung nach links können Sie das rechte Bein über das linke schlagen. Ihre Beine bleiben dabei stets gestreckt.

Tipps: Achten Sie darauf, dass Sie mit den Schultern und dem Becken in Kontakt mit der Unterlage bleiben. Eine Drehbewegung zur Seite wäre die sogenannte Embryostellung und keine Halbmondlagerung. Die Rückenlage können Sie besser fixieren, indem Sie bewusst gerade an die Zimmerdecke nach oben blicken. Und genießen Sie die Bauchatmung, die Ihnen in dieser gedehnten Liegeposition besonders leicht fallen wird.

Wirkung: Bei der Krümmung nach rechts wird die linke Flanke besonders gedehnt, der Winkel zwischen Milz und Lunge wird mit frischer Luft befüllt. Bei der Krümmung nach links wird der Winkel zwischen Leber und Lunge mit frischer Luft befüllt.

Wichtiger Hinweis: Lungenareale, die vorher nicht belüftet und zusammengedrückt waren und die nun erneut mit Luft befüllt werden, führen dazu, dass diese Areale jetzt auch wieder mit Blut durchspült werden. Die Reduzierung von nicht-belüfteten Arealen gilt als Prophylaxe gegen eine Lungenentzündung.

Flankendehnung im Sitzen

Ausgangsstellung: Setzen Sie sich aufrecht auf einen Stuhl oder eine Bank; verzichten Sie dabei darauf, sich mit dem Oberkörper irgendwo anzulehnen.

Ausführung: Führen Sie den rechten Arm gestreckt über Ihren Kopf zur linken Seite. Legen Sie vor Ihrem Körper den linken Arm auf dem rechten Oberschenkel ab.

Endposition: Beugen Sie sich mit dem Oberkörper so weit wie möglich nach links, wobei Sie fest mit der Sitzunterlage verbunden bleiben. Vermeiden Sie es, eine Po-Hälfte anzuheben oder gar mit den Beinen nachzudrücken, als wollten Sie jeden Moment vom Stuhl aufstehen.

Wiederholungen: Es empfiehlt sich, die Übung auf einer Seite für 20 Sekunden zu halten, danach dehnen Sie die Gegenseite in analoger Weise.

Varianten: Bei der Krümmung nach rechts können Sie das linke Bein über das rechte schlagen, das erhöht den Dehnungseffekt. Bei der Krümmung nach links können Sie das rechte Bein über das linke schlagen. Ihre Beine sind dabei um ca. 90 Grad angewinkelt.

Tipps: Fixieren Sie mit den Augen einen Punkt, der gerade vor Ihnen im Raum ist. Hierdurch vermeiden Sie, in eine seitliche Drehbewegung zu kommen.

Wirkung: Bei der Krümmung nach rechts wird die linke Flanke besonders gedehnt, der Winkel zwischen Milz und Lunge wird mit frischer Luft befüllt. Bei der Krümmung nach links wird der Winkel zwischen Leber und Lunge mit frischer Luft befüllt.

Wichtiger Hinweis: Lungenareale, die vorher nicht belüftet und zusammengedrückt waren und die nun erneut mit Luft befüllt werden, führen dazu, dass diese Areale jetzt auch wieder mit Blut durchspült werden. Die Reduzierung von nicht-belüfteten Arealen gilt als Prophylaxe gegen eine Lungenentzündung.

Trockenübung: Brustschwimmen

Ausgangsstellung: Schwimmübungen können im Sitzen (sehr einfach), im Stehen (einfach) oder in Bauchlage (schwer) durchgeführt werden. Für die vertikalen Versionen ist es wichtig, dass die Arme eine Bewegung weit nach vorne ausführen können, Sie sollten also Platz haben. Für die liegende Position ist der Kopf zunächst gen Unterlage gerichtet, die Stirn wird abgelegt. Im Schwimmzug selbst wird der Kopf analog zum Brustschwimmen angehoben, der Blick wird in Schwimmrichtung nach vorne gehalten und der obere Rumpf wird ebenfalls etwas von der Unterlage abgehoben, damit die Arme Bewegungsfreiheit erhalten.

Ausführung: Führen Sie Brustschwimmbewegungen mit den Armen aus. Legen Sie die Handflächen vor dem Körper aneinander, strecken Sie dann die Arme weit nach vorne, öffnen Sie die Arme und drücken Sie im Geiste das Wasser nach hinten.

Endposition: Ziehen Sie die Arme wieder zum Körper zurück für den nächsten Schwimmzug.

Wiederholungen: 3-mal 10

Varianten: Die Übung kann auch einarmig ausgeführt werden. Versuchen Sie im Geiste mit der rechten, ausgesteckten Hand einen Vorhang nach rechts zur Seite zu schieben. Stellen Sie sich einen schweren Bühnenvorhang im Theater vor, holen Sie also besser etwas Schwung mit einer leichten nach links gekurvten Streckbewegung, bevor Sie den Vorhang deutlich nach rechts wegdrücken. Danach wechseln Sie zur Gegenseite.

Tipps: Beim Vorstrecken der Arme ist das Einatmen erleichtert.

Wirkung: Diese Übung trainiert den gesamten Rücken, vor allem aber den großen Rückenmuskel (Latissimus dorsi). Bei schwachem Hustenstoß ist diese Übung gut zur Kräftigung.

Wichtiger Hinweis: Bei Bandscheibenleiden oder anderen Rückenschmerzen sollten Sie diese Übung nur in den vertikalen Versionen durchführen, nicht in Bauchlage.

Trockenübung: Paddelschlag

Ausgangsstellung: Schwimmübungen können im Sitzen (sehr einfach), im Stehen (einfach) oder in Bauchlage (schwer) durchgeführt werden. Für die liegende Position ist der Kopf zunächst gen Unterlage gerichtet, die Stirn wird abgelegt.

Der Paddelschlag mit den Beinen ist nur im Liegen möglich. Den Paddelschlag mit den Armen können Sie auch im Sitzen oder Stehen ausführen. Dabei strecken Sie beide Arme nach oben aus.

Ausführung: Die Beine werden in Bauchlage in gestreckter Position etwas von der Unterlage abgehoben und im Wechselschlag bewegt (wie beim Kraulen). Alternativ werden die ausgestreckten Arme, die rechts und links parallel neben dem Kopf liegen und in Verlängerung der Wirbelsäule nach vorn zeigen, im Wechselschlag bewegt (wie beim Trommelschlagen mit Fäusten gegen eine Tür). Im Sitzen oder Stehen bewegen Sie die nach oben gestreckten Arme im Wechselschlag.

Endposition: Aktiver Wechselschlag mit Armen oder Beinen oder mit beiden.

Wiederholungen: 3-mal 10

Varianten: Sie können bei dieser Übung die Arme auch nach unten strecken und so seitlich neben dem Körper paddeln, das trainiert zusätzliche Armmuskeln. Die Übung ist auch in Rückenlage möglich.

Tipps: Achten Sie auf eine gute Achsenkontrolle. Versuchen Sie stets ruhig und gleichmäßig zu atmen, vermeiden Sie es, die Luft anzuhalten oder in eine Pressatmung zu geraten.

Wirkung: Die gesamte Rückenpartie wird trainiert, zudem werden die Schulter-, und Oberarmmuskel und die Gesäßmuskeln (in Bauchlage) trainiert. In Rückenlage werden statt der Rückenpartie und der Gesäßmuskeln die Brust-und Bauchmuskeln trainiert.

Wichtiger Hinweis: Bei Bandscheibenleiden oder anderen Rückenschmerzen sollten Sie diese Übung nur in den vertikalen Versionen (also im Sitzen oder Stehen) durchführen, nicht in Bauchlage.

Plank

Ausgangsstellung: Der sogenannte Unterarmstütz ist vergleichbar mit einer Liegestützposition, bei der der Oberkörper statt auf den Handflächen, auf den Unterarmen abgestützt wird. Die Ober- und Unterschenkel schweben in der Luft, sie haben keinen Kontakt mit der Unterlage, das Körpergewicht tragen die Füße (auf die Zehenspitzen gestellt) und die Unterarme. Man nennt diese Übung auch Brett, da Sie sich steif und gerade machen sollen, wie ein Brett – Rücken und Beine bilden eine Linie.

Ausführung: Begeben Sie sich in die Brett- oder auch Plankposition und halten Sie den Körper so gerade wie möglich. Richten Sie den Blick gerade nach unten zur Unterlage und atmen Sie ruhig und sanft ein und aus.

Endposition: Nach der Übung legen Sie sich in Bauchlage ab und erholen sich.

Wiederholungen: 3 × 15 Sekunden (beliebig steigerbar)

Varianten: Aus der Plankposition heraus können Sie wechselseitig die Füße übereinander stellen. Das heißt, Sie heben das rechte Bein an und stellen es auf die linke Ferse, danach wechseln Sie zuerst zurück in die Plankpositon und stellen dann analog den linken Fuß auf die rechte Ferse. Eine weitere Variante ist diese: Aus der Plankpositon heraus verlagern Sie kurz Ihr Gewicht zur linken Seite, stellen die rechte Hand auf die Unterlage und strecken den rechten Arm durch. Anschließend verlagern Sie Ihr Gewicht zur rechten Seite und verfahren identisch mit dem linken Arm. Sie befinden sich nun in der bekannten Liegestützposition aus der Sie genauso in die Plankposition zurückkommen: Verlagern Sie das Gewicht nach links und heben Sie den rechten Ellbogen in die Ausgangsposition, bevor Sie sich auf ihm abstützen und wiederholen Sie den Rückzug anschließend mit der linken Seite. Sie befinden sich jetzt wieder in der Plankposition. Denken Sie bei der letzten Variante der Übung an das Öffnen und Schließen eines Pakets, der Bewegungsablauf ist ähnlich.

Tipps: Da die Grundform der Übung eine reine Halteübung ist, verlangt sie dem Körper wenig Ausdauer ab, bei zugleich vorhandener Möglichkeit, sich zügig zu verbessern. Die Planksübung kann prinzipiell mit einer Haltedauer von 1 Sekunde begonnen werden. Sie ist eine ideale Einstiegsübung, da sie wohldosiert und beliebig gesteigert werden kann.

Wirkung: Die Übung ist ein Training für alle Atemhilfsmuskeln und für die Bauchmuskulatur. Der Hustenmuskel wird trainiert und die Rumpfstabilität wird erhöht, was Rückenschmerzen vorbeugt.

Wichtiger Hinweis: Bei Schulter- oder Handgelenksproblemen vermeiden Sie die erschwerten Varianten.

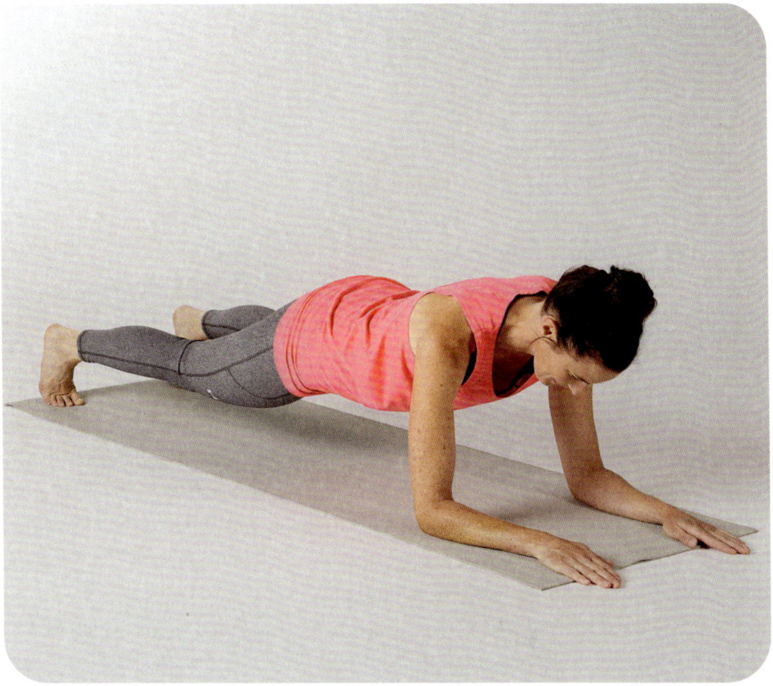

» Diese Übung sowie »Trockenübung: Schwimmen« und »Arm-Hampelmann im Sitzen« sind gute Einstiegsübungen, da man sie sekundenweise verlängern und damit die Trainingsanforderungen ganz behutsam steigern kann.

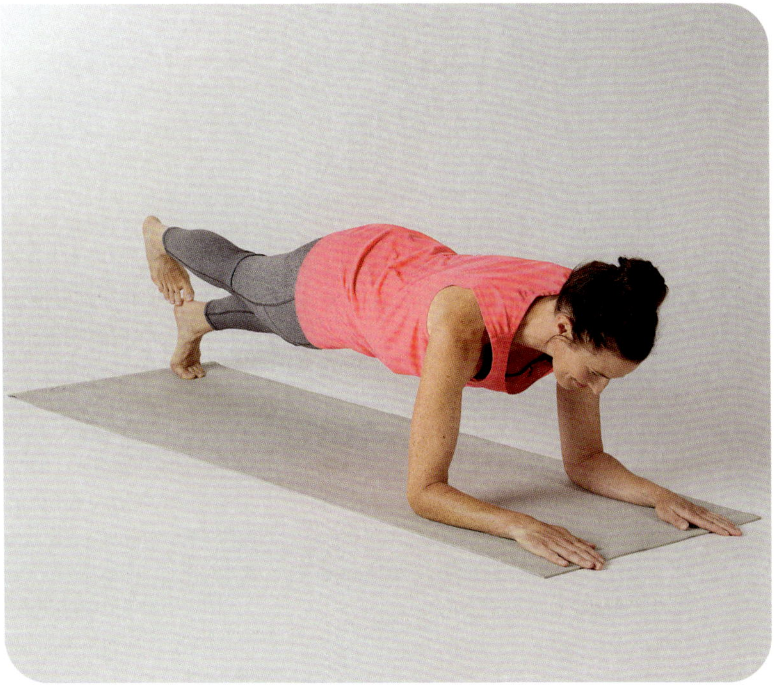

» Fangen Sie klein an, Sie werden sehen, dass Sie die »Normalposition Plank« bald 2 Minuten am Stück halten können. Variationen – wie hier abgebildet – gibt es unzählige.

Rumpfrotation

Ausgangsstellung: Übungen für die Rumpfrotation können im Stehen oder im Sitzen durchgeführt werden. Für die Standübungen stehen Sie bitte auf einer festen Unterlage mit etwa hüftbreit geöffneten Beinen. Für die Version im Sitzen ziehen Sie die Beine etwas zum Körper und greifen Sie einen mittelgroßen Gegenstand mit beiden Händen.

Ausführung: Im Stehen lassen Sie die Arme locker neben dem Körper hängen, fixieren Sie Ihren Stand, indem Sie die Beine bewusster strecken, und versuchen Sie unterhalb der »Gürtellinie« keine Bewegungen auszuführen. Die Bewegung wird von der Rotation Ihres Oberkörpers eingeleitet, drehen Sie so weit wie möglich schwungvoll nach links, die Arme folgen passiv respektive werden sie durch die »Fliehkraft« wie Helikopterarme angehoben. Anschließend drehen Sie sich so weit wie möglich zur Gegenrichtung.

Im Sitzen halten Sie den Gegenstand mit beiden Händen vor dem Körper. Rotieren Sie jetzt mit dem Oberkörper so weit wie möglich nach links, sodass Sie den Gegenstand hinter sich legen können. Anschließend drehen Sie sich so weit wie möglich zur Gegenrichtung.

Endposition: Im Stehen lassen Sie Ihre »Helikopterarme« so weit wie möglich um Ihren Körper fliegen, bis sie an Brust-, Gesäß-, oder Schulterpartie aufklatschen, bevor Sie zur Gegenrichtung wieder »abheben«. Drehen Sie hierfür den Körper nach rechts und lassen Sie die Arme fliegend folgen.

Im Sitzen drehen Sie den Oberkörper so weit wie möglich nach rechts, sodass Sie den Gegenstand, den Sie eben hinter sich gelegt hatten, wieder greifen können und ihn mit beiden Händen über rechts zur Ausgangsstellung vor sich mitnehmen.

Wiederholungen: 10–20

Varianten: Im Sitzen auf einer festen Unterlage am Boden wird die Übung etwas erschwert, wenn Sie die Beine vor sich ausstrecken. Auch können Sie natürlich einen schwereren Gegenstand hernehmen.

Tipps: Unterschätzen Sie nicht den Drehwurm, den Ihnen diese Übung bereiten kann, denn die Sensoren des Gleichgewichtsorgans werden hier durchaus gefordert.

Wirkung: Die Beweglichkeit wird im gesamten Rumpfbereich und auf Zwerchfellebene gefördert. Es werden vorwiegend die schrägen Bauchmuskeln trainiert. Die sitzende Version rotiert intensiver, da das Becken durch das Körpergewicht auf der Unterlage fixiert wird. Auch für das Gleichgewichtsorgan ist die Übung ein gutes Training. Achsenrotationen regen den Kreislauf- und das Immunsystem an, sie haben einen sehr hohen Detox-Effekt (Seite 102).

Wichtiger Hinweis: Falls Sie Gleichgewichtsstörungen oder Schwindel haben, führen Sie die Übung nur im Sitzen durch (Sturzprophylaxe). Alternativ können Sie versuchen, diese Übung durch den Kreuzschritt (siehe nächste Übung) zu ersetzen, je nach Befinden.

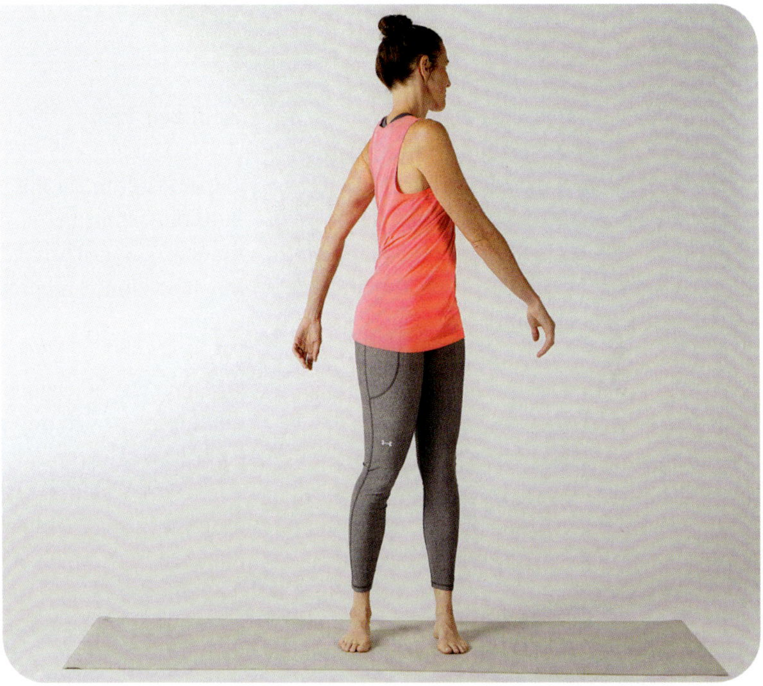

» Lassen Sie Ihre Arme fliegen! Gelegentlich eingebaute Rumpfrotationen verleihen uns »Flügel« – der Stoffwechsel wird durch diese Übung sehr angeregt.

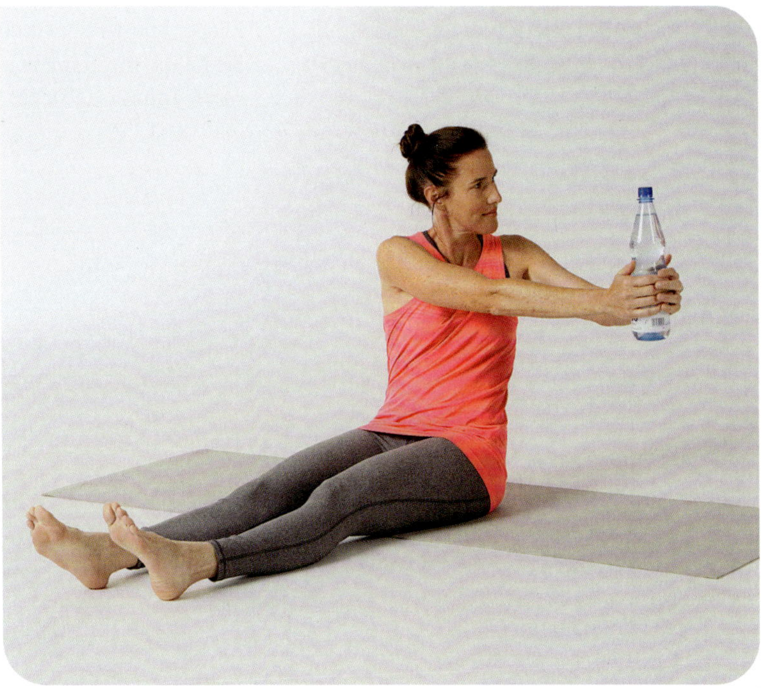

» Ob am Arbeitsplatz oder auf dem Wohnzimmerteppich – Rumpfrotationen aktivieren den Magen-Darm-Trakt, was sich durch Aufstoßen, hörbare Darmgeräusche und/oder Stuhldrang zeigen kann.

Kreuzschritt

Ausgangsstellung: Die Übung wird im Gehen ausgeführt. Spreizen Sie beide Arme im 90-Grad-Winkel vom Oberkörper ab. Der ganze Körper wird um 90 Grad zur Gangrichtung gedreht. Somit dreht sich ein Arm nach vorne in Gangrichtung, der andere Arm dreht sich nach hinten.

Ausführung: Gehen Sie zielsicher Ihren Gang nach vorne, kerzengerade, der Blick folgt dem nach vorne gerichteten Arm. Die Beine müssen aufgrund Ihrer Ausgangsposition nun abwechselnd kreuzen. Kreuzen Sie einmal vor dem anderen Bein und einmal hinter dem anderen Bein, so entstehen kleine S-förmige Schlingerbewegungen, die Sie durch Achsenrotation ausgleichen müssen.

Endposition: Führen Sie 10 Schritte mit einem nach rechts rotierten Körper durch. Führen Sie 10 Schritte mit einem nach links rotierten Körper durch.

Wiederholungen: pro Seite 10 Schritte

Varianten: keine.

Tipps: Fixieren Sie mit den Augen einen Punkt in weiter Ferne, der sich genau vor Ihnen in Gangrichtung befindet. Das verhilft Ihnen zu einer sauberen Ausführung der Übung.

Wirkung: Die Beweglichkeit wird im gesamten Rumpfbereich und auf Zwerchfellebene gefördert. Im Gegensatz zur Rumpfrotation durch Armarbeit (s.o.) ist bei der Rotation durch Beinarbeit ein deutlich größerer Effekt zu erzielen. Es werden vorwiegend die schrägen Bauchmuskeln trainiert. Achsenrotationen regen den Kreislauf- und das Immunsystem an, sie haben einen sehr hohen Detox-Effekt (Seite 102).

Wichtiger Hinweis: Halten Sie den Oberkörper kontrolliert und aufrecht, denken Sie an die Ritterspiele und folgen Sie Ihrer »Arm-Lanze« zielsicher geradeaus.

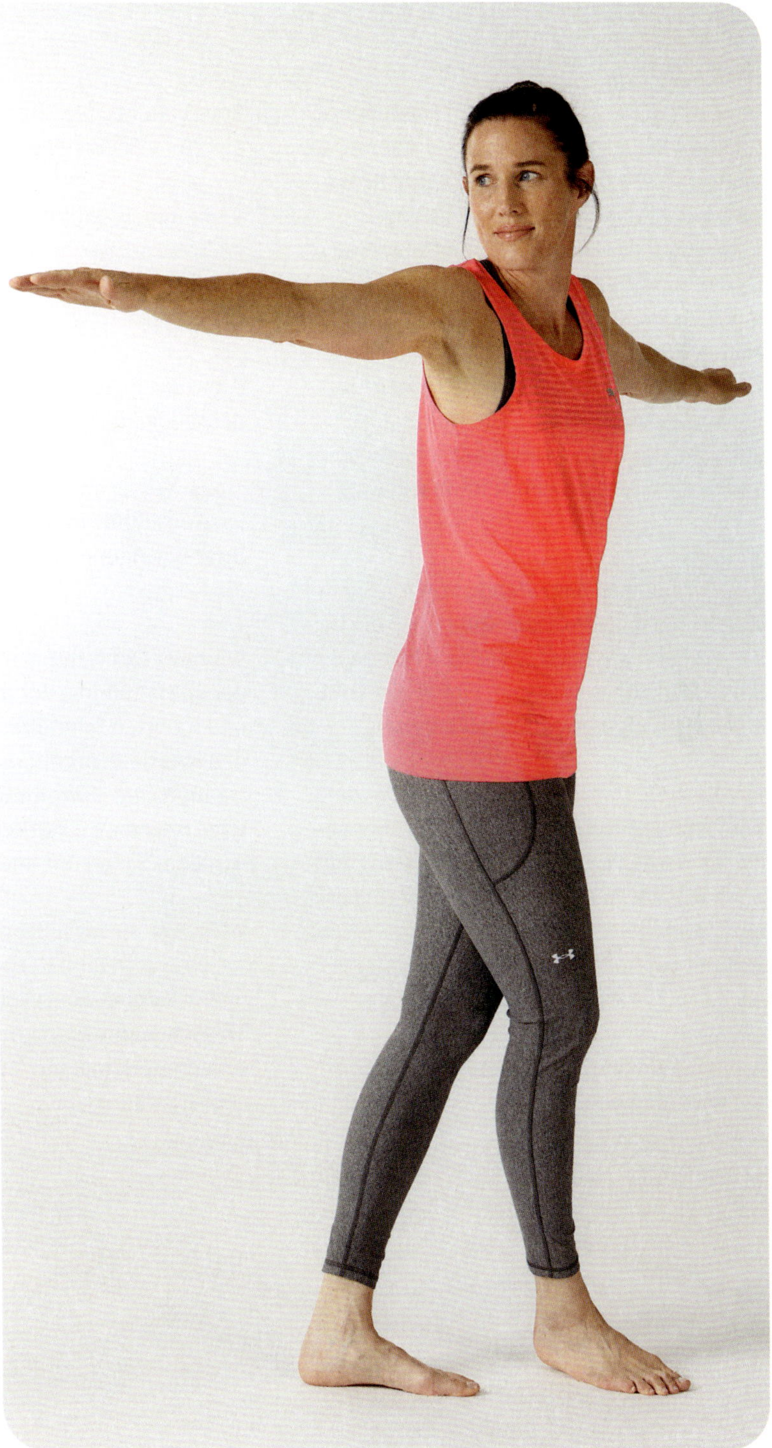

Selbst der Weg zur Kantine kann auch mal »über Kreuz« beschritten werden! 10 Kreuzschritte mit dem linken Arm nach vorn, anschließend 10 mit dem rechten Arm nach vorn sind schnell im Alltag untergebracht.

Hampelmann im Stehen

Ausgangsstellung: Das gute an Hampelmann-Übungen ist, dass man sie überall, wo genügend Platz ist, ausführen kann. Besonders gut ist die Hampelmann-Übung am Ende eines Workouts, einer Radtour, eine Gymnastikstunde etc. Sie können die Übung aus dem Stand heraus ausführen, was den Hampelmann zur idealen Mini-Zwischen-Übung z. B. in der Küche vor dem Herd (bis die Suppe kocht) macht. Die Haltung ist aufrecht, die Füße stehen parallel nebeneinander, die Arme hängen seitlich am Körper herab.

Ausführung: Aus dem Stand springen Sie in eine gegrätschte Position, indem Sie die Beine seitlich abspreizen. Zeitgleich führen Sie beide Arme über den Kopf, wobei die Arme eine Halbkreis-Bewegung nachahmen.

Endposition: Das Händeklatschen über dem Kopf ist nicht Teil der Übung, kann aber gemacht werden (vor allem mit Kindern). Aus der höchsten Position werden die Arme erneut im Halbkreis nach unten geschwungen und mit einem Sprung gelangen die Beine wieder in die Ausgangsstellung zurück.

Wiederholungen: Am ersten Tag machen Sie so viele Hampelmänner, wie Sie aus dem Stand heraus können, anschließend steigern Sie Ihre Wiederholungen langsam.

Varianten: Es gibt unzählige Varianten (Beine kreuzen, Sprung in die Schrittstellung, Kombinationen mit Plankübungen etc.). Die einfachste wäre: Schließen Sie während der Ausführung die Augen, das fördert den Gleichgewichtssinn und die Körperwahrnehmung.

Tipps: Versuchen Sie die Sprünge besonders leise auszuführen. Das erhöht die Kontrolle Ihrer Bewegung und sanftes Landen schont die Gelenke.

Wirkung: Der Hampelmann ist ein Ganzkörper-Krafttraining, der die Ausdauer erhöht und Kalorien schmelzen lässt. Er aktiviert den Kreislauf, erhöht den Stoffwechsel und trainiert den Hustenmuskel. Minderbelüftete Lungenareal werden geöffnet und mit frischem Sauerstoff und Blut versorgt.

Wichtiger Hinweis: Bei der Ausführung bitte auf eine aufrechte Körperhaltung achten und X- oder O-Bein-Stellungen vermeiden. Menschen mit Knieproblemen sollten die sitzenden Hampelmänner bevorzugen (siehe nächste Übung).

Arm-Hampelmann im Sitzen

Ausgangsstellung: Die Übung kann im Sitzen überall dort ausgeführt werden, wo Sie genügend Platz für die Armbewegungen finden. Sitzen Sie aufrecht und ohne sich anzulehnen. Sorgen Sie für Beinfreiheit, falls Sie mit den Beinen zusätzliche Bewegung ausführen möchten. Lassen Sie die Arme seitlich neben dem Körper herabhängen, das heißt, Sie brauchen hierfür einen Stuhl ohne Armlehnen.

Ausführung: Bewegen Sie die Arme wie bei den richtigen Hampelmann-Sprüngen im Halbkreis seitlich am Körper entlang nach oben. Das Händeklatschen über dem Kopf ist nicht Teil der Übung, kann aber gemacht werden (vor allem mit Kindern).

Endposition: Aus der höchsten Position werden die Arme erneut im Halbkreis seitlich vom Körper nach unten in die Ausgangsstellung zurückgeschwungen.

Wiederholungen: Am ersten Tag machen Sie so viele Arm-Hampelmänner, wie Sie aus dem Sitzen heraus können, anschließend steigern Sie Ihre Wiederholungen langsam.

Varianten: Auf einem Hocker können Sie die Arme statt nach seitlich auch nach vorne und hinten führen und von dort aus im Halbkreis nach oben schwingen.

Tipps: Achten Sie auf die Beweglichkeit Ihrer Schulterpartie. Die Armbewegungen der Hampelmann-Übung führen zu einer raschen Verbesserung der Beweglichkeit, da sie Eigengewichtübungen ohne zusätzliche Belastung sind.

Wirkung: Der Arm-Hampelmann ist ein Oberkörper-Krafttraining, der die Ausdauer erhöht und Kalorien schmelzen lässt. Er aktiviert den Kreislauf, erhöht den Stoffwechsel und trainiert den Hustenmuskel. Minderbelüftete Lungenareal werden geöffnet und mit frischem Sauerstoff und Blut versorgt.

Wichtiger Hinweis: Bei der Ausführung bitte auf eine aufrechte Körperhaltung achten.

Nackendehnung zur Seite

Ausgangsstellung: Die Übung kann sitzend oder stehend ausgeführt werden. Bei der Ausführung bitte auf eine aufrechte Körperhaltung achten. Lassen Sie die Arme seitlich neben dem Körper herabhängen, das heißt, sitzend brauchen Sie hierfür einen Stuhl ohne Armlehnen.

Ausführung: Führen Sie den rechten Arm über dem Kopf zum linken Ohr. Haken Sie Ihren rechten Mittelfinger im obersten Ohrknorpel des linken Ohres ein. Ziehen Sie jetzt mit dem rechten Arm sanft am linken Ohrknorpel, so dass der Kopf nach rechts geneigt wird. Der Blick geht hierbei nach vorne unten links. Aus dem Stand heraus, als ob Sie auf Ihre linke Schuhspitze blicken würden. Aus der sitzenden Position heraus, als ob Sie in Ihre linke Achsel blicken würden.

Endposition: Halten Sie die Position so, dass Sie eine gute Dehnung im linken Halsareal spüren. Sie können entweder durch eine leichte Kopfneigung nach vorne die Dehnung erhöhen oder aber durch eine leichte Vorwärts- oder Rückwärtsbewegung, des herabhängenden linken Arms (der Bewegungsradius überschreitet selten 3–5 cm) das Ergebnis verbessern. Danach lösen Sie den rechten Arm, lassen ihn ebenfalls herabhängen und wechseln nach einer kurzen Pause zur Gegenseite.

Wiederholungen: Pro Seite halten Sie die Übung für mindestens 20 Sekunden.

Varianten: keine.

Tipps: Diese Übung sollten Menschen mit PC-Tätigkeit regelmäßig ausführen. Wenn man die Übung 2-mal hintereinander ausführt, so stellt man häufig bereits in der zweiten Runde eine Zunahme der Freiheitsgrade mancher Kopfbewegungen fest. Probieren Sie es aus!

Wirkung: Durch eine Dehnung der Halsseiten wird die natürliche Engstelle am Übergang vom Hals zum Brustkorb geöffnet. Beengungen der beidseitigen Phrenikus-Nerven (Zwerchfellinnervation) können gelöst werden. Die Durchblutung des Kopfes wird verbessert, die Kopf-Beweglichkeit erhöht sich.

Wichtiger Hinweis: Achten Sie auf eine aufrechte Körperhaltung während der Ausführung und vermeiden Sie dynamische Wippbewegungen. Es handelt sich um eine statische Dehnungsübung.

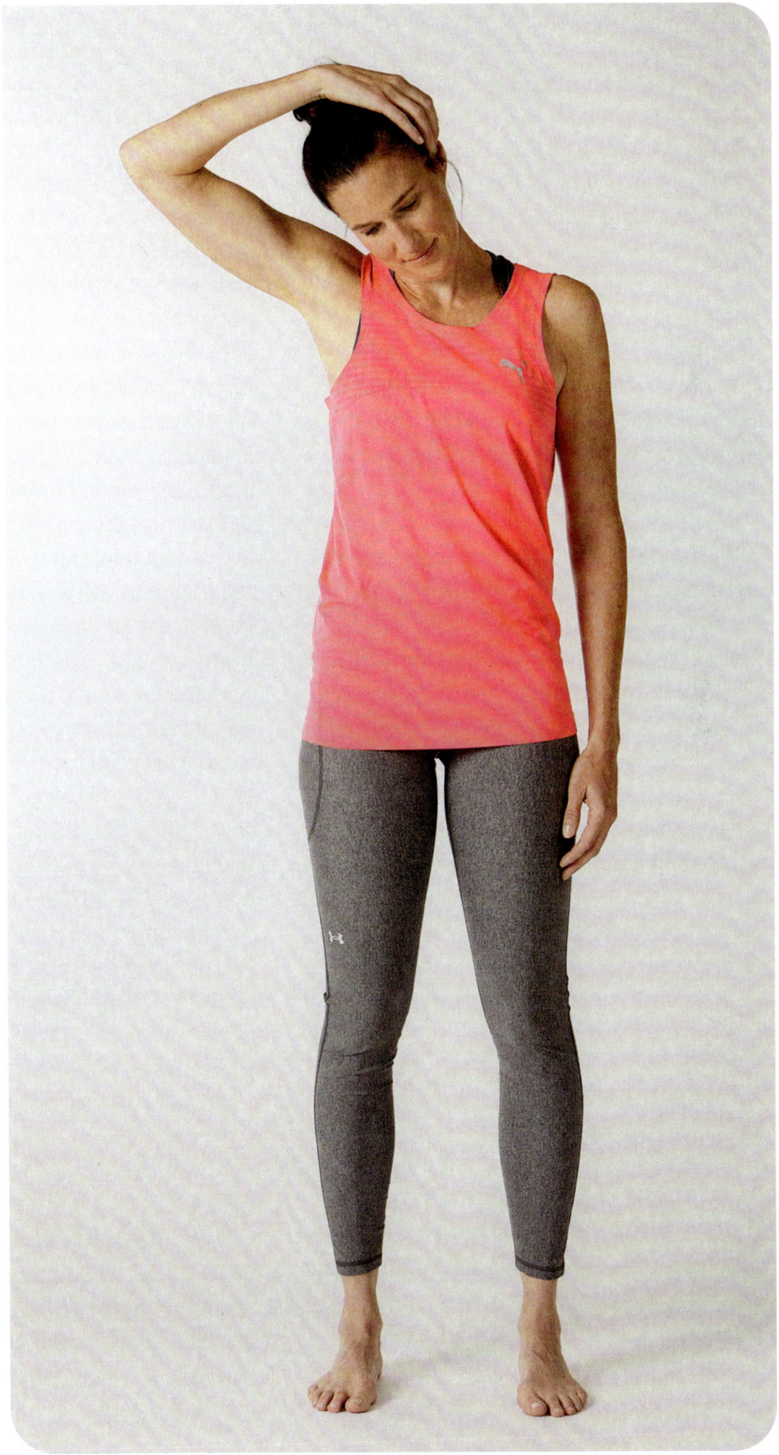

» Das Fein-Tuning machen Sie hier mit Links! Der herabhängende Arm (hier der Linke) ist der, der durch kleine Bewegungen nach vorn oder hinten dafür sorgt, die Dehnung am seitlichen Hals zu optimieren. Bleiben Sie für mindestens 20 Sekunden in der Haltung, in der es am meisten »zieht«.

Nackendehnung nach vorn

Ausgangsstellung: Stehen oder sitzen Sie aufrecht. Verschränken Sie die Hände hinter dem Hinterkopf ineinander und legen Sie die beiden Hände auf dem Hinterhaupt ab. Beugen Sie Ihr Kinn zum Brustkorb.

Ausführung: Genießen Sie das Gewicht Ihrer Arme und die daraus entstehende sanfte Dehnung, aber ziehen Sie das Kinn nicht mit der Armkraft zur Brust. Genießen Sie die Dehnung im Nackenbereich, halten Sie den Oberkörper aufrecht.

Endposition: Sobald Sie in der oben genannten Dehnposition sind, verbleiben Sie so.

Wiederholungen: Halten Sie die Übung für mindestens 20 Sekunden.

Varianten: keine.

Tipps: Diese Übung sollten Menschen mit PC-Tätigkeit regelmäßig ausführen. Wenn man die Übung 2-mal hintereinander ausführt, so stellt man häufig bereits in der zweiten Runde eine Zunahme der Freiheitsgrade mancher Kopfbewegungen fest. Probieren Sie es aus!

Wirkung: Am Hinterkopf beginnen viele Muskeln, sie liegen in mehreren Schichten übereinander. Ihnen allen gemeinsam ist, dass sie bei einer Tonuserhöhung dazu beitragen, dass das feine System der Liquorzirkulation gestört und die Ver- und Entsorgung des Gehirns gedrosselt werden kann. Sehstörungen können ein frühes Zeichen einer Minderdurchblutung sein. Unterhalb des Hinterhauptes befindet sich in der Schädelbasis in Fortsetzung der Wirbelsäule ein großes Loch (Foramen magnus), durch das sich das zentrale Nervensystem in den Wirbelkanal fortsetzt (Seite 148). Tonuserhöhungen im Bereich der Nackenmuskulatur können die Strukturen am Foramen magnum einengen. Nackendehnungsübungen senken den Tonus. Die Durchblutung des Kopfes wird verbessert, der CSR (Seite 150) wird freigegeben, die Kopf-Beweglichkeit erhöht sich.

Wichtiger Hinweis: Achten Sie auf eine aufrechte Körperhaltung während der Ausführung und vermeiden Sie dynamische Wippbewegungen. Es handelt sich um eine statische Dehnungsübung.

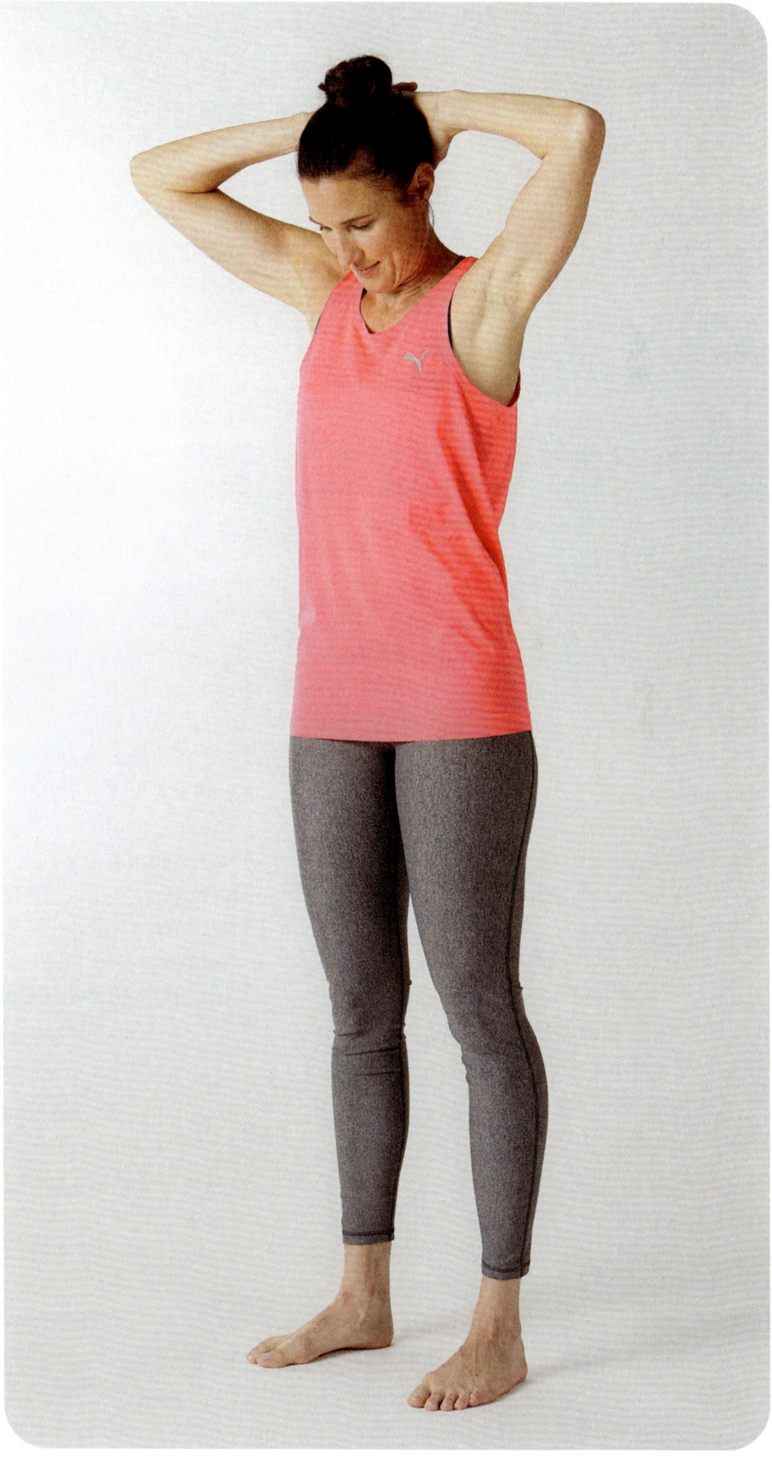

» Bei dieser Übung fehlt die Option zum Fein-Tuning, da beide Hände im Nacken verschränkt sind. Mit jeder Ausatmung wird das Gewicht Ihrer Hände Ihnen dazu verhelfen, Kinn und Brustbein weiter einander anzunähern. Ausatmen löst - das kann Ihnen diese Übung sehr gut zeigen.

Gegrätschte Vorbeuge

Ausgangsstellung: Die Übung kann im Stehen oder im Sitzen auf dem Boden ausgeführt werden. Zudem ist die geschlossene Vorbeuge die Steigerung der gegrätschten. Beginnen Sie mit der gegrätschten Version.

Ausführung: Spreizen Sie dazu die Beine seitlich ab. Die Grätsche sollte ca. 90% der maximalen Grätschbewegung ausmachen. Beugen Sie sich bei der stehenden Version vorne über und folgen Sie mit den Armen den Beinen so weit wie möglich nach unten. Die Beine sind fast ganz gestreckt, eine Beugung von 5 Grad ist ratsam, um nicht im Kniegelenk zu blockieren.

Endposition: Wandern Sie mit den Armen Stück um Stück nach unten. Sie werden sehen, je länger Sie in der Dehnung verbleiben umso tiefer können Sie mit den Händen nach unten fassen.

Wiederholungen: Halten Sie die Dehnung für mindestens 20 Sekunden. Machen Sie 1–2 Durchgänge.

Varianten: Wie oben beschrieben, können Sie die Übung auch im Sitzen auf dem Boden mit gestreckten Beinen (gegrätscht oder geschlossen) ausführen.

Tipps: Hilfreich ist es, wenn Sie sich im Sitzen an Griffmöglichkeiten nach vorn zur Wand hin ziehen können (Sprossenwand, Gummiband o.Ä.). Die Beinausrichtung gegen die Wand erhöht die Grätschbewegung und das Ziehen unterstützt die Vorbeuge.

Wirkung: Der untere Rücken, das Gesäß und die Oberschenkelrückseite werden hierdurch aufgedehnt. In der gegrätschen Version werden auch die Oberschenkelinnenseiten gedehnt.

Wichtiger Hinweis: Für Personen, die sitzende Tätigkeiten ausführen, ist diese Übung sehr ratsam, da sich bei langem Sitzen häufig die Muskeln, die der Sitz- und Lehnfläche zugewandt sind, verkürzen. Eine Muskel-Tonussenkung im unteren Rückenbereich beugt Bandscheibenvorfällen vor. Wer die Körperrückseite aufdehnt, bevor er zu Bett geht, verschafft den Bandscheiben mehr Platz, damit diese sich nachts mit Wasser vollsaugen können. Ihre federnde Pufferkapazität wird hierdurch erhöht und die morgendlichen Rückenschmerzen werden hierdurch reduziert. Probieren Sie es aus!

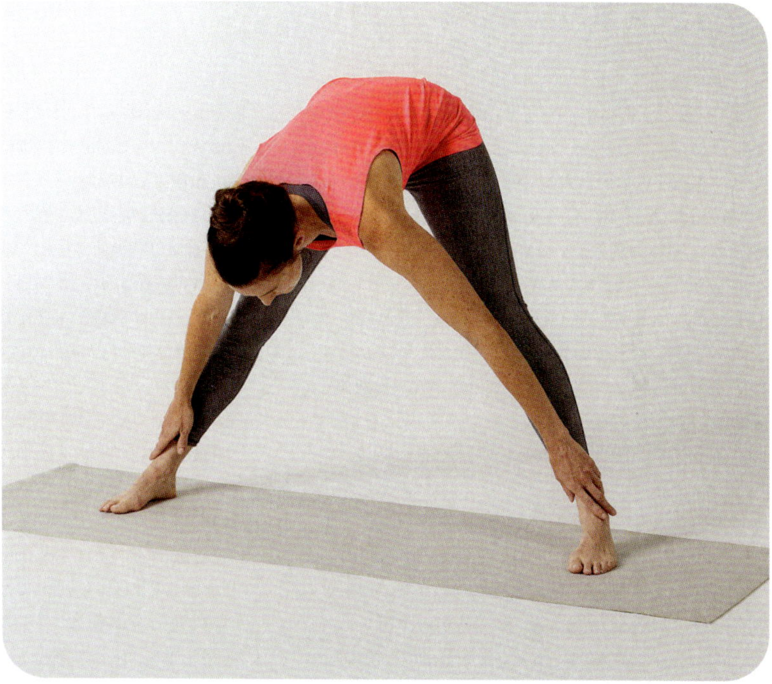

» Genießen Sie das Ergebnis von 20 Sekunden Geduld! Werfen Sie nicht gleich die Flinte ins Korn, wenn Sie bei dieser Übung nicht tief genug kommen! Beobachten Sie, was sich alles »auftut«, wenn Sie es nur eine Weile lang versuchen!

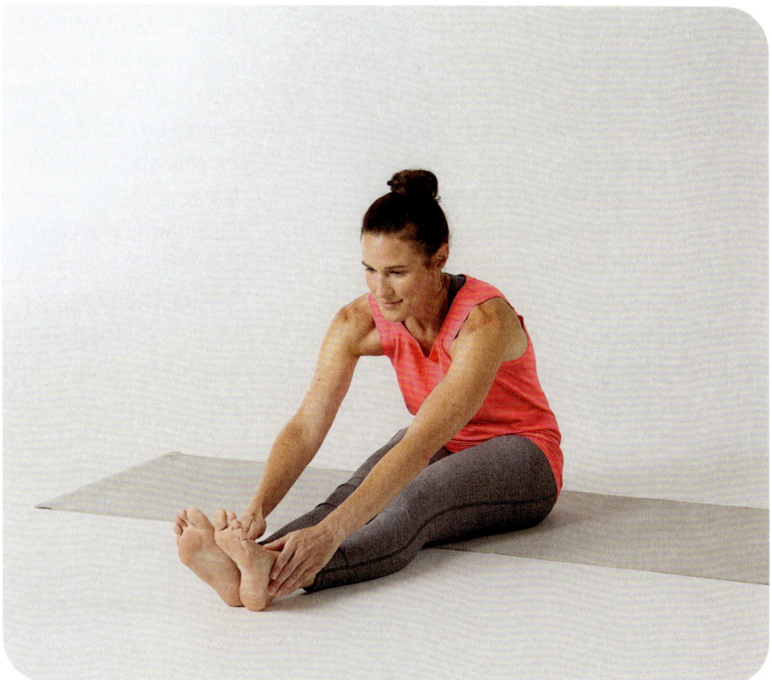

» Diese Übung ist mit gespreizten oder geschlossenen Beinen möglich. Für Menschen mit großem Bauch (Schwangere, Freunde der Bierkultur und des guten Essens etc.) empfiehlt sich die gespreizte Beinposition. Ausatmen löst - das kann Ihnen diese Übung sehr gut zeigen.

Herabschauender Hund

Ausgangsstellung: Die Übung wird aus dem Vierfüßlerstand heraus begonnen. Die Arme und Beine stehen parallel, die Handflächen befinden sich unter den Schultern. Von hier aus drücken Sie sich mit den Beinen in die Höhe, Ziel ist es vor allem, den Rücken gerade und lang zu machen. Dass dabei auch noch die Beine gestreckt sind, braucht häufig einige Wochen (oder Monate) an Übung. Ihr erster Schwerpunkt sollte die Rückenstreckung sein.

Ausführung: Fächern Sie die Finger der aufgestützten Hände auf, sodass Sie besseren Halt haben, der Mittelfinger zeigt kerzengerade nach vorn. Die Füße sind ebenfalls nach vorn ausgerichtet, vermeiden Sie Rotationen und verteilen Sie Ihr Gewicht 50/50 auf Arme und Beine. Beim Versuch, den Rücken gerade zu strecken, hilft Ihnen die Vorstellung, dass die beiden Schulterblätter sich aufeinanderzubewegen. Die Arme sind in den Ellbogengelenken ganz leicht gebeugt. Kopf, Ohren und Arme sollten eine Linie bilden, die Nackenmuskulatur ist entspannt und der Kopf ist die Verlängerung Ihrer Wirbelsäule. Ihre Sitzhöcker schieben Sie hoch Richtung Zimmerdecke. Wenn Sie die Fersen am Boden belassen, erhöht sich die Streckung im Wadenbereich. Sollte die gänzliche Streckung der Beine am Anfang noch nicht gelingen, so beugen Sie die Knie entsprechend.

Endposition: Oberkörper und Beine bilden einen rechten Winkel, der höchste Punkt ist Ihr Gesäß bzw. sind die Sitzhöcker.

Wiederholungen: Bleiben Sie für einige Atemzüge in dieser Position, genießen Sie die Entspannung im Nackenbereich und versuchen Sie mit jeder Ausatmung der Beinstreckung näher zu kommen. Der Effekt ist ähnlich dem Lösen einer Klettverschlussverbindung: Mit jedem Ausatmen lösen sich weitere Verklettungen.

Varianten: Dreibeiniger Hund mit und ohne Hüftöffner, Twist (siehe Yoga-Literatur).

Tipps: Für den Anfang ist es hilfreich, wechselseitig ein Bein zu beugen und eines zu strecken, das lockert die Beinachse und hilft, Stück für Stück in die Dehnung zu kommen.

Wirkung: Alle Großgelenke des Körpers (Schulter, Hüfte, Knie, Fußgelenke) werden durch diese Übung mobilisiert. Da es sich hierbei um mögliche transversale Restriktionen (Seite 102) handelt, werden durch diese Übung Lebensflüsse und Energie freigesetzt, Müdigkeit wird reduziert. Die Nacken- und Rückenpartie wird durch die Längung der Körperrückseite entspannt, Rückenschmerzen werden hierdurch reduziert.

Wichtiger Hinweis: Bei fortgeschrittener Schwangerschaft, bei Kopfschmerzen, Augeninnendruckerhöhung und bei sehr hohen Blutdruckwerten sollte diese Übung gemieden werden, da sich die Druckverhältnisse im Kopf während der Übung verändern. Bei bekannten Karpaltunnelbeschwerden und bei Nasennebenhöhlenentzündung sollte die Übung nur bei Schmerzfreiheit und mit Bedacht durchgeführt werden.

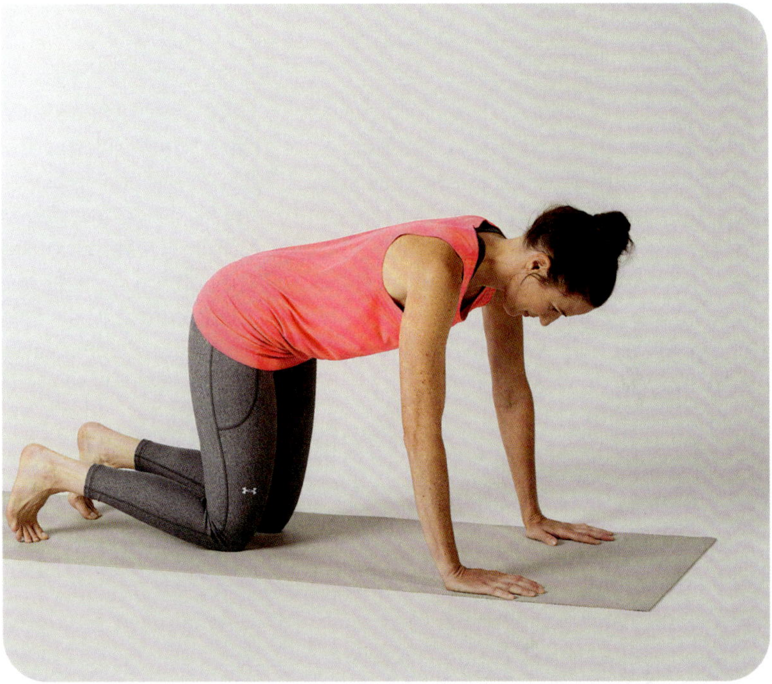

» Der Vierfüßlerstand ist Ihre Ausgangsstellung. Die Hände sollten sich genau unter den Schultern und die Knie genau unter den Hüften befinden.

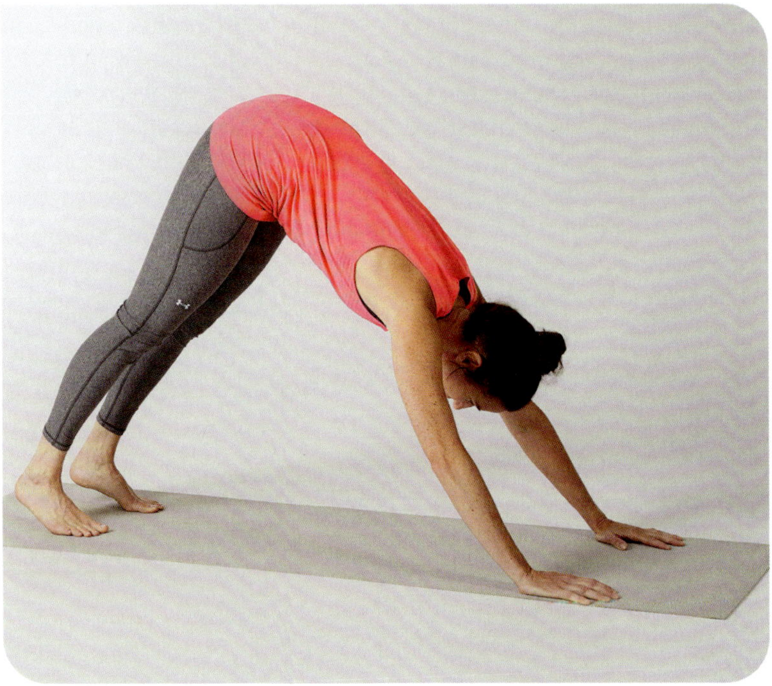

» Idealerweise bleiben die Fersen am Boden, das ist aber zu Beginn oft noch nicht möglich, wie auch hier zu sehen. Je häufiger Sie Ihre Körperrückseite dehnen, desto leichter gelingt Ihnen die korrekte Ausführung.

Kleine Kobra

Ausgangsstellung: Diese Übung wird aus der Bauchlage heraus durchgeführt. Der Kopf ruht auf der Stirn abgelegt mittig am Boden. Die Arme sind angewinkelt, so als ob Sie Ihren Oberkörper hochstemmen wollten; die Hände liegen flach am Boden, etwa in Höhe der Brust neben dem Körper. Lassen Sie die Beine gestreckt und legen Sie die Füße auf den Risten ab.

Ausführung: Heben Sie den Kopf langsam in die Höhe und blicken Sie nach vorne. Richten Sie den Oberkörper Wirbel für Wirbel mit der gesamten Kraft Ihres Rückens auf. Achten Sie auf eine ruhige und gleichmäßige Atmung. Die Arme begleiten das Aufstreben Ihres Oberkörpers, stemmen diesen aber nicht hoch. Die Hauptarbeit leistet der Rücken.

Endposition: Nachdem Sie sich maximal mit dem Oberkörper aufgerichtet haben und der Rücken hierbei ganz gerade gehalten wird, nehmen Sie einige Atemzüge, bevor sie langsam zurück zur Ausgangsstellung gehen. Legen Sie hierfür nacheinander Becken, Bauch, Rippenbogen und anschließend die Brust wieder auf der Unterlage ab. Der Kopf ruht auf der Stirn abgelegt mittig am Boden.

Wiederholungen: Verbleiben Sie in der Endposition für einige Atemzüge.

Varianten: Die kleine Kobra unterscheidet sich von der großen Kobra dadurch, dass am Ende der Aufrichtung Rippenbogen und Becken noch in Kontakt mit der Unterlage stehen – die große Kobra hingegen hebt einschließlich der Beckenregion ab.

Tipps: Versuchen Sie mit der Ausatmung Ihre Schulterblätter Stück für Stück gen Hosentaschen zu bewegen, also nach hinten unten. Das öffnet den Brustkorb. Spannen Sie die Gesäßmuskulatur nicht an, denn sie verhindert in dieser Position die tiefe Einatmung. Um die Streckung der Körpervorderseite zu verstärken, können Sie in der Endposition den Blick zur Decke anheben. Genießen Sie, wie tief Sie jetzt atmen können.

Wirkung: Die Kobra mobilisiert Ihre Wirbelsäule. Sie trainiert den Hustenmuskel und den gesamten Rücken. Sie öffnet Zwerchfellverengungen und fördert so die Verdauung. Das Körpergewicht übt in der Endposition einen Druck auf den Darm und auch auf die weiblichen Geschlechtsorgane aus, was die Darmtätigkeit anregen und Menstruationsbeschwerden lindern kann. Sie dehnt und öffnet die gesamte Körpervorderseite (Hals- und Schulterpartie, Brustkorb, Bauch). Für Menschen mit einem PC-Arbeitsplatz ist die Kobra eine hervorragende Übung, da sie die Oberkörpervorderseite öffnet und dehnt, die sonst – durch das nach vorn gebeugte Sitzen – häufig Gewebeverkürzungen aufweist.

Wichtiger Hinweis: Werfen Sie den Kopf nicht in den Nacken, das würde nur zu einer Überstreckung der Halswirbelsäule führen. Und lassen Sie den Kopf nicht zwischen die Schulter sinken, sondern schieben Sie die Schulter Atemzug um Atemzug nach hinten unten.

» Mit einem kleinen Polster (gefaltetes Handtuch etc.) unter der Stirn drückt sich die Nase nicht so platt und es bleibt mehr Gelegenheit, die Besinnlichkeit dieser Position zu genießen: Die Ausgangsstellung der kleinen Kobra schirmt den Rest der Welt von uns ab und lässt uns den Puls im Bauch spüren. Einen Moment nur Auszeit für die Seele.

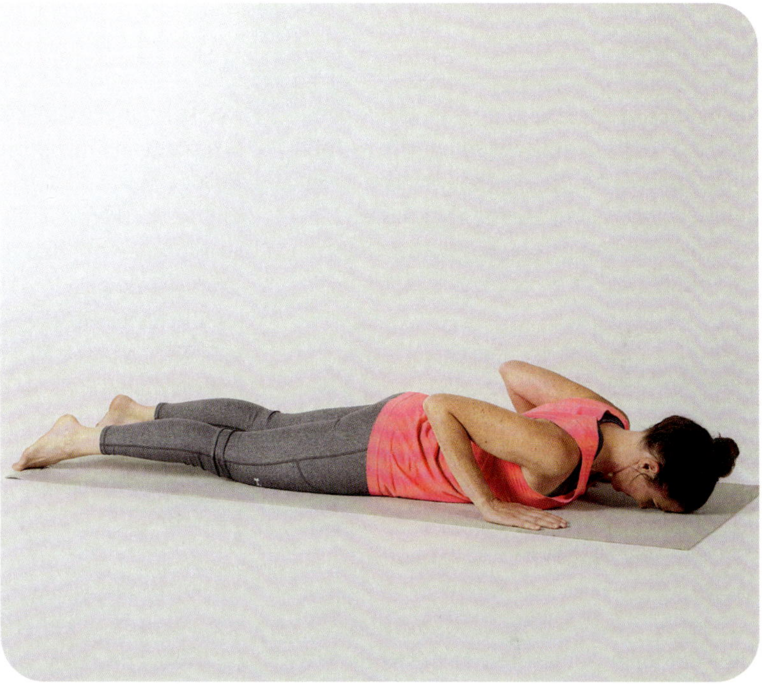

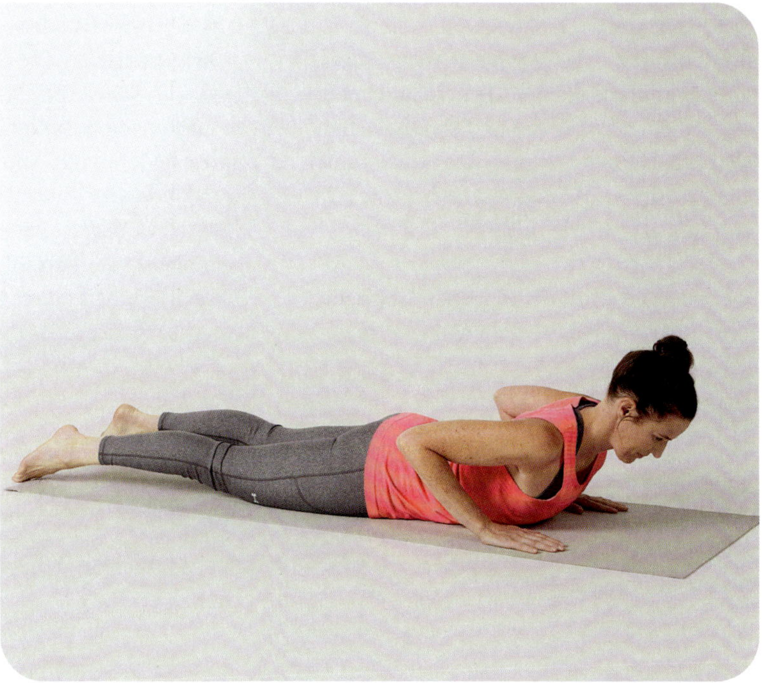

» Sehr bewusst wird uns beim Anheben des Rumpfes aus dieser Position heraus dessen Gewicht! Versuchen Sie, die ganze Arbeit des Anhebens aus dem Rücken heraus zu leisten, die Arme stabilisieren und stützen nur geringfügig.

Katzenbuckel-Hohlkreuz

Ausgangsstellung: Die Übung wird aus dem Vierfüßlerstand heraus begonnen. Arme und Beine stehen parallel, die Handflächen befinden sich senkrecht unter den Schultern, die Finger sind leicht gespreizt, die Füße liegen auf ihrem Rist.

Ausführung: Das Bewegungsausmaß der Wirbelsäule liegt bei dieser Übung im Zentimeterbereich. Drücken Sie zuerst die Wirbelsäule leicht um einige Zentimeter in Richtung Boden und atmen Sie langsam ein. Bilden Sie ein Hohlkreuz, ähnlich einem Sattel, bei dem nur noch der Reiter fehlt. Heben Sie mit dem Einatmen den Kopf an und richten Sie den Blick nach vorne. Am Ende der Einatmung leiten Sie die Gegenbewegung ein.

Endposition: Krümmen Sie den Rücken wie eine Katze zum Katzenbuckel, das Bewegungsausmaß ist jetzt um einiges größer als beim Hohlkreuz. Ziehen Sie den Bauchnabel fest zur Wirbelsäule hin und lassen Sie den Kopf zwischen den Armen hängen, der Blick kehrt zurück zum Boden. Atmen Sie bei der Katzenbuckel-Bewegung aus.

Wiederholungen: 10 Durchgänge. Bewegen Sie sich so langsam und gleichmäßig wie möglich, geschmeidig wie eine Katze und achten Sie auf die Ein-und Ausatmung.

Varianten: Wenn Sie die Hände statt mit den Handflächen mit den Handrücken aufsetzen, dann wandert das Maximum der Dehnung in eine höhere Rücken-Schulterpartie. Klappen Sie hierzu die Finger mit einer Küss-die-Hand-schöne-Frau-Manier um, sodass die Fingerspitzen anstelle nach vorne nun nach hinten ausgerichtet sind und positionieren Sie sich vorsichtig auf die Handrücken gestützt neu.

Tipps: Für Menschen mit einem PC-Arbeitsplatz ist die Katzenbuckel-Hohlkreuz-Übung besonders geeignet, da sie den oberen Bereich der Wirbelsäule dehnt.

Wirkung: Viele Bänder und Muskeln entlang der Wirbelsäule werden gedehnt und aktiviert zugleich. Die Durchblutung wird angeregt. Schwerpunktmäßig wird der obere Rücken, die Schulter-, Hals- und Nackenpartie gedehnt und stimuliert.

Wichtiger Hinweis: Bei bekannten Karpaltunnelbeschwerden sollte die Übung nur bei Schmerzfreiheit oder entsprechend der o.g. Variante durchgeführt werden.

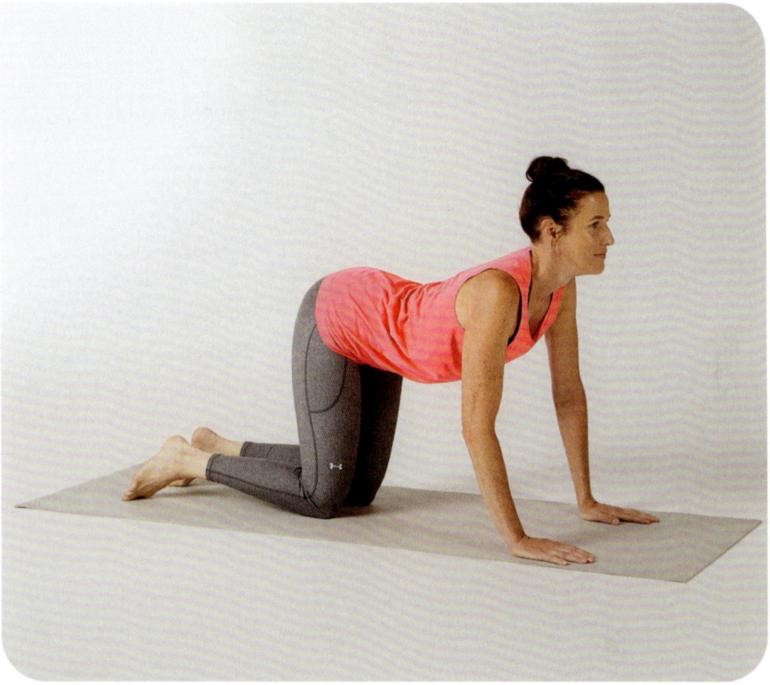

» Lassen Sie den Bauch zu einem Hängebauch werden, dabei bildet sich ein Hohlkreuz. Bei Kniebeschwerden können Sie ein gefaltetes Handtuch unter die Knie legen.

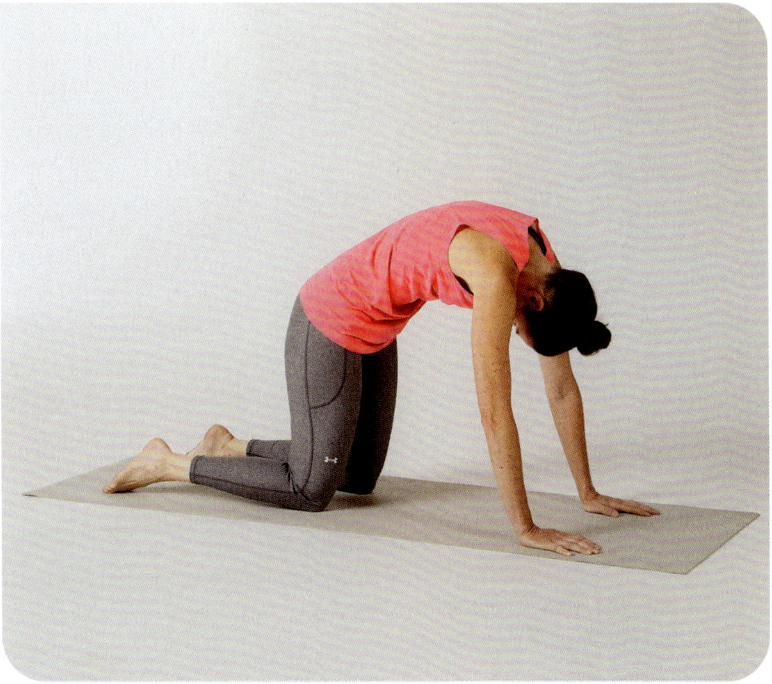

» Der Wechsel vom Hohlkreuz zum Katzenbuckel sollte fließend sein. Achten Sie zu Beginn ganz bewusst auf die Atmung (Hohlkreuz = Einatmung, Katzenbuckel = Ausatmung); später automatisiert sich dieser Ablauf.

Krieger 1+2

Ausgangsstellung für Krieger 1 und 2: Beginnen Sie die Übungen in einem weiten Ausfallschritt. Der vordere Fuß steht gerade nach vorne gerichtet, der hintere Fuß verlässt die Schrittstellung und wird um 45 Grad nach außen gedreht. Das Becken zeigt nach vorn und die Hüftknochen stehen auf einer Höhe.

Ausführung für Krieger 1: Sie befinden sich im weiten Ausfallschritt und beugen das vordere Bein bis der Oberschenkel horizontal ausgerichtet ist. Der vordere Fuß sollte jetzt unter dem vorderen Knie stehen. Heben Sie jetzt beide Arme gerade nach oben, legen Sie die Handflächen über Ihrem Kopf aneinander, als würden Sie den Himmel um etwas bitten wollen, und folgen Sie mit Ihrem Blick den Händen. Halten Sie den Oberkörper stabil und aufrecht. Das hintere Bein bleibt gestreckt.

Ausführung für Krieger 2: Gehen Sie in einen tiefen Ausfallschritt, das rechte Bein ist zu Beginn vorne, das linke Bein ist hinten. Beugen Sie das rechte Bein, bis der Oberschenkel horizontal steht. Der vordere Fuß sollte jetzt unter dem vorderen Knie stehen. Heben Sie jetzt beide Arme auf Höhe der Schultern an (90 Grad) und rotieren Sie den Oberkörper und die Hüfte, bis der rechte Arm über dem rechten Bein nach vorn zeigt und der linke Arm über dem hinteren linken Bein nach hinten zeigt. Der Kopf wird nach rechts gedreht und folgt mit seinem Blick der rechten Arm-Lanze.

Endposition: Wie oben beschrieben. In der Endposition können Sie versuchen, das Brustbein bewusst nach oben (zum Himmel) zu schieben.

Wiederholungen: Halten Sie die Stellung für 5 Atemzüge.

Varianten: Umgekehrter Krieger (siehe Yoga-Literatur).

Tipps: Ein Übergang vom gedrehten Dreieck (s.u.) in den Krieger 2 bietet sich an. Und: Bei Gleichgewichtsstörungen kann man den Ausfallschritt über einem Stuhl üben (hierzu bitte die Sitzfläche von seitlich zwischen die Beine schieben).

Wirkung: Beide Kriegerübungen weiten und dehnen die Brust, eine tiefere Atmung wird hierdurch möglich. Durch die Fixierung der Armachse beim Krieger 2 wird die Brustkorbatmung unterdrückt und die natürliche Form der Bauchatmung gefördert.

Leisten, Waden und der große Hüftbeuger werden gedehnt, was entstauend wirkt und Beine schlanker werden lässt. Die Verdauung wird angeregt. Aufgrund der Beinstellung sind beide Kriegerübungen Stabilitäts- und Gleichgewichtstraining für den Körper. Die Oberschenkel- und Gesäßmuskel werden trainiert. Dem Krieger 2 sagt man eine deutlichere Verbesserung der Atemkapazität und eine Erhöhung der Körperdurchblutung nach. Und er bringt mehr Haltearbeit mit sich (Arme horizontal halten, trotz Rotation mittig bleiben), weshalb sein Potenzial »Bauch-Beine-Po«-zu straffen, größer ist.

Wichtiger Hinweis: Versuchen Sie, ein Hohlkreuz zu vermeiden. Krieger stehen würdevoll und aufrecht.

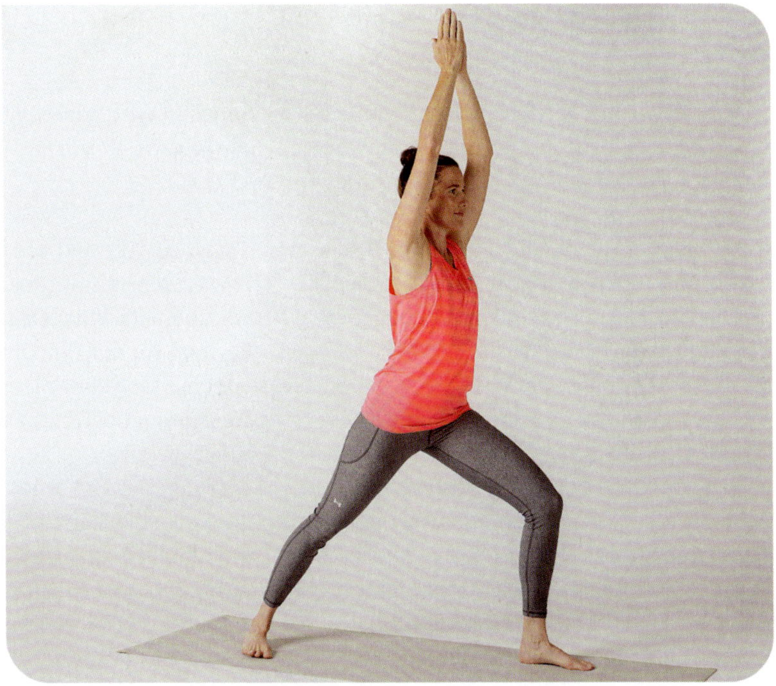

» Krieger 1: Für den Anfang lässt sich das Gleichgewicht leichter halten, wenn Sie auf einen Fixpunkt vor sich schauen. Anspruchsvoller ist die Endposition, wenn Ihr Blick den Händen folgt, als wollten Sie den Himmel um etwas bitten. Genießen Sie die tiefe Einatmung!

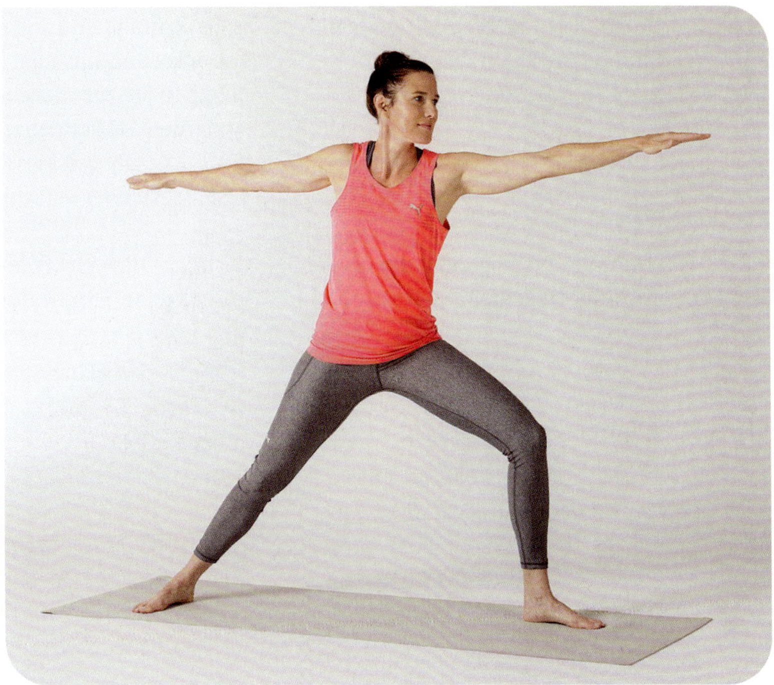

» Krieger 2: Durch die Fixierung der Armachse wird die Brustkorbatmung unterdrückt. Versuchen Sie, die Schultern und Arme ganz ruhig zu halten. Genießen Sie die natürliche Bauchatmung/Zwerchfellatmung, die sich sehr gut in dieser Position üben lässt.

Finger-Boden-Abstand (FBA)

Ausgangsstellung: Ziehen Sie Ihre Schuhe aus und stellen sich mit geschlossenen Beinen gerade hin. Lassen Sie den Oberkörper nach vorn in eine Vorbeuge sinken und die Arme hängen. Um den Finger-Boden-Abstand messen zu können, legen Sie sich ein Lineal oder Zollstock griffbereit neben Ihre Füße.

Ausführung: Versuchen Sie, die Beine durchzustrecken, und bewegen Sie aus der Oberkörper-Vorbeuge heraus die gestreckten Arme zum Boden hin; versuchen Sie mit den Fingerspitzen, den Boden zu erreichen. Die Beine sollten aber durchgestreckt bleiben.

Endposition: Die Position, in der Sie tiefstmöglich verbleiben können, ist die Endposition. Messen Sie in dieser Position den Abstand zwischen Fingerspitzen und Boden: Während eine Hand in dieser Position bleibt, können Sie mit der anderen den Zollstock oder das Lineal zur Messung verwenden.

Wiederholungen: Machen Sie Verlaufskontrollen im Intervall.

Varianten: Wer mit den Fingerspitzen bis auf den Boden kommt, stellt sich für die Messung auf eine Erhöhung. So kann man auch die Negativ-Werte des FBAs bestimmen (z. B. -5 cm).

Tipps: Ein Abstand von 0–10 cm gilt für Erwachsene als normal. Messen Sie den FBA vor und nach einer Dehnungseinheit. Zum Beispiel vor der Teilnahme an einem Yoga- oder Hartschaumrollentraining und danach. Sie werden überrascht sein.

Wirkung: Der FBA wirkt motivierend und deshalb gehört er zu den Übungen, die während der Prä- und Rehabilitation empfohlen werden. Er gibt Ihnen einen Wert, den Sie notieren und vergleichen können. Zwar ist er nur sehr unspezifisch, da mit ihm nicht unterschieden werden kann, wo genau Ihre Schwächen liegen (Wirbelsäulen-, Hüft- oder Beckenbeweglichkeit, Verkürzung der ischiokruralen Muskulatur [= Oberschenkelrückseitenmuskulatur]). Im Zweifelsfall befragen Sie zur Ursachenforschung Ihren Arzt. Aber Sie können mit dem FBA einfach, gratis und überall messen, ob sich die Werte verbessern oder verschlechtern.

Wichtiger Hinweis: Führen Sie die Messung immer ohne Schuhe durch.

Balancieren

Ausgangsstellung: »Hebt die Hände in die Höhe!« ist die Devise beim Balancieren; dies führt zu ganz ähnlichen Bewegungen, wie sie bereits im Krieger 1 + 2 beschrieben wurden.

Ausführung: Beim Balancieren auf einer Slackline oder auf einem Barren wird ein Fuß vor den anderen gesetzt. Die Arme werden horizontal auf Schulterhöhe abgespreizt, um die Balance besser kontrollieren zu können. Der Blick ist nach Möglichkeit geradeaus und nicht zum Boden gewandt, denn das erhöht die Achsenstabilität (zum Aufsetzen des Fußes muss man freilich ab und zu nach unten schauen). Beim Einradfahren ist die Oberkörperposition ähnlich, nur die Beine führen eine andere Bewegung aus.

Endposition: Optimal wäre das Finden einer zentralen, stabilen Mitte. Die Atmung sollte durch die Nase erfolgen, wobei Lachen, Jubeln und Schreien natürlich Vorrang bekommt.

Wiederholungen: nach Belieben.

Varianten: vorwärts, rückwärts, singend, mit einem Partner sich etwas zuwerfend etc.

Tipps: Übung macht den Meister, geben Sie Ihrem Balanciervermögen drei Wochen Zeit, um besser zu werden.

Wirkung: Die Achsenrotationen (beim Einradfahren oder bei Wendungen während des Balanceganges) und die Förderung der Rumpfstabilität sind die Haupteffekte der Übung. Der Hustenmuskel wird trainiert. Das Koordinationsvermögen und das Gleichgewichtsorgan werden geschult. Durch die Fixierung der Armachse (zum Balancieren) wird die Brustkorbatmung unterdrückt und die natürliche Form der Bauchatmung gefördert.

Wichtiger Hinweis: Fangen Sie klein an und schätzen Sie Ihr Gleichgewichtsvermögen realistisch ein. Die ersten Balanceübungen könnte bereits auf einer Linie am Boden erfolgen; erst wenn das keinerlei Probleme bereitet, wagen Sie sich an höhere Balanceobjekte, wie die Bordsteinkante oder niedrige Mauern im Garten oder Park. Sie können sich auch auf einem Spielplatz passende Balanceobjekte suchen.

Luftballon abklatschen, klettern

Ausgangsstellung: Kinder beim freien Spielen oder die Stimmung bei einem Kinder-Geburtstag wären gerade recht. Untergrund fest. Für die Teenager ist das Setting einer coolen Boulderwelt gut, ein Klettersteig oder eine Kletterwand im Pausenhof der Schule. Bei beiden Versionen bitte auf rutschfeste Schuhe achten.

Ausführung: Bringen Sie einen Luftballon ins Spiel! Und für die Größeren: Geben Sie eine Kletterroute vor.

Endposition: Die Aufgabe beim Luftballon-Spiel ist es, dass die Kinder den Ballon durch Abklatschen möglichst lange oben behalten. Er darf nicht zu Boden sinken. Für die Teenager ist die Endposition erreicht, wenn sie eine Route erfolgreich bis obenhin geklettert sind.

Wiederholungen: So oft die Kinder wollen!

Varianten: Die Kinder dürfen nur auf einem Bein hüpfen während sie dem Ballon hinterherjagen. Die Teenager dürfen nur am Fels klettern, unter Vermeidung der »einfachen« Kletterhilfen.

Tipps: Machen Sie eine Challenge daraus. Stoppen Sie die Zeit, in der die Kinder den Luftballon oben halten oder bringen Sie statt des Luftballons einen Ball ins Spiel (dieser schwebt weniger lange).

Wirkung: Kinder und auch Jugendliche sollen ohne zusätzliche Gewichte trainieren. Für sie sind Übungen mit dem eigenen Körpergewicht ideal. Spielerisch öffnen sie transversale und horizontale Engstellen durch den Wechsel vom Dehnen zum Strecken, vom Abklatschen zum diagonalen Hinaufziehen.

Wichtiger Hinweis: Auch Erwachsene dürfen an diesen Übungen teilnehmen!

Kraulschwimmen

Ausgangsstellung: Sie befinden sich in horizontaler Bauchlage im Schwimmbecken. Am besten lässt sich die Mantra-artige Wirkung von Atem-Zählmanövern beim Kraulschwimmen verdeutlichen.

Ausführung: Beim Kraulen kommt der Kopf nur sehr kurz zum Einatmen nach oben, danach folgen meist 3–4 Kraulbewegungen, bei denen der Kopf unter Wasser verbleibt, was bedeutet, dass Ihnen wesentlich mehr Zeit für die Ausatmung bleibt.

Endposition: Die Ausatmung wird gleichmäßig gestaltet, nicht stoßartig. Atmen Sie ruhig und gleichförmig aus, während sich Ihre Arme durch das Wasser arbeiten. Je nach Lungenvolumen und Ausdauer wird nach jedem zweiten oder nach jedem dritten oder vierten Armzug geatmet.

Wiederholungen: Bahnenweises Schwimmen sollte für ca. 20 Minuten betrieben werden.

Varianten: Brustschwimmen mit wechselnder Kopfposition (über/unter Wasser). Da hier das Atemmuster meist 1:1 ist (bei jedem Auftauchen des Kopfes erfolgt eine Einatmung), lässt sich zwar die Gleichmäßigkeit der Atmung trainieren, nicht aber zu Gunsten einer längeren Ausatmung, wie im obigen Beispiel.

Tipps: Investieren Sie etwas Geld in eine gute Schwimmbrille und ggf. in Ear-Plugs (mit/ohne Musik), Sie werden diesen neuen Schwimmkomfort schnell lieben lernen.

Wirkung: Schwimmen ist ein Ganzkörpertraining. Bereits beim Stehen im schultertiefen Wasser werden die Atemmuskel durch die Verdrängungsarbeit, die sie leisten müssen, trainiert. Rückenschwimmen stabilisiert die Rückenmuskeln, Kraulen fördert vor allem die Arm-, Bein- und Gesäßmuskeln.

Der Körper wiegt im Wasser nur etwa ein Zehntel seines realen Gewichts. Das bedeutet, dass muskuläre Defizite durch den Wasserauftrieb sofort wettgemacht werden können. Wasser ist das Supermedium der Rehabilitation nach Operationen oder Verletzungen.

Wichtiger Hinweis: Wer schnell auf die Beine kommen muss, sollte 2- bis 3-mal pro Woche für 20 Minuten ins Wasser gehen (nicht länger, denn sonst droht Übertraining!). Der Trainingseffekt im Wasser wird ca. 3- bis 4-mal höher als der von »oberirdischen« Übungen eingeschätzt. Oder anders ausgedrückt: 20 Minuten Schwimmen zählt so viel wie 1 Stunde Joggen. Schwimmen ist gewissermaßen eine Zeitsparbüchse.

Gedrehtes Dreieck

Ausführung: Die Übung wird im Stehen ausgeführt. Stehen Sie auf einer festen Unterlage in Schrittstellung, das rechte Bein ist vorn und die Beine sind gestreckt. Der vordere Fuß zeigt gerade nach vorne, der hintere Fuß wird um 90 Grad nach außen gedreht. Die Arme werden auf Schulterhöhe angehoben, der Oberkörper rotiert nach rechts, sodass der linke Arm nach vorne zeigt und über dem rechten Bein schwebt wie eine Lanze. Der rechte Arm zeigt nach hinten. Beugen Sie den Oberkörper in die Vorbeuge, stellen Sie sich dabei vor, dass Sie jemand an Ihrem linken Arm nach vorn zieht. Senken Sie den Oberkörper bis zur horizontalen Position ab und greifen Sie mit der linken Hand nach der Schienbeinkante des rechten Beins. Heben Sie den rechten Arm zur Decke und folgen Sie mit Ihren Augen dem rechten Arm zur Decke. Ihr Körper beschreibt nun in etwa den Buchstaben »A«. Die Beine sind die langen Striche, der Oberkörper stellt den Querstrich dar.

Endposition: Versuchen Sie die Position beim Einatmen jeweils etwas zu strecken.

Wiederholungen: Verbleiben Sie für 5 Atemzüge in der Position bevor Sie zur Ausgangsstellung zurückkommen. Anschließend wechseln Sie zur Gegenseite.

Varianten: Wenn Sie weiter als nur bis zur äußeren Schienbeinkante greifen können, dann legen Sie die Handfläche außen neben dem vorderen Standbein ab. Sollten hier noch wenige Zentimeter fehlen, nehmen Sie einen kleinen Holzblock als Stütze.

Tipps: Nützen Sie die hohe Torsion der Übung um herauszufinden, auf welcher Körperseite sie besser oder schlechter gedehnt sind. Menschen sind selten symmetrisch.

Wirkung: Beinmuskeltraining, Brustkorb-, Gesäßmuskeldehnung, Wadendehnung, Detox-Effekt durch Achsenrotation entlang der Wirbelsäule, Öffnung des Brustkorbs, Gleichgewichtsverbesserung, Anregung der Verdauung und Lösung von Zwerchfellrestriktionen.

Wichtiger Hinweis: Unterlassen Sie diese Übung bei bestehenden Bandscheibenvorfällen oder entzündlichen oder destruktiven Wirbelsäulenveränderungen.

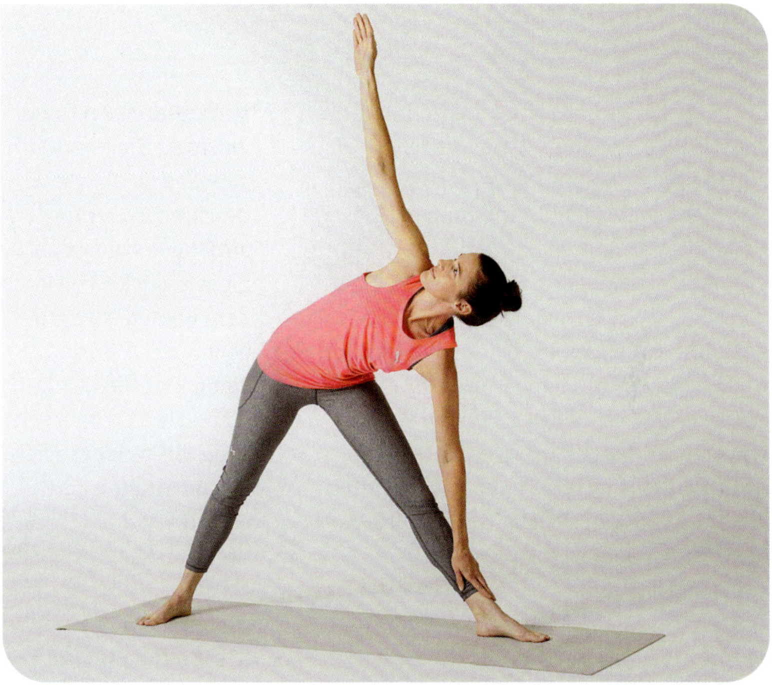

» Versuchen Sie, die Schultern und Arme ganz ruhig zu halten, und genießen Sie die natürliche Bauchatmung, die sich in dieser Haltung wie von selbst einstellt.

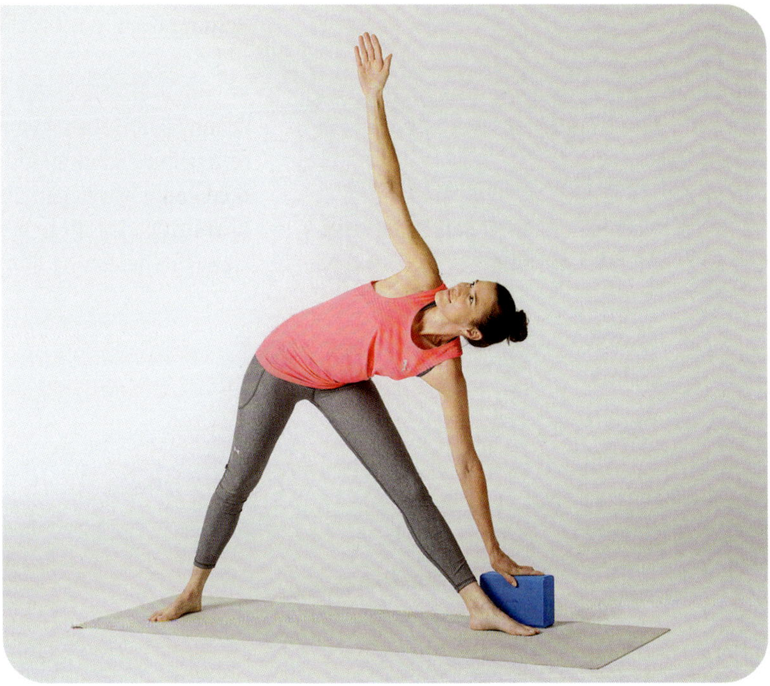

» Variante: Die Hand kann auch am Boden oder auf einem kleinen Block abgelegt werden. Wichtiger als die erzielte Handposition sind die Achsenrotation und die korrekte Atmung.

Gedrehter Stuhl

Ausgangsstellung: Es handelt sich um eine Standübung. Die Füße stehen nebeneinander, etwa hüftbreit auseinander. Die Unterlage sollte stabil sein. Bringen Sie beide Handflächen vor dem Brustkorb etwa auf Brusthöhe zueinander.

Ausführung: Beugen Sie beide Knie und senken Sie die Hüfte ab, als wollten Sie sich auf eine Parkbank setzen. Bleiben Sie bei etwa halber Strecke zur imaginären Parkbank stehen, atmen Sie einmal tief ein und verdrehen Sie den Oberkörper nach links, bis der rechte Ellenbogen außen am linken Bein zum Liegen kommt.

Endposition: Der Oberkörper ist fast horizontal ausgerichtet und rotiert, richten Sie den Blick zur Decke. Versuchen Sie bei jedem Ausatmen den Oberkörper etwas mehr aufzudrehen.

Wiederholungen: Verbleiben Sie in der Position für 5 Atemzüge. Dann wechseln Sie zur Gegenseite.

Varianten: Verbleiben Sie in der Stuhlposition, aber öffnen Sie die gestreckten Arme wie beim gedrehten Dreieck. Lösen Sie hierfür zunächst die Handflächen voneinander und spreizen Sie die Arme weit auseinander, als möchten Sie jemanden umarmen. Ein Arm strebt gen Fußboden, der andere strebt gen Zimmerdecke. Folgen Sie mit Ihrem Blick dem oberen Arm zur Zimmerdecke.

Tipps: Deutlich einfacher ist die Übung, wenn Sie sich halb gegen eine Wand »setzen«, Sie können sich so mit dem Po abstützen und halten.

Wirkung: Die Übung trainiert die Oberschenkel, Knie, Knöchel, die Muskeln der Fußsohlen und den unteren Rücken. Es ist ein Krafttraining, somit erhöht es das Durchhaltevermögen. Die Achsenrotation ist geringer als beim gedrehten Dreieck, dennoch werden das Zwerchfell und die Verdauung angeregt und der Brustkorb geöffnet.

Wichtiger Hinweis: Bei akuten oder chronischen Gelenksbeschwerden der Beinachsen (einschließlich der Hüftgelenke) sollten Sie die Übung nur gegen die Wand (siehe Tipps) ausführen. Auf diese Weise können Sie die Gewichtsbelastung der Übung justieren.

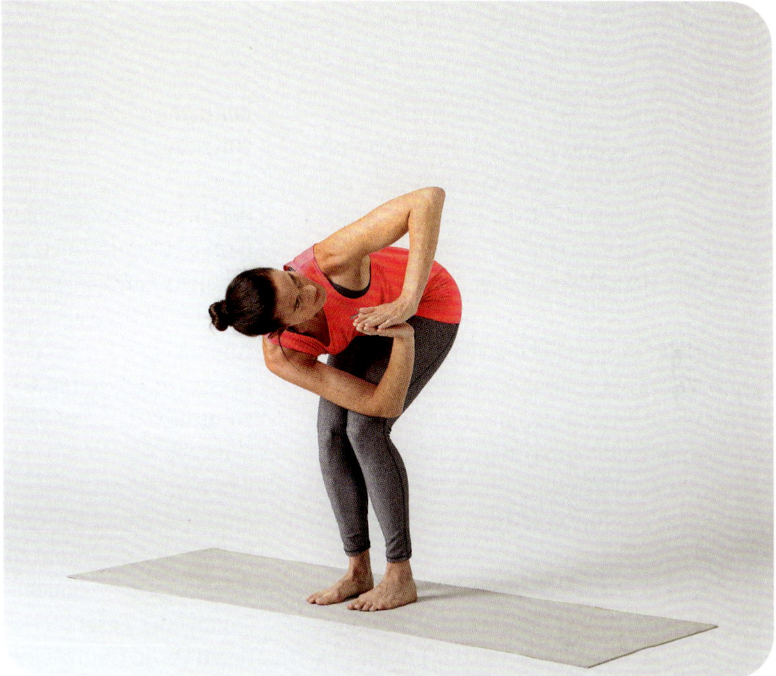

Bei dieser Übung könnte ein allzu großer Bauch im Weg sein. Schlanke Menschen werden in dieser Position ihre Bauchatmung gegen die Oberschenkel spüren. Ausatmen löst - das kann Ihnen diese Übung sehr gut zeigen.

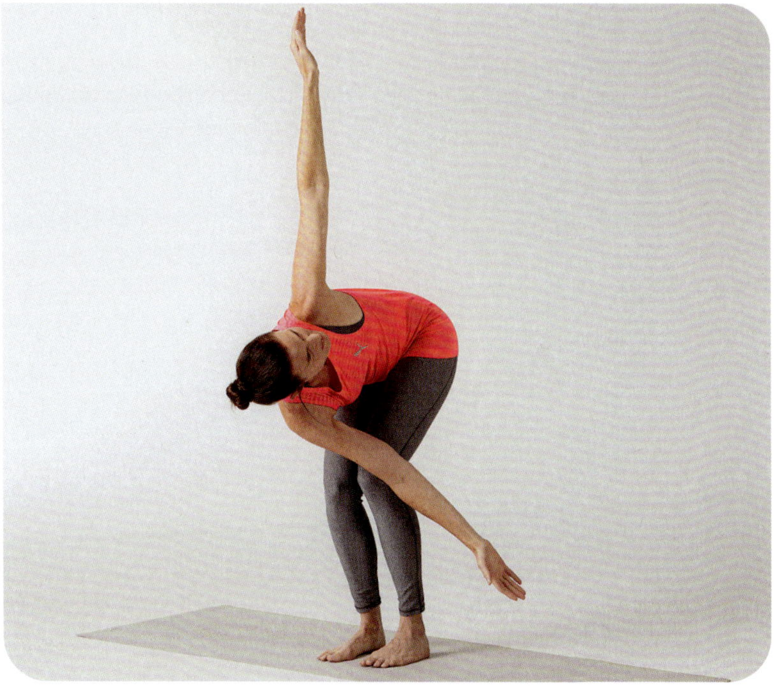

Variante: Eine wirklich anstrengende Übung! Versuchen Sie den Oberkörper mit jeder Ausatmung etwas weiter aufzudrehen. Sie werden erstaunt sein, wie weit Sie kommen können.

Verdrehte Liquoratmung

Ausgangsstellung: Sie liegen in Rückenlage auf einer festen Unterlage, stellen die Beine an und ziehen sie etwas zum Körper heran. Die Arme werden im 90-Grad-Winkel vom Oberkörper abgespreizt auf dem Boden abgelegt. Die Handflächen zeigen nach oben.

Ausführung: Kippen Sie die Knie nun zusammen nach rechts, legen Sie die Beine rechts von Ihnen übereinander am Boden ab. Der Oberkörper bleibt ruhig liegen. Drehen Sie den Kopf nach links und folgen Sie dem linken Arm mit Ihrem Blick.

Endposition: Atmen Sie in dieser verdrehten Position bewusst mit der Zwerchfellatmung, genauer: mit dem Bauch. Bei der Einatmung wölbt sich die Bauchdecke nach oben, bei der Ausatmung lassen Sie die kleine Bauchkuppel wieder in sich zusammenfallen. Ihre Schulterpartie wird durch das Körpergewicht am Boden fixiert, sodass das tiefe Atmen in den Bauch hinein begünstigt wird.

Wiederholungen: Führen Sie 5 Atemzüge pro Seite durch.

Varianten: Strecken Sie das obere Bein nach der Seitkippung aus, so bekommt es mehr Gewicht und kann die Rotation verstärken.

Tipps: Legen Sie bei der Übung eine Akupressurmatte unter den Kopf, das aktiviert zusätzlich den CSR (Seite 150).

Wirkung: Das Liquorsystem wird durch die Achsenrotation verändert. Die tiefe Bauchatmung erhöht und senkt die Druckverhältnisse im Bauchraum, wodurch der Liquorfluss zusätzlich simuliert wird. Zudem bewirkt die Übung eine Flankendehnung. Der Brustkorb und die obere Achselpartien werden geweitet, was den Lymphfluss begünstigt.

Wichtiger Hinweis: Achten Sie darauf, mit den Schultern im Bodenkontakt zu bleiben.

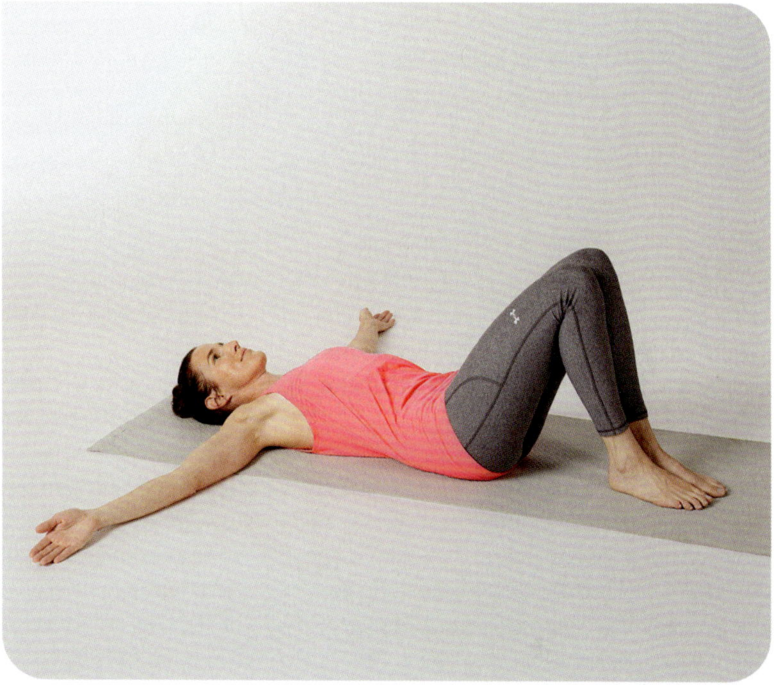

» »Was kostet die Welt? Dann nehme ich zwei davon!« Genießen Sie Ihre Bodenverbundenheit in der Ausgangsstellung.

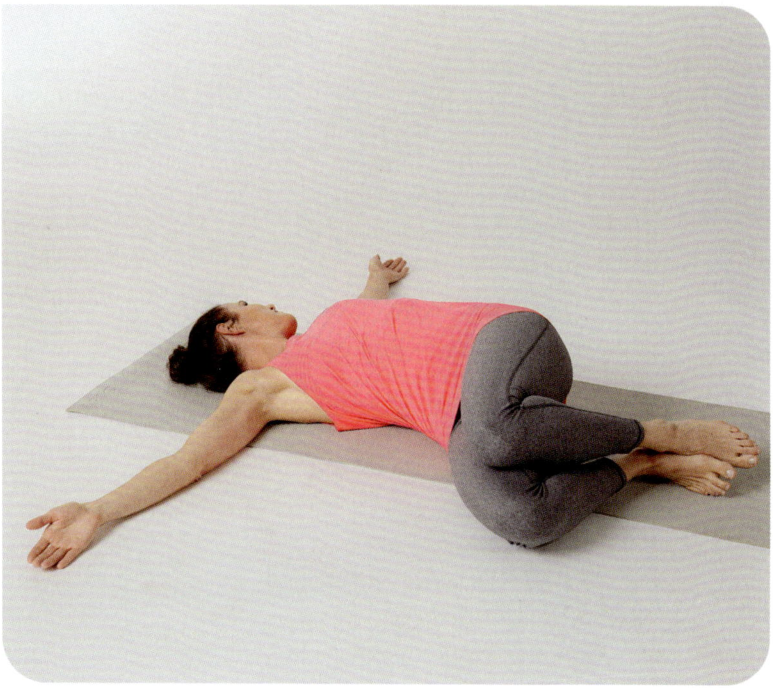

» Lassen Sie sich die verdrehte Aussage von oben noch einmal durch den (verdrehten) Kopf gehen, wenn Sie sich wie hier ablegen. Die Armachsenfixierung fördert die korrekte Bauchatmung.

Beckenkippung-Liquoratmung

Ausgangsstellung: Legen Sie sich flach auf den Rücken, die Beine sind aufgestellt und leicht angezogen. Versuchen Sie nun, im Wechsel Bewegungen wie »Katzenbuckel« und »Hohlkreuz« in Minimalausführung zu machen – das heißt, Sie verbleiben in Rückenlage und nur das Heben und Senken im Lendenwirbelbereich deutet die Bewegung an. Beim Katzenbuckel atmen Sie aus, beim Hohlkreuz atmen Sie ein.

Ausführung: Versuchen Sie ins Hohlkreuz zu gehen, ohne wirklich von der Matratze abzuheben. Atmen Sie dabei über 2–3 Sekunden ein. Jetzt leiten Sie die Gegenbewegung ein: Die Lendenwirbelsäule wird ganz besonders tief in die Matratze hineingedrückt, der Bauchnabel wird zur Wirbelsäule hinuntergezogen, bei diesem Vorgang atmen Sie für 2–3 Sekunden aus.

Endposition: Wenn Sie einige Male versucht haben, die Bewegung in Rückenlage auszuführen, werden Sie sehen, dass Ihnen als Freiheitsgrad nur eine Beckenkippung übrig bleibt. Beim Hohlkreuz kippen Sie das Becken in Richtung Füße, beim Katzenbuckel kippen Sie das Becken in Richtung Kopf.

Wiederholungen: 10

Varianten: keine.

Tipps: Legen Sie bei der Übung eine Akupressurmatte unter den Kopf, das aktiviert zusätzlich den CSR (siehe).

Wirkung: Diese Übung ist besonders gut gegen Kopfschmerzen, Konzentrationsstörungen und Gehirnnebel (Brainfog). Sie fördert die CO_2-Elimination über eine verbesserte Ausatmung. Bei dieser Übung wirkt neben der Zwerchfellatmung nun auch die Beckenkippung wie eine mechanische Pumpe, die das Wasser im Wirbelkanal in Wallung bringt. Da bei dieser Übung jede Rotation fehlt und die Pumpleistung u. a. direkt aus der Kreuzbeingegend kommt, ist der Spüleffekt innerhalb des gerade liegenden Wirbelkanals größer als bei der vorherigen Übung.

Wichtiger Hinweis: Versuchen Sie die Übergänge von einer Bewegung zur anderen glatt und fließend zu gestalten und verbinden Sie die Beckenkippbewegungen mit der Atmung. Sie werden merken, dass es sich wie ein Vorwärtsschieben über das Becken hinweg und wie ein Pumpen anfühlt.

» Beim Hohlkreuz im Liegen hebt sich der Rippenbogen an, die Bauchdecke streckt sich, mit Glück könnte man eine Hand zwischen Matte und Rücken schieben und das Becken kippt in Richtung Füße. Man kann die Beckenkippung verdeutlichen, indem man beide Hände seitlich an den vorderen Beckenknochen legt, die Kippbewegung wird so fassbar.

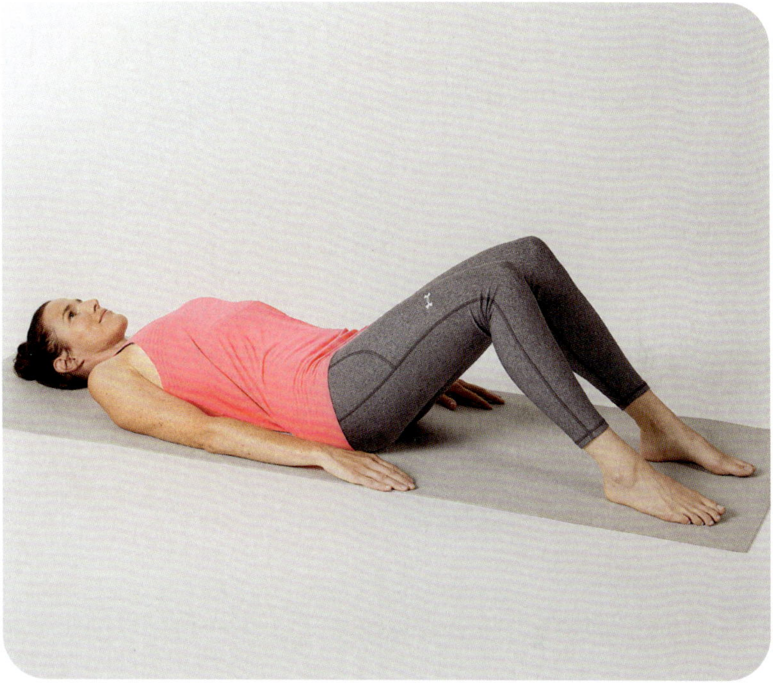

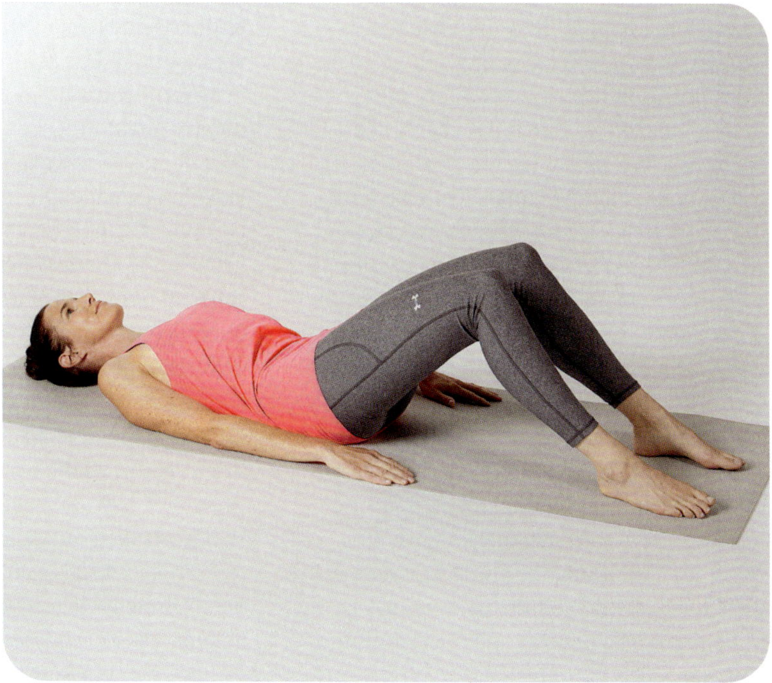

» Bei der Katzenbuckelposition kräuselt sich Ihr T-Shirt mehr, der Bauchnabel zieht zum Boden/zur Matte hin, der Rippenbogen senkt sich und das Becken kippt in Richtung Kopf.

Was der Lunge noch hilft

Neben dem beschriebenen Atemmuskeltraining und den wohltuenden Übungen sind auch Methoden zur Entspannung und Dehnung wie Yoga empfehlenswert.

Die Liquoratmung im Fokus

In diesem Buch sind neben dem zentralen Nervensystem, das stets alles gegen alles abwägt und berechnet, das vegetative Nervensystem (Sympathikus und Parasympathikus) und die Reflexe vorgestellt worden. Alle Organfunktionen werden autonom (automatisch) und durch das vegetative Nervensystem gesteuert, die große Ausnahme ist und bleibt die Lunge, denn sie wird teilautonom gesteuert; der Mensch kann – wie bereits erklärt – in diese Organfunktion willentlich eingreifen. Organeigene Pulsationswellen wurden bereits dem Magen und dem Darm (Seite 51) zugeschrieben. Es gibt noch eine eigene Pulsation im Körper: die Liquoratmung.

Unter Liquor versteht man die Flüssigkeit, die das Gehirn und das Rückenmark umspült. Die Hauptaufgabe dieser Flüssigkeit ist die Einbettung des zentralen Nervensystems (= Gehirn, Rückenmark) und die Dämpfung. Man kann sich das zentrale Nervensystem optisch wie eine Kaulquappe vorstellen: Oben der sehr gewichtige Kopf (Gehirn), gefolgt von einem langen Schwanz (Rückenmark). Letzteres läuft in der Wirbelsäule in einem Kanal hinab bis zum Kreuzbein, wo es über seine Hülle (Hirnhaut) am Knochen verankert ist. Das zentrale Nervensystem ist insgesamt von einer direkt auf ihm liegenden Hirnhaut umgeben und es »wohnt« in harten und unnachgiebigen, knöchernen Wänden (Schädelknochen mit Austrittsloch gen Wirbelkanal; knöcherner Wirbelkanal, Kreuzbein). Diese Knochen sind ihrerseits auf der Innenseite mit einer Art Haut überzogen. Damit Schwerkraft und Bewegungserschütterungen abgedämpft werden können, befindet sich zwischen den beiden Häuten eine Flüssigkeit, das sogenannte Gehirnwasser (lateinisch: Liquor).

Wenn wir jetzt auf das Bild des zentralen Nervensystems als Kaulquappe zurückkommen, können wir uns vorstellen, dass diese in einer etwas größeren Hüllen-Kaulquappe liegt. Der Wasserfilm zwischen beiden

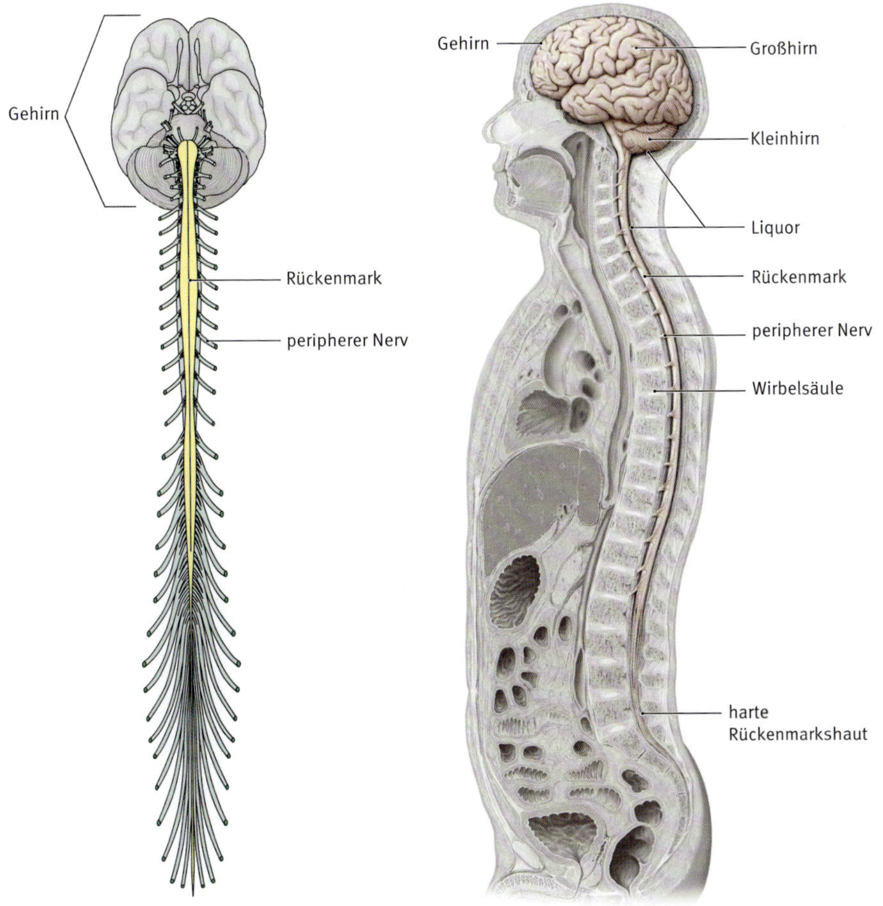

Schünke M, Schulte E, Schumacher U, Voll M, Wesker K. Gehirn und Rückenmark als Ganzes. In: Schünke M, Schulte E, Schumacher U, Voll M, Wesker K, Hrsg. Prometheus LernAtlas - Kopf, Hals und Neuroanatomie. 2., überarbeitete und erweiterte Auflage. Stuttgart: Thieme; 2009

Ganz ähnlich zum Aufbau der Brustkorborgane (Wasserfilm im Pleuraspalt verbindet zwei »Glasscheiben« miteinander) ist auch das zentrale Nervensystem eine Hülle in einer Hülle; zwischen beiden Kompartimenten befindet sich ein nährstoffreicher Wasserfilm, der sogenannte Liquor.

Kaulquappen umfasst bei einem Erwachsenen ca. 120–200 ml Liquor. Das Gehirnwasser wird im Menschen stetig erneuert (ca. 0,3 ml/Minute) und wieder resorbiert, insgesamt werden pro Tag ca. 500–700 ml neues Gehirnwasser gebildet. Da in einem knöchernen Hohlraum (Schädel, Wirbelkanal) allerdings nur eine bestimmte Menge Platz vorhanden ist, ist es von höchster Wichtigkeit, dass die Menge an Liquor konstant gehalten wird, da das Gehirn bei einem Überangebot von Liquor gedrückt werden kann und so ein Hirndruck entsteht. Ob das Gehirnwasser eine Ernährungsfunktion für das Gehirn übernimmt, wird derzeit noch erforscht. Seit dem Jahr 2012 ist man sich sicher, dass der Liquor auch ein Transportmedium ist, um nicht verwertbare, organische Rückstände aus dem ZNS abzutransportieren. Man spricht in diesem Zusammenhang von einem glymphatischen System (Glia = Stützzellen für Nervenzellen; Lymphe =

bedeutendstes Transportsystem neben dem Blutsystem).

Craniosacraler Rhythmus (CSR)

Und diese zwei Häute, zwischen denen das Gehirnwasser täglich gewechselt wird, haben – will man der craniosacralen Therapie glauben – eben auch einen Eigenrhythmus. Er liegt bei ca. 8 Zyklen/Minute. Angenommen wird, dass der sogenannte craniosacrale Rhythmus (CSR, von cranion = Schädel und os sacrum = Kreuzbein) von kleinsten Bewegungen der Schädelknochen erzeugt wird und der Spülung des Systems dient.

Der CSR ist nicht pulssynchron, er ist also nicht mit dem Herzschlag in Einklang zu bringen. Und er ist nicht einwandfrei mit der Atmung zu synchronisieren. Es handelt sich offenbar um einen Eigenrhythmus, der auch Liquoratmung genannt wird. Man kann das glymphatische System aktiv drainieren und spülen, nämlich über rein mechanische, physikalische Methoden oder über die Osteopathie.

Brainfog: Im Rahmen von Covid-19 kam es gehäuft zu Phänomenen, die man mit »Brainfog« beschrieb, einem Benommenheitszustand, der mit Gedächtnisstörung, Sehstörung und Kopfschmerzen einhergehen kann. Gegen viele dieser Symptome haben alternativmedizinische Behandlungen, die die Liquorzirkulation unterstützen, sehr gute Ergebnisse gezeigt. Die entsprechenden Übungen in diesem Buch sind Beckenkippung-Liquoratmung (Seite 146) und verdrehte Liquoratmung (Seite 144).

Osteopathie

Die Osteopathie (»Wissenschaft über Knochenleiden«) ist auch ein Teil der Prä- und Rehabilitation von Atemwegserkrankungen, sie wird mit den bloßen Händen des Behandlers umgesetzt. Begründet wurde die Osteopathie um 1860–1875 von einem US-amerikanischen Arzt namens Andrew Taylor Still, zu dieser Zeit hatte man noch eine sehr mechanisch geprägte Ansicht über die Abläufe im menschlichen Körper. Stills Überzeugung war, dass der Körper eine Funktionseinheit bildet und dass Störungen in einem Bereich sich auch auf andere Bereiche auswirken. Er ging davon aus, dass der Körper nur seiner Funktion nachkommen kann, wenn die Ver- und Entsorgung durch das Gefäß- und Nervensystem intakt ist. Lokale Durchblutungsstörungen, blockierte Gelenke und muskuläre Verspannungen können den Blutkreislauf und das Lymphsystem behindern. Still nannte vier essenzielle Punkte für das gesunde Leben:

- Die Arterien spielen eine wesentliche Rolle.
- Der Körper stellt eine Funktionseinheit dar.
- Funktion und Struktur hängen zusammen und bedingen sich gegenseitig.
- Der Körper kann sich selbst regulieren.

Osteopathen prüfen die Achsenausrichtung des Körpers, wobei ihnen Längs-und Querstrukturen (Seite 102) elementar wichtig sind. Sie postulieren, dass eine korrekte Ausrichtung dieser Strukturen durch die damit erzielte Flussoptimierung dazu beitragen wird, dass ein Mensch genesen kann. Um die Achsentreue der Gelenke wieder zu erlangen, werden in der Craniosacral-Therapie verschiedenste Griffe verwendet, die den Fluss zwischen Schädel und Kreuzbein normalisieren sollen.

Im Rahmen der aktuellen Corona-Pandemie kommt es vermehrt zu Störungen der Durchblutung. Die Mikrozirkulation ist in diversen Organen entzündlich verändert oder gar nicht mehr vorhanden. Ob Gehirn (Sinusvenenthrombose, Schlaganfall, Brainfog), Lunge (Lungenembolie, Lungenfibrose, gestörter Gasaustausch), Herz (Herzmuskelentzündung) oder Plazenta (vermehrte Schwangerschaftsabbrüche durch Plazenta-Entzündung und Durchblutungsstörung) – es kommt offenbar zu einer Störung der Ver- und Entsorgung vieler Organe. Und hierin könnte der Nutzen einer Osteopathiebehandlung begründet sein: Die Osteopathie versucht Flüsse wieder in Gang zu bringen und Blockaden zu lösen, prinzipiell setzt sie hierbei auf die Selbstheilung des Menschen. Seit 2012 sind osteopathische Behandlungen in Deutschland zu Teilen Kassenleistung, private Krankenkassen übernehmen die Behandlungskosten hingegen i.d.R. vollständig.

Übungen nach Feldenkrais

Es handelt sich um die zweitjüngste der hier vorgestellten Bewegungsschulen. Moshé Feldenkrais war ein israelischer Wissenschaftler und Judolehrer. Seine Lehre basiert auf Erkenntnissen der manuellen Medizin und die durch Judo vermittelte Körperschulung der 1920er-Jahre. Feldenkrais vertrat die Ansicht, dass man jeden alltäglichen Bewegungsablauf in seine Einzelteile zerlegen, variieren und neu erlernen kann. Wichtige Aspekte waren ihm die Wahrnehmung, die Analyse, die Steuerung und die Umschulung, schmerzhafte Bewegungsabläufe wurden so durch schmerzfreie ersetzt. Sinnvoll erwies sich diese Methode vor allem für Mobilitätseinschränkungen, die entweder plötzlich (Verletzung, schmerzbedingte OP-Folgen) oder chronisch (Verschleiß) vorhanden waren. Das heißt, dass die Methode nach Feldenkrais sehr von der Einbeziehung des zentralen Nervensystems (Alles wird gegen alles abgewogen und berechnet) abhängt. »Nach Feldenkrais« werden Körperübungen langsam und ruhig ausgeführt, einzelne Bewegungsabfolgen bauen aufeinander auf und werden im »Wie« stetig abgewandelt. Das Ziel der Variationen ist es, Bewegung, Sinnesempfindung, Gefühl und Denken über das Bewegen zu verändern und zu entwickeln. Rehabilitationskliniken bieten Feldenkrais-Unterricht nach Unfällen, Knochenbrüchen und bei neurologischen Erkrankungen an. Die Theorie nach Feldenkrais eignet sich auch als klassische Verletzungsvorbeugung und zur Schmerzbewältigung. Aufgrund der Parallele zum Judo findet die Feldenkrais-Methode im Kampfsport und im Breitensport Anwendung. Seit 2017 ist die Behandlung nach Feldenkrais keine Kassenleistung mehr, dennoch gibt es viele Erfahrungsberichte, die positive Auswirkungen der Bewegungsschule nach Feldenkrais beschreiben.

Yoga

Die Yogalehre kommt aus Indien und soll über 2000 Jahre alt sein; sie ist somit die älteste Bewegungsschule, die hier vorgestellt wird. Der Name »Yoga« bedeutet »Verbindung«. Zum Yoga gehören Meditation, Atemübungen, Bewegung sowie Prozesse der Bewusstwerdung und der Selbsterkenntnis. Das Ziel von Yoga ist es, mit Seele, Körper und Geist eine Einheit zu bilden. Um mit Yoga eine gesundheitliche Verbesserung erzielen zu können, ist es wesentlich, dass sich der Mensch mit dem Selbststudium beschäftigt.

Ursprünglich war Yoga eine spirituell-religiöse Praxis. Heutzutage ist Yoga eine der beliebtesten Methoden zum Stressabbau und zur Stärkung des Körpers. Yoga sorgt für einen straffen Körper und für eine aufrechte Haltung und bewirkt gleichzeitig Entspannung und innere Ausgeglichenheit. Man sagt dem Yoga zudem positive Effekte auf die Schlafqualität nach, Verspannungen können sich im Körper lösen und die Konzentrationsfähigkeit nimmt zu. Es wirkt antioxidativ und stärkt das Immunsystem. Durch tiefe Dehnübungen werden die Faszien, Bänder und Muskel des Körpers trainiert, die Beweglichkeit nimmt zu – denken Sie an den Lotussitz, den herabschauenden Hund, an das gedrehte Dreieck und an den gedrehten Stuhl. In Indien sind diese teils akrobatisch anmutenden Bewegungen das fließende 1×1 selbst hochbetagter Menschen. Hingegen sind ein agiles Gangbild und eine gute Beweglichkeit in Deutschland jenseits des 50. Lebensjahres nicht unbedingt selbstverständlich.

Pilates

Und nun noch zur jüngsten Bewegungsschule: Pilates. Diese Trainingsmethode wurde von einem deutschen Körpertrainer namens Joseph Hubertus Pilates während der Weltkriegsjahre begründet. Ihr Kerninhalt ist ein ganzheitliches Krafttraining, das vor allem die kleineren, meist schwächeren Muskelgruppen anspricht. Beeindruckt hatte Pilates, der selbst an Asthma und Rheuma litt, die Bewegungslehre. Ihn interessierten Sparten wie Bodybuilding, Gymnastik und Turnen und er studierte die Trainingsmethoden »Yoga« und »Zen-Meditation«. Sein Training umfasste Kraft- und Dehnübungen in Verbindung mit der bewussten Atmung.

Pilates ist weniger zur Rehabilitation nach Operationen oder Unfällen geeignet, dafür umso mehr zur Verbesserung der Bewegungskoordination, der Kondition, der Körperhaltung und zur Kreislaufanregung. Pilates ist sehr geeignet, um abzunehmen und den Körper zu straffen.

Trainiert werden vor allem die Rumpfmuskeln, die Rückenmuskeln und die Bauch- und Beckenmuskeln, was Pilates zu einem idealen Sport für chronische Lungenpatienten macht. Es existieren ca. 500 verschiedenen Pilatesübungen, ihnen gemeinsam ist, dass sie die Muskulatur trainieren, in dem sie stetig und flott zwischen Dehnung und Kraft wechseln. Insgesamt hielt Pilates sechs Punkte für elementar wichtig: Konzentration, Zentrierung, Kontrolle, Atmung, Präzision und fließende Bewegung. So ist Pilates sehr ZNS-lastig, es ist ein sehr kontrolliertes Vorgehen, deswegen aber nicht minder effektiv. Wichtig ist noch die Erwähnung, dass Pilates kein geschützter Begriff ist und dass der Urheber verstarb, ohne die Art und Weise der Fortführung seines Werkes festzulegen. Patentiert hat er zwar sein »Körperübungsgerät« – aber nicht seine Lehre. Es kann sich heute also rein theoretisch jeder irgendetwas ausdenken und es dann »Pilates« nennen. Will heißen: Pilates sollte man besser in einem richtigen Pilates-Studio statt bei einer Hotel-Wellnesskur machen.

Lungensport im Verein

In der Regel ganz ohne Geräte, dafür mit viel Spaß und Freude und gutem Austausch unter Gleichgesinnten wartet der »Vereinssport unter der Anleitung von entsprechend ausgebildeten Fachübungsleitern« auf. Voraussetzung für die Teilnahme am

Lungensport ist eine fachärztliche Untersuchung, die nicht älter als 3 Monate ist und die die Leistungsfähigkeit des Patienten attestiert; im gleichen Zuge können Anmerkungen für die Durchführung der Übungen formuliert werden (z. B. Intervall-Belastung bei Asthmapatienten, da kontinuierliche Belastung für sie – in den ersten 30 Minuten der sportlichen Betätigung – oft schwer durchführbar ist).

Im 6-Minuten-Gehtest (Seite 41) sollte man über 200 m erzielen, eine Belastung von 25 Watt sollte über 3 Minuten möglich sein und die Sauerstoffsättigung (Pulsoxymetermessung) darf unter Belastung nicht < 90 % betragen. Kritische Blutdruckwerte oder maligne Herzrhythmusstörungen dürfen nicht vorliegen. Auch ist die Teilnahme bei einer akuten Exazerbation einer COPD-Erkrankung und bei unzureichend eingestelltem Asthma nicht möglich. Sollte bereits eine Langzeitsauerstofftherapie bestehen, so ist es wichtig, dass die Betroffenen ein mobiles Sauerstoffgerät und ein Pulsoxymeter zum Training mitbringen. Letzteres kann im Onlinehandel für ca. 20–25 Euro erworben werden.

Die Verordnung von Lungensport geht nicht zu Lasten des Arztbudgets, es wird vielmehr über den Rentenversicherer abgerechnet – scheuen Sie sich also nicht, das Thema Lungensport bei Ihrem Arzt anzusprechen. Möglich ist eine Verordnung für 50 bzw. in schweren Fällen 120 Sporteinheiten, die innerhalb der nächsten 6–36 Monate wahrzunehmen sind. Eine Weiterverordnung ist möglich.

Spezifische medizinische Therapien

Zum Schluss möchte ich Ihnen noch zwei Therapien für Lungenpatienten vorstellen, die der Arzt bei einer Sauerstoffminderversorgung bzw. einer Hyperkapnie verordnet.

Sauerstoff-Langzeittherapie (LTOT)

Für chronisch kranke Lungenpatienten, die an einer Sauerstoffminderversorgung leiden, gibt es die Möglichkeit, eine Verordnung für eine Sauerstoff-Unterstützung für zu Hause zu erhalten. Das ist (gemessen in der Blutgasanalyse) ab einem Sauerstoffpartialdruck ≤ 55 mmHg möglich, bei Patienten, die an einem Cor pulmonale leiden, ist eine Verordnung bereits ab Werten von ≤ 60 mmHg möglich. Eine sogenannte LTOT (Long Term Oxygen Therapy) wird verschrieben, wenn Betroffene über 16 Stunden/Tag eine Sauerstoff-Unterstützung brauchen.

Wie die Sauerstoffminderversorgung gemessen wird

Sauerstoffsättigung in % (Pulsoxymeter)	**Sauerstoffpartialdruck in mmHg (Blutgasanalyse im Labor)**
97,40 %	100 mmHg
96,50 %	90 mmHg
94,50 %	80 mmHg
92,7%	70 mmHg
89 %	60 mmHg
Ab ≤ 55 mmHg besteht die Indikation für eine LTOT zu Hause	
83,50 %	50 mmHg
75 %	40 mmHg
57 %	30 mmHg
35 %	20 mmHg

Vor der Verordnung einer Sauerstofftherapie werden Testungen in Ruhe, unter Belastung, nach längerer Sauerstoffgabe und nachts mit und ohne Sauerstofftherapie durchgeführt. Zum einen möchte man herausfinden, wann (unter welchen Bedingungen) Betroffene Sauerstoff benötigen, zum anderen möchte man wissen, wie viel Liter/Minuten sie brauchen, um auf Werte über 60 mmHg anzusteigen. Das höchste Credo ist hierbei nicht das Anheben der Sauerstoffsättigung, sondern die Vermeidung des Anstiegs der CO_2-Werte. Diese werden in den o.g. Testungen mitbestimmt. Sollte bei einem chronischen Lungenpatienten mit Sauerstoffmangelzuständen z.B. unter einer Sauerstoffgabe von 2 Liter/Minute der CO_2-Wert bereits ansteigen, dann darf die Sauerstofftherapie nur < 2 Liter/Minute betragen. Denn zu hohe CO_2-Konzentrationen würden das Atemzentrum lähmen und Betroffene würden immer weniger und irgendwann gar nicht mehr atmen. Eine sogenannte CO_2-Narkose muss unbedingt vermieden werden. LTOT-Nutzer dürfen also nur so viel Sauerstoff erhalten, dass ihr Körper weiterhin in der Lage ist, das CO_2-Gas durch regelmäßige Atemzüge zu eliminieren – auch nachts und im Tiefschlaf. Wer also denkt, dass er durch Änderung der Sauerstoffgabe von 1,5 Liter/Minute auf 6 Liter/Minute eine gute Tat vollbracht hat, der irrt. Es droht akute Lebensgefahr!

Eine Sauerstoff-Langzeittherapie darf nur in der Dosis gegeben werden, wie sie vom Arzt verordnet wurde, eine eigenmächtige Verstellung der O_2-Dosis kann tödlich enden!

Für Patienten, die unter erhöhten CO_2-Werten und Sauerstoffmangel leiden, gibt es eine andere Therapieform, die NIV-Beatmung.

Vorübergehende LTOT: Für Patienten, die nach einem schweren Verlauf einer Lungenentzündung (z.B. nach einer Covid-19-Pneumonie) vorübergehend eine LTOT erhalten haben, gilt: Haben Sie Geduld. Es wurde bereits in Studien nachgewiesen, dass der fibrotische Umbau der Lunge zu Teilen reversibel sein kann – nur leider lässt sich das Lungengewebe für Regenerationsprozesse sehr lange Zeit.

LOX: Manche Patienten brauchen nur bei Belastung (Einkauf, Spaziergang, Außer-Haus-Termine) eine Sauerstoffunterstützung. Sie erhalten dann tragbare Geräte, genannt LOX (= liquid oxygen), die mit Flüssigsauerstoff befüllt werden und unter Druckentweichung für einige Stunden als Sauerstoffdonator wirken können.

COX: Dem gegenüber gibt es den COX (= concentrate oxygen), ein deutlich größeres, stationäres Gerät für zu Hause, welches aus der Raumluft heraus ein höher konzentriertes Gasgemisch erstellt, mit Strom betrieben wird und unendlich lange als Sauerstoffgabe wirken kann.

Nicht-invasive-Ventilation (NIV-Beatmung)

Die Hyperkapnie bezeichnet den Zustand einer zu starken Anhäufung von CO_2-Gas im Körper. Ursächlich hierfür ist eine Atempumpenstörung, die wiederum entweder durch eine Erkrankung der Muskulatur, der Thoraxwand oder des Atemzentrums bedingt sein kann. Das im Körper stetig anfallende CO_2 kann nicht mehr ausreichend aus dem Körper eliminiert werden, seine Konzentration im Blut steigt, es droht eine CO_2-Narkose, die tödlich ausgehen kann. Mit einer intermittierenden Selbstbeatmung, die über eine Nasen- oder eine Mund-Nasen-Maske durchgeführt wird, kann das CO_2-Gas aus dem Körper »ausgewaschen« werden.

NIV steht für nicht-invasive-Ventilation. Das Gegenteil wäre invasiv, also eine Beatmung mittels Schlauch-Einbringung in die Luftröhre. Da der Schlauch als Fremdkörper für Erbrechen und Husten sorgen würde, führt man invasive Beatmungen i. d. R. in Narkose oder zumindest unter Sedierung durch. Invasiv wird man bei den allermeisten Operationen beatmet, der Vorteil ist, dass der Schlauch mit einem kleinen Luftkissen die Atemwege sicher gegen Salzsäure und Erbrochenem aus dem Magen schützen kann.

Die nicht-invasive-Beatmung bietet keinen Schutz gegen Erbrochenes und gegen Magensäure-Aspiration, aber dafür hat man auch keinen Schlauch im Hals – das heißt, Betroffene werden dafür nicht in Narkose gelegt. Ganz im Gegenteil: Sie sollen wach sein und mitarbeiten. Bei der NIV-Beatmung wird über eine dicht sitzende Maske (mit Silikon-Lamellen) oder innerhalb eines sogenannten Beatmungshelms ein Überdruck am Mund-/Naseneingang aufgebaut, der die Atmung unterstützt. Es gibt verschiedene Programme, die man einer kleinen Beatmungsmaschine (ca. so groß wie ein 1,5-Liter-Tetrapack) vorgeben kann. Bei der gängigsten PSV/ASB-Form können NIV-Nutzer die Dauer der Ein-und Ausatmung, die Atemfrequenz und das Atemzugvolumen selbst vorgeben, die Maschine richtet sich gewissermaßen nach ihnen. Wenn die Maschine einen Atemzug registriert, dann gibt sie genau in diesem Augenblick eine Druckunterstützung ab, was die Atemarbeit reduziert. Außerdem kann die Beatmungsform einen gewissen Grundtonus als pneumatische Schienung der Atemwege (PEEP, siehe CPAP-Beatmung unten) aufrechthalten, sie kann zusätzlich eine Druckunterstützung bei jedem Atemzug geben und das Atemhubvolumen so bis zu einer bestimmten Höhe mit anheben. Natürlich kann man der Maschine extra Sauerstoff zuführen, sodass die Einatemluft mit mehr Sauerstoff angereichert ist. Und man kann über die Beatmung ein Zählschema von z. B. 1:2 (Einatmung: Ausatmung) vorgeben.

CPAP: Unter CPAP versteht man einen »continuous positive airway pressure« (kontinuierlicher Atemwegsüberdruck). Als Beatmungs-Programm ist »CPAP« einfach strukturiert: Bei der Ausatmung des Patienten hält ein Ventil einen gewissen Mindestdruck konstant, der die Durchgängigkeit der Atemwege sichert. Vergleichbar wäre das mit einem Luftballon, der stetig aufgeblasen und entlüftet wird, dessen Luft das CPAP-Gerät jedoch nie ganz entweichen lässt. Eine Rest-Luftblase wird durch sanften Luft-Gegendruck des CPAP-Gerätes immer im Ballon behalten. Somit bleibt der Ballon (respektive der Atemweg) gestreckt und in Form, er kann nicht gänzlich kollabieren und in sich zusammenfallen. Die Eigenatmung des Patienten wird durch den sanften Gegendruck des Beatmungsgerätes nicht behindert. Um ein Austrocknen der Atemwege zu vermeiden, beinhalten manche CPAP-Geräte ein Wasser-Reservoir, sodass die Atemluft kontinuierlich befeuchtet wird. Das CPAP-Verfahren hat sich besonders bei der Behandlung des Schlaf-Apnoe-Syndroms (Seite 88) bewährt.

Jede NIV-Beatmungsform ist als Zwischenstufe zwischen alleiniger Sauerstoffunterstützung und invasiver Beatmung zu verstehen. Durch die rechtzeitige Einleitung einer NIV-Therapie kann in 60–70 % der Fälle eine Intubation (und Sedierung) des Patienten vermieden werden. Auch im Hinblick auf die erhaltene Kommunikationsfähigkeit, auf das Essen und Trinken, auf die Selbstlagerung durch den Patienten versus Abwendung eines Druckgeschwürs beim Intensivpatienten ist die NIV-Therapie eine ideale Zwischenlösung. Dieses Verfahren ist sowohl als Kurzzeitmaßnahme bei akuter Verschlechterung (z. B. im Rettungsdienst) oder auch als langfristige Maßnahme für zu Hause geeignet. Die Einleitung, Einstellung und Schulung solch einer NIV-Beatmung erfolgt in entsprechenden Zentren bzw. in spezialisierten Krankenhausabteilungen.

Service

Normwerte

Hier noch einige Normwerte für gängige Messungen zur Betreuung kritisch oder chronisch kranker Menschen und zur Beurteilung der eigenen Fitness.

Normwerte für Erwachsene

Messwert		Normwerte
Sauerstoffsättigung		95–99 %
Körpertemperatur	unauffällige Temperatur	36,5–37,4 °C
	erhöhte Temperatur	37,5–38,0 °C
	Fieber	> 38,0 Grad °C
Körper-Mass-Index (BMI)	starkes Untergewicht	< 16
	mäßiges Untergewicht	16–17
	leichtes Untergewicht	17–18,5
	Normalgewicht	18,5–24,9
	drohendes Übergewicht	25–30
	Übergewicht Grad I	30–35
	Übergewicht Grad II	35–40
	Übergewicht Grad III	≥ 40
6-Minuten-Gehstrecke (6MWD)		700–800 m (Pauschalwert; hochgegriffen)
Finger-Boden-Abstand		0–10 cm

Formeln

Für alle engagierten Selbsttester hier noch einmal einige allgemeine Formeln zum Berechnen von Werten (6MWD, diverse Herz- und Atemvolumina und BMI). Die Abkürzung »kg« steht für Kilogramm, »KG« für Körpergewicht.

- 6-Minuten-Gehtest (6MWD): detaillierte Rechenformel nach dem Test-Begründer P.L. Enright, welche Strecke man in 6 Minuten schaffen sollte, um als fit zu gelten
- Herzzeitvolumen (HZV): Volumen, das vom Herz pro Zeit vorwärtsgepumpt wird
- Atemminutenvolumen (AMV): Volumen, das ein Mensch pro Minute atmet
- Schlagvolumen (SV): Blutmenge, die das Herz mit einem Schlag vorwärts befördert, ca. 70 ml
- Atemzugvolumen (AZV): Volumen, das ein Mensch pro Atemzug ein- und ausatmet (bezogen auf sein Körpergewicht)
- Herzfrequenz (HF) = Puls: Anzahl der Herzschläge pro Minute
- Atemfrequenz (AF): Anzahl der Atemzüge pro Minute (1-mal ein- und ausatmen = 1 Atemzug)
- Einsekundenkapazität der Lunge (FEV1): Luftvolumen, das die Lunge in einer Ausatmungs-Sekunde vorwärts befördert

Berechnungsformeln

Wert	Formel
6-Minuten-Gehtest-Strecke (6MWD = 6-min.-Walking-Distanz)	Männer: 6MWD = (7,57 × Größe cm) - (5,02 × Alter) - (1,76 × Gewicht kg) - 309 m
	Frauen: 6MWD = (2,11 × Größe cm) - (2,29 × Gewicht kg) - (5,78 × Alter) + 667 m
Herzzeitvolumen (HZV)	HZV = SV × HF
Atemzugvolumen (AZV)	AZV = 6–7ml/kg/KG
Atemminutenvolumen (AMV)	AMV = AZV × AF
Einsekundenkapazität (FeV1)	Männer: FeV1 (in Litern) = 4,301 × Größe in Metern – 0,029 × Alter – 2,492
	Frauen: FeV1 (in Litern) = 3,95 × Größe in Metern – 0,025 × Alter – 2,6
Body-Mass-Index (BMI; in kg/m^2)	Körpergewicht in kg/(Größe in Metern)^2

Selbstmessungen im Erkrankungsfall

Die Tabelle zum Selbstausfüllen soll Ihnen als Unterstützung bei einer akuten Lungenerkrankung dienen (z. B. bei einer Sars-Cov-2-Lungenentzündung oder einer COPD-Exazerbation). Versuchen Sie, so viele Daten wie möglich zu erheben und zu notieren, denn umso schneller können Sie erkennen, ob sich eine Tendenz entwickelt – zum Guten wie zum Schlechten. Außerdem

Tabelle zum Selbstausfüllen

Datum	Uhrzeit	Atemfrequenz	Puls	Temperatur	Körpergewicht	Pulsoxymeter
Beispiel für eine Corona-Erkrankung						
28.12.21	08:00	14	65	37,8	65	99 %
	13:00	12	70	37,9		98 %
	18:00	12	60	37		98 %
29.12.21	05:30	16	75	38,5	64,4	98 %
	08:00	14	66	37,5		98 %
Ihre Messwerte						

können sich auch Dritte mit diesen Werten ein besseres Bild machen (Angehörige, Hausarzt, Pflegedienst, Rettungsdienstpersonal etc.). Sie können die Tabelle beliebig erweitern (Blutdruck, Blutzuckerwerte etc.) und für sich anpassen. Sehr hilfreich ist es, den Verlauf einer akuten Lungenerkrankung anhand der Atemfrequenz und der Körpertemperatur zu verfolgen. Sie erkennen so sehr schnell, ob sich Werte ergeben, die nicht der Norm entsprechen (siehe Normwerttabelle).

Trinkmenge	Medikamente	Symptome	Bemerkungen
200 ml		Schüttelfrost	Corona-Schnelltest negativ
700 ml	500 mg Paracetamol	Gliederschmerzen	Kopfschmerzen, 2 Stunden geschlafen
500 ml		müde	Corona-Schnelltest positiv
500 ml	20 Tropfen Novalgin	Schüttelfrost	PCR-Test positiv
300 ml		müde	kein Hunger

Kardiale und pulmonale Normwerte für einen gesunden Erwachsenen

Die nachfolgende Gegenüberstellung soll Ihnen helfen, den einen oder anderen Arztbrief besser zu verstehen oder Ihre Befunde selbst und eigenständig zu interpretieren.

Die relative Einsekundenkapazität ist für Menschen mit obstruktiver Atemwegserkrankung ein bekannter Wert, der für die Berechnung der Schwere der Erkrankung mit herangezogen wird. Er ist z. B. beim allergischen Asthma sehr tagesformabhängig; angenommen, es handelt sich um eine Frühblüher-Allergie, so kann man leicht verstehen, dass hier sogar der Wind und der Regen eine Rolle spielen (da sie den Pollenflug beeinflussen). Hingegen ist die Ejektionsfraktion (EF = Auswurffraktion pro Herzschlag in % vom Gesamtvolumen der linken Herzkammer) des Herzens eher statisch. Sollte nach einem Herzinfarkt zum Beispiel die Pumpleistung des Herzen um 10 % reduziert sein, so wird sie sich nicht tagesformabhängig, sondern ggf. erst über Wochen wieder zu ihrem vorherigen Wert hin bewegen. Sie können der Tabelle ferner entnehmen, dass die diastolischen Blutdruckwerte eine sehr geringe Bandbreite haben. Diastolische Blutdruckwerte geben Aufschluss über die Steifigkeit der Arterien und über den vorherrschenden Grundtonus (Seite 30).

- Herzzeitvolumen (HZV): Volumen, das vom Herz pro Zeit vorwärtsgepumpt wird
- Atemminutenvolumen (AMV): Volumen, das ein Mensch pro Minute atmet
- Schlagvolumen (SV): Blutmenge, die das Herz mit einem Schlag vorwärts befördert, ca. 70 ml
- Atemzugvolumen (AZV): Volumen, das ein Mensch pro Atemzug ein- und ausatmet (bezogen auf sein Körpergewicht)
- Herzfrequenz (HF) = Puls: Anzahl der Herzschläge pro Minute
- Atemfrequenz (AF): Anzahl der Atemzüge pro Minute
- Ejektionsfraktion (EF): Auswurffraktion pro Herzschlag in % vom Gesamtvolumen der linken Herzkammer
- Einsekundenkapazität der Lunge (FEV1): Luftvolumen, das die Lunge mit einer Ausatmungssekunde vorwärts befördert
- Relative Einsekundenkapazität = Tiffeneau-Index (FEV1/FVC): Einsekundenkapazität der Lunge in % vom Gesamtvolumen einer maximalen Ein-und Ausatmung
- New York Heart Association (NYHA): Stufenschema zur Einteilung der Herzschwäche
- modified Medical Research Council Dyspnea Scale (mMRC): Stufenschema zur Einteilung der Atemnot bei chronisch Lungenkranken
- Blutdruck, systolisch: oberer Wert der Blutdruckmessung, gleichzusetzen mit dem Spitzendruck in der linken Herzkammer
- Blutdruck, diastolisch: unterer Wert der Blutdruckmessung, gleichzusetzen mit dem niedrigsten Druck in der linken Herzkammer
- mittlerer Blutdruck: gemittelter Blutdruck der arteriellen Blutgefäße
- systolischer Pulmonalarteriendruck: gleichzusetzen mit dem Spitzendruck in der rechten Herzkammer (vor der Lunge)
- diastolischer Pulmonalarteriendruck: gleichzusetzen mit dem gemittelten Druck in den Pulmonalkapillaren (in der Lunge)
- mittlerer Pulmonalarteriendruck: gemittelter Lungenblutdruck

Kardiale und pulmonale Normwerte

kardial (das Herz betreffend)		pulmonal (die Lunge betreffend)	
Herzzeitvolumen (HZV)	ca. 4,5–5 l/Minute	Atemminutenvolumen (AMV)	ca. 6–8 l/Minute
Schlagvolumen (SV)	ca. 70 ml/Herzschlag	Atemzugvolumen (AZV)	ca. 500–700 ml/Atemzug
Herzfrequenz (HF) = Puls	50–90 Schläge/Minute	Atemfrequenz (AF)	6–16/Minute
Ejektionsfraktion (EF)	52–72 %	relative Einsekundenkapazität (FEV1/FVC)	› 70–75 %
NYHA	Stadien 1–4 der Herzschwäche	mMRC	Stadien 0–4 der Luftnot (COPD)
Blutdruck, systolisch	110–130 mmHg	systolischer Pulmonalarteriendruck	15–25 mmHg
Blutdruck, diastolisch	80–89 mmHg	diastolischer Pulmonalarteriendruck	5–15 mmHg
mittlerer Blutdruck	60 mmHg	mittlerer Pulmonalarteriendruck	10–20 mmHg
Organgewicht	ca. 0,3 kg	Organgewicht	ca. 1,3 kg

Beachten Sie bitte bei der Einschätzung Ihrer Werte Ihren körperlichen Zustand, so ist z. B. eine Atemfrequenz von 18/Minute bei einer Grippe mit 39 °C Fieber nicht als pathologisch zu werten.

Hustenstoß-Messung mit dem Peak-Flow-Meter

Wer zu Hause ein Gerät namens »Peak-Flow-Meter« hat, der kann seinen Hustenstoß messen. Der sogenannte Peak-Flow steht für den Ausatmungsspitzenfluss. Er beziffert die maximale Ausatmungsgeschwindigkeit, die man mit drei Versuchen erzielen konnte, die Einheit ist l/Minute. Eine maximale Ausatmungsgeschwindigkeit ist das, was der Körper zum Husten braucht. Der Peak-Flow ist dem Hustenstoß und dem FeV_1-Wert aus der Lungenheilkunde sinnverwandt, aber nicht ganz identisch. Die Messung ist einfacher und ergibt weniger Daten – aber dafür ist die Messung selbstständig und zu Hause durchführbar.

In der Abbildung finden Sie einen Richtwert für das jeweilige Alter und Geschlecht. Je größer der Peak-Flow ist, umso effizienter ist der Hustenstoß eines Menschen.

- Ein Peak-Flow von 400 Liter/Minute gilt als normal (Erwachsene).
- Hingegen werden Werte < 270 Liter/Minute (Erwachsene) als sicher pathologisch eingestuft.
- Für einen effektiven Hustenstoß werden mindestens 200 Liter/Minute benötigt.

In diesem Fall ist der Aufbau der Atemhilfsmuskulatur und ganz besonders der Rückenmuskulatur (Seite 103) erforderlich.

Hustenstoß-Messung ohne Peak-Flow-Meter

Wer kein Peak-Flow-Meter zu Hause hat, kann dennoch seinen Hustenstoß/seinen Ausatemspitzenfluss/seinen Peak-Flow/ und in etwa seine relative Einsekundenkapazität (FeV1-Wert) zu Hause messen. All diese Werte sind sinnverwandt, es gibt viele Tabellen hierzu und für jeden Wert gibt es wieder Normen und hochtechnische Messgeräte. Für den Hausgebrauch hingegen reicht es festzustellen, ob sich der eigene Hustenstoß sehr verändert hat oder nicht. Wie aber misst man den Hustenstoß ohne Messgerät? Zwei Tests werden hier oft erwähnt – wenngleich beide Tests sehr anfällig für Messungenauigkeiten sind. Das ist aber zweitrangig, denn für Sie ist es nur wichtig, einen Test zu finden und diesen exakt reproduzieren zu können, sodass Sie sehen können, ob sich Ihr Ergebnis bestätigt, verbessert oder verschlechtert hat. Wichtiger Hinweis für beide Tests: Versuchen Sie Störquellen so gering wie möglich zu halten, das heißt, schließen Sie für die Testung Fenster und Türen, um Zugluft zu vermeiden.

Test mit einer aufklappbaren Postkarte:

Stellen Sie die Karte in Kopfhöhe irgendwo (hochkant gestellt) auf und positionieren Sie sich in einem bestimmten Abstand zur Karte. Holen Sie tief Luft und versuchen Sie die Karte mit der Ausatemluft umzublasen. Gehen Sie so weit zurück wie möglich. Finden Sie die Distanz, mit der Sie gerade noch in der Lage sind, die Karte umzublasen. Diese Distanz messen Sie nun und notieren den Wert. Bei der nächsten Messung können Sie sehen, ob und wie Sie sich verändert haben. Verlässliche Normwerte für dieses sehr rudimentäre Setting gibt es nicht.

Der Kerzentest ist identisch im Aufbau und in der Durchführung zum eben beschriebenen Postkarten-Test. Verwenden Sie immer die gleiche Kerzenart, denn Teelichter blasen sich anders aus als lange Dochtkerzen. Für diesen Test kursiert ein Normwert von 1 Meter Distanz, der jedoch Alter, Größe und Geschlecht unberücksichtigt lässt.

Realistischer ist daher der Arm-Längen-Kerzen-Test: Hierzu stellen Sie ein Teelicht auf die Handfläche Ihres ausgestreckten Arms und versuchen die Kerze aus dieser Distanz heraus auszublasen. Wenn Sie das schaffen, dann ist Ihre maximale Ausatemkraft noch als gut zu bezeichnen. Praktisch ist bei dieser Version, dass der Arm-Länge-Wert ganz besonders einfach zu reproduzieren ist. Es gilt aber auch hier das gleiche Motto wie immer: Der Mensch selbst ist das Maß aller Dinge, finden Sie Ihren Hauswert!

Normwerttabelle für den Peak-Flow (l/min)

EGKS-Werte (Europäische Gesellschaft für Kohle und Stahl), basierend auf der ERS (European Respiratory Society) 1994

Jungen / Männer

	Körpergröße (cm)												
Alter (Jahre)	135	140	145	150	155	160	165	170	175	180	185	190	195
5	282	308	334	361	387	413	439	465	492	518	544	570	597
10	282	308	334	361	387	413	439	465	492	518	544	570	597
15	282	308	334	361	387	413	439	465	492	518	544	570	597
20	442	461	479	497	516	534	553	571	590	608	626	645	663
25	442	461	479	497	516	534	553	571	590	608	626	645	663
30	429	448	466	484	503	521	540	558	577	595	614	632	650
35	416	435	453	472	490	508	527	545	564	582	601	619	638
40	403	422	440	459	477	496	514	532	551	569	588	606	625
45	390	409	427	446	464	483	501	520	538	556	575	593	614
50	378	396	414	433	451	470	488	507	525	544	562	580	599
55	365	383	402	420	438	457	494	512	531	549	567	586	573
60	352	370	389	407	426	444	462	481	499	518	536	555	573
65	339	357	376	394	413	431	449	468	486	505	523	542	560
70	326	344	363	381	400	418	437	455	473	492	510	529	547
75	313	332	350	368	387	405	424	442	461	479	497	516	534
80	300	319	337	355	374	392	411	429	448	466	485	503	521

Mädchen / Frauen

	Körpergröße (cm)												
Alter (Jahre)	135	140	145	150	155	160	165	170	175	180	185	190	195
5	282	308	334	361	387	413	439	465	492	518	544	570	597
10	282	308	334	361	387	413	439	465	492	518	544	570	597
15	282	308	334	361	387	413	439	465	492	518	544	570	597
20	334	350	367	383	400	416	433	449	466	482	499	515	532
25	334	350	367	383	400	416	433	449	466	482	499	515	532
30	325	341	358	374	391	407	424	440	457	473	490	506	523
35	316	332	349	365	383	398	415	431	448	464	481	497	514
40	307	323	340	356	373	389	406	422	439	455	472	488	505
45	298	314	331	347	364	380	397	413	430	446	463	479	496
50	289	305	322	338	355	371	388	404	421	437	454	470	487
55	280	296	313	329	346	362	379	395	412	428	445	461	478
60	271	287	304	320	337	353	370	386	403	419	436	452	469
65	262	278	295	311	328	344	361	377	394	410	427	443	460
70	253	269	286	302	319	335	352	368	385	401	418	434	451
75	244	260	277	293	310	326	343	359	376	392	409	425	442
80	235	251	268	284	301	317	334	350	367	383	400	416	433

Epworth Sleepiness Scale (ESS): Test zur Tagesschläfrigkeit

Im Abschnitt Schlafapnoe (Seite 88) wurden verschiedene Ursachen für das Entstehen von Atemaussetzern vorgestellt. Letztlich ist die Ursachenforschung von therapeutischer Relevanz. Wer übermüdet ist, weil ihn Sorgen quälen, da gerade die Ehe zerbricht oder weil ein Neugeborenes seit Monaten den Schlafrhythmus der Eltern auf den Kopf stellt, der braucht nicht lange nach einer Ursache für Schlafmangel zu suchen. Wichtiger ist in diesem Fall neben der Ursache das Ausmaß. Ab wann ist mit einer Reduktion der Aufnahmefähigkeit, z. B. im Straßenverkehr, zu rechnen? Als Maß hierfür gilt die Neigung zur Tagesschläfrigkeit, und ob eine solche vorliegt oder nicht, können Sie selbst mit der unten stehenden Tabelle herausfinden:

Bitte füllen Sie die Tabelle für sich aus; dabei bedeutet:

- 0 = würde nie einschlafen
- 1 = geringe Wahrscheinlichkeit des Einschlafens
- 2 = mäßige Wahrscheinlichkeit des Einschlafens
- 3 = hohe Wahrscheinlichkeit des Einschlafens

Epworth Sleepiness Scale (ESS)

Situation	Wahrscheinlichkeit einzuschlafen	Mein Wert
Im Sitzen während des Lesens	0 / 1 / 2 / 3	
Während des Fernsehens	0 / 1 / 2 / 3	
Im Sitzen an einem öffentlichen Ort (Kino, Meeting etc.)	0 / 1 / 2 / 3	
Während einer einstündigen Autofahrt als Beifahrer (ohne Pause)	0 / 1 / 2 / 3	
Sich im Liegen ausruhen	0 / 1 / 2 / 3	
Im Sitzen während einer Unterhaltung	0 / 1 / 2 / 3	
Im Sitzen nach dem Essen (ohne Konsum von Alkohol)	0 / 1 / 2 / 3	
Summe		

Bei der Auswertung werden die Punkte addiert. Die Gesamtpunktzahl kann von 0 bis 24 reichen. Eine höhere Punktzahl ist mit erhöhter Schläfrigkeit verbunden.

Epworth-Sleepiness-Scale-Auswertung

Summe	Erklärung
0 bis 6	Gesundes und einfaches, unbedenkliches Einschlafen
6 bis 10	Grenzwertiger Befund
10 bis 15	Es wird geraten, einen Arzt aufzusuchen, um die Ursache für die Schläfrigkeit herauszufinden
16 und höher	Es wird DRINGEND geraten, einen Arzt aufzusuchen, um die Ursache für die Schläfrigkeit herauszufinden

Tests zur Einschätzung der Schwere einer Erkrankung (Atemnot/COPD/Asthma)

Zur Einschätzung der Schwere einer Erkrankung oder zur Beurteilung der Ausprägung einer Atemnot gibt es Fragebögen, die in ganz Deutschland verwendet werden. Sie können durch die Tests nicht nur Ihren Ist-Wert bestimmen und beurteilen, sondern vor allem jede Veränderung im Verlauf aufspüren.

- Um ein allgemeines Maß für Atemnot zu finden, verwenden Sie bitte die mMRC-Skala (siehe Tabelle unten).
- Einen Screening-Test zur Ermittlung der Alltagsbelastung und der Symptome bei COPD bietet der COPD-Assessment-Test (CAT): https://www.catestonline.org/patient-site-test-page-german-germany.html (letzter Zugriff 22.08.2022)
- Für den Schweregrad einer Asthma-Erkrankung verwenden Sie bitte den Asthmakontrolltest (ACT): https://www.asthmacontroltest.com/de-de/welcome (letzter Zugriff 22.08.2022)

Modified Medical Research Council (mMRC-) Dyspnoeskala

Grad	Beschreibung
0	Atemnot bei schweren Anstrengungen bzw. maximaler körperlicher Belastung
1	Atemnot bei schnellem Gehen in der Ebene oder bei leichter Steigung
2	Atemnot bei normalem Gehtempo (im Vergleich zu Personen gleichen Alters)
3	Anhalten wegen Atemnot bei Gehstrecke von 100 m oder nach wenigen Minuten
4	Atemnot beim An-/Ausziehen, das Haus kann nicht mehr verlassen werden

Stichwortverzeichnis

Empfehlungen von Sandra Gawehn

Im Folgenden finden Sie sehr gut beschriebene und leicht verständliche weiterführende Informationen

Literatur

Beeh K-M. **Die atemberaubende Welt der Lunge**: Warum unser größtes Organ Obst mag, wir bei Konzerten husten müssen und jeder Atemzug einzigartig ist. Heyne; 2018

Nestor J. **Breath – Atem:** Neues Wissen über die vergessene Kunst des Atmens. Über das richtige Atmen und Atemtechniken. Piper; 2021

Striano P. **Die Anatomie des Laufens:** Das Warming-up, Stretching und Cool-down. Librero; 2015

Zeitvogel M. **Aquatraining – Die »Pool-Position«**. Zeitvogel-Schönthier Verlag GbR; 2005

Internetadressen

Informationen zum Thema Berufskrankheit (z. B. berufsbezogene Atemwegserkrankung) finden Sie beim Bundesministerium für Arbeit und Soziales unter www.bmas.de und beim Dachverband der deutschen Berufsgenossenschaften, der DGUV (Deutsche gesetzliche Unfallversicherung; www.dguv.de).

Seit 2017 ist die Behandlung nach Feldenkrais keine Kassenleistung mehr, dennoch gibt es viele Erfahrungsberichte, die positive Auswirkungen der Behandlung beschreiben; z. B. unter https://www.feldenkrais.de (mit Therapeutensuche nach PLZ).

Informationen zur Sauerstofflangzeittherapie wie Versorgungssysteme, Ortsgruppen, Reiseversorgung etc. finden Sie unter www.sauerstoffliga.de, insbesondere unter der Sparte O_2-Infotheke

Bibliografische Information der Deutschen Nationalbibliothek
Die Deutsche Nationalbibliothek verzeichnet diese Publikation in der Deutschen Nationalbibliografie; detaillierte bibliografische Daten sind im Internet über http://dnb.d-nb.de abrufbar.

Programmplanung: Kathleen Rother
Projektmanagement: Anja Bippus
Redaktion: Anne Bleick
Bildredaktion: Christoph Frick
Covergestaltung: © Thieme
Layout: CYCLUS · Visuelle Kommunikation, Stuttgart

Bildnachweis:
Covermotiv und Bild S. 3: © SciePro/stock.adobe.com
Inhalt: © S. Schneider/Thieme; S. 6, 12, 38, 64, 96
© SciePro/stock.adobe.com
Zeichnungen: Christine Lackner, Ittlingen

Die abgebildeten Personen haben in keiner Weise etwas mit der Krankheit zu tun.

1. Auflage 2023

TRIAS Verlag in Georg Thieme Verlag KG
Rüdigerstraße 14, 70469 Stuttgart, Germany
www.trias-verlag.de

Printed in Germany

Satz: Reemers Publishing Services, Krefeld
Druck: Westermann Druck Zwickau GmbH, Zwickau

Gedruckt auf chlorfrei gebleichtem Papier

ISBN 978-3-432-11644-0

Auch erhältlich als E-Book:
eISBN (ePub) 978-3-432-11645-7

1 2 3 4 5 6

Datenschutz
Wo datenschutzrechtlich erforderlich, wurden die Namen und weitere Daten von Personen redaktionell verändert (Tarnnamen). Dies ist grundsätzlich der Fall bei Patient*innen, ihren Angehörigen und Freund*innen, z.T. auch bei weiteren Personen, die z. B. in die Behandlung von Patient*innen eingebunden sind.

Thieme Publikationen streben nach einer fachlich korrekten und unmissverständlichen Sprache. Dabei lehnt Thieme jeden Sprachgebrauch ab, der Menschen beleidigt oder diskriminiert, beispielsweise aufgrund einer Herkunft, Behinderung oder eines Geschlechts. Thieme wendet sich zudem gleichermaßen an Menschen jeder Geschlechtsidentität. Die Thieme Rechtschreibkonvention nennt Autor*innen mittlerweile konkrete Beispiele, wie sie alle Lesenden gleichberechtigt ansprechen können. Die Ansprache aller Menschen ist ausdrücklich auch dort intendiert, wo im Text (etwa aus Gründen der Leseleichtigkeit, des Text-Umfangs oder des situativen Stil-Empfindens) z. B. nur ein generisches Maskulinum verwendet wird.